Operative Dermatologie

Operative Dermatologie

Vorträge des 2. Symposiums für Dermatochirurgie
Minden – Bad Salzuflen 26. bis 28. Mai 1978

Herausgegeben von K. Salfeld

Mit 155 Abbildungen

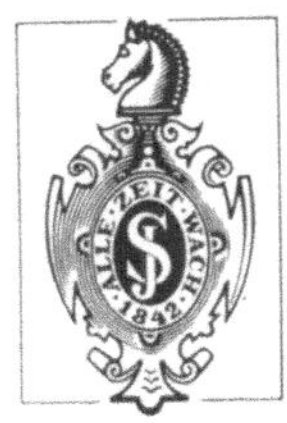

Springer-Verlag Berlin Heidelberg New York 1979

Professor Dr. Dr. K. Salfeld
Chefarzt der Hautklinik des Zweckverbandes
Stadt- und Kreiskrankenhaus Minden, Portastraße 7–9
D–Minden

CIP-Kurztitelaufnahme der Deutschen Bibliothek
Operative Dermatologie: Vorträge d. 2. Symposiums für Derma-
tochirurgie, Minden, Bad Salzuflen, 26.–28. Mai 1978 / hrsg. von
K. Salfeld. – Berlin, Heidelberg, New York: Springer, 1979.

ISBN-13: 978-3-540-09497-5   e-ISBN-13: 978-3-642-67382-5
DOI:10.1007/ 978-3-642-67382-5

NE: Salfeld, Kurt [Hrsg.]; Symposium für Dermatochirurgie
<02, 1978, Minden; Salzuflen>

Satz: SatzStudio Pfeifer, Germering.

2329/3321-543210

Inhaltsverzeichnis

Mitarbeiterverzeichnis

Bönniger, F., Dr. med.: Derm. Klinik der Universität München Frauenlobstraße 9, 8000 München 2

Breitbart, E., Dr. med.: Universitäts-Krankenhaus Eppendorf Martinistraße 52, 2000 Hamburg 20

Diem, E., Dr. med.: I. Universitäts-Hautklinik Wien, Alserstraße 4, A-1090 Wien

Drepper, H., Dr. med. dent., Dr. med.: Fachklinik Haus Hornheide, 4401 Handorf über Münster

Friedrich, H.-C., Prof. Dr. med.: Derm. Klinik der Universität Marburg, Deutschhausstraße 9, 3550 Marburg

Götz, H.-D., Dr. med.: Derm. Universitätsklinik der Gesamthochschule Essen, Hufelandstraße 55, 4300 Essen

Hagedorn, M., Dr. med.: Hautklinik der Universität Freiburg, Hauptstraße 7, 7800 Freiburg

Haneke, E., Dr. med., Dr. med. habil.: Derm. Klinik der Universität Erlangen, Hartmannstraße 14, 8520 Erlangen

Happle, R., Prof. Dr. med.: Hautklinik der Universität Münster, von-Esmarch-Straße 56, 4400 Münster

Hartmann, M., Dr. med.: Hautklinik der Universität Freiburg, Hauptstraße 7, 7800 Freiburg

Hundeiker, M., Prof. Dr. med.: Zentrum für Dermatologie, Andrologie und Venerologie der Universität Gießen, Gaffkystraße 14, 6300 Gießen

Kappesser, H.-J., Ass.: Hautklinik der Städt. Kliniken Darmstadt, Heidelberger Landstraße 379, 6100 Darmstadt

Kastrup, W., Dr. med.: Hautklinik der Universität Münster, von-Esmarch-Straße 56, 4400 Münster

Kölmel, K., Dr. med.: Hautklinik der Universität Göttingen, von-Siebold-Straße 3, 3400 Göttingen

Konz, B., Priv.-Doz., Dr. med.: Derm. Klinik der Universität München, Frauenlobstraße 9, 8000 München 2

Krieger, G., Dr. jur.: Uhlandstraße 9, 7800 Freiburg

Landes, E., Prof. Dr. med.: Hautklinik der Städt. Kliniken Darmstadt, Heidelberger Landstraße 379, 6100 Darmstadt

Mahrle, G., Priv. Doz. Dr. med.: Hautklinik der Universität Göttingen, von-Siebold-Straße 3, 3400 Göttingen

Mühlendyck, H., Doz. Dr. med.: Zentrum für Dermatologie, Andrologie und Venerologie der Universität Gießen, Gaffkystraße 14, 6300 Gießen

Müller, R., Dr. med.: Derm. Universitätsklinik Freiburg, Hauptstraße 7, 7800 Freiburg

Nolte, H., Prof. Dr. med.: Zweckverband Stadt- und Kreiskrankenhaus Minden, Institut für Anästhesiologie, Bismarckstraße 6, 4950 Minden

Oswald, F., Dr. med.: Hautklinik des Klinikum der Universität Heidelberg, Voßstraße 2, 6900 Heidelberg

Petres, J., Prof. Dr. med.: Derm. Universitätsklinik Freiburg, Hauptstraße 7, 7800 Freiburg

Prott, W., Priv. Doz. Dr. med.: Zweckverband Stadt- und Kreiskrankenhaus Minden, HNO-Klinik, Marienstraße 72, 4950 Minden

Reichert, H., Priv. Doz. Dr. med.: Marienhospital Stuttgart, Fachabteilung für Plastische Chirurgie, Böheimstraße 37, 7000 Stuttgart 1

Salfeld, K., Prof. Dr. med. Dr. rer. nat.: Zweckverband Stadt- und Kreiskrankenhaus Minden, Hautklinik, Portastr. 7–9, 4950 Minden

Schmid, E., Prof. Dr. Dr. med.: Marienhospital Stuttgart, Fachabteilung für Plastische Chirurgie, Böheimstraße 37, 7000 Stuttgart 1

Schneider, R., Dr. med.: Derm. Universitätsklinik und Poliklinik Tübingen, Heinlenstraße 28, 7400 Tübingen

Schnyder, U.W., Prof. Dr. med.: Derm. Klinik des Universitätsspitals Zürich, Gloriastraße 31, CH-8006 Zürich

Schwenzer, G., Prof. Dr. Dr. med.: Abteilung für Kiefer- und Gesichtschirurgie der Universität Tübingen, Osianderstraße 2–8, 7400 Tübingen

Sheikh, M., Dr. med.: Hautklinik der Universität Heidelberg, Voßstraße 2, 6900 Heidelberg

Stratmann, D., Dr. med.: Zweckverband Stadt- und Kreiskrankenhaus Minden, Institut für Anästhesiologie, Bismarckstraße 6, 4950 Minden

Tritsch, H., Prof. Dr. med.: Universitäts-Hautklinik Köln, Joseph-Stelzmann-Straße 9, 5000 Köln

Voss, W., Dr. med.: Hautklinik der Universität Münster, von-Esmarch-Straße 56, 4400 Münster

Walter, C., Prof. Dr. med.: Klinik für Plastische und Wiederherstellungschirurgie, Diakoniewerk Kaiserswerth, Kreubergstraße 97, 4000 Düsseldorf-Kaiserswerth

Weissmann, J., Dr. med.: Derm. Klinik der Universität München, Frauenlobstraße 9, 8000 München 2

Welge-Lüssen, L., Prof. Dr. med.: Univ. Augenklinik und Poliklinik, Robert-Koch-Str. 4, 3550 Marburg

Welke, S., Dr. med.: Universitäts-Hautklinik Homburg/Saar, 6650 Homburg/Saar
Widmaier, W., Prof. Dr. med.: Marienhospital Stuttgart, Fachabteilung für Plastische Chirurgie, Böheimstraße 37, 7000 Stuttgart 1
Wirth, H., Dr. med: Hautklinik des Klinikum der Universität Heidelberg, Voßstraße 2, 6900 Heidelberg

Vorwort

Operative Eingriffe am Hautorgan nehmen einen breiten Raum innerhalb der dermatotherapeutischen Behandlungsmaßnahmen ein. Teilweise ersetzen sie weniger suffiziente Behandlungstechniken, wie die Röntgentherapie maligner und benigner Tumoren, die medikamentöse Behandlung der Hyperhidrosis axillaris, oder sie ergänzen zwar wirksame, aber vielfach nicht bis zur vollständigen Remission führende dermatotherapeutische Maßnahmen, z.B. operative Korrektur von Verbrennungs- und Verletzungsnarben, narbigen Zuständen nach Lupus vulgaris und Acne conglobata und operative Beseitigung von insuffizienten oberflächlichen Venen an Stelle der weniger wirksamen Sklerosierungsbehandlung.

Vielerorts wurden operative Methoden entwickelt und verbessert um den mannigfaltigen Anforderungen der Dermatotherapie zu entsprechen. Beispielhaft seien angeführt: operative Behandlung der sogenannten ausgebrannten Akne (Friedrich), operative Behandlung von Haut- und Schleimhautveränderungen des Präputium und der Glans penis (Happle), operative Behandlung der Hyperhidrosis axillaris (Salfeld), Verbesserung der Behandlungsmöglichkeiten von Tätowierungen (Haneke).

Namhafte Vertreter der einzelnen operativ tätigen Fachdisziplinen dienten mit ihren Beiträgen der Vertiefung des Themas „Spezielle Operative Dermatologie".

Insgesamt ist so ein abgerundetes Bild über die operativen Intentionen der Dermatologie und deren benachbarten Fachdisziplinen am Hautorgan entstanden. Das vorliegende Werk kann somit als geschlossenes Ganzes angesehen werden.

Allen Vortragenden und Helfern, die zum Gelingen der Tagung beigetragen haben, sei an dieser Stelle herzlich gedankt. Besonderen Dank aussprechen möchte ich dem Springer-Verlag, insbesondere Herrn H. Rupprecht, für sein Entgegenkommen, die Referate in ungekürzter Form erscheinen zu lassen, sowie für die gute Zusammenarbeit und redaktionelle Betreuung.

Allgemeine operative Dermatologie

Operative Behandlungsverfahren innerhalb der Dermatologie — Eine kritische Wertung

JOHANNES PETRES

Summary

Dermatosurgery covers surgery of the epidermis, dermis, subcutis and the underlying structures, and of the mucous membranes immediately below the skin. The future dermatosurgeon should receive appropriate instruction in operation techniques during his postgraduate dermatological training. This is only possible if, in addition to diagnostic procedures (such as biopsies) skin tumor surgery, corrective/plastic surgery and vein surgery are performed. It is therefore vital that all dermatological clinics with teaching facilities be supplied with fully staffed and fully equipped operating units. This would be a suitable reflection of the growing importance of dermatosurgery worldwide. To disregard even parts of dermatological surgery is equal to amputating our branch of medicine.

Zusammenfassung

Die Dermatochirurgie beinhaltet Eingriffe an Epidermis, Corium, Subkutis und den dort enthaltenen Strukturen, sowie an den hautnahen Schleimhäuten. Die dazu erforderlichen Kenntnisse sollten dem operativ-tätigen Dermatologen während seiner Weiterbildungszeit vermittelt werden. Voraussetzung dafür ist, daß an Hautkliniken neben diagnostischen Eingriffen (Probeexzisionen), auch therapeutische Operationen im Rahmen der Tumorchirurgie, der korrektiv-ästhetischen Chirurgie und der Venenchirurgie durchgeführt werden. Deswegen ist es dringend erforderlich, daß apparativ und personell ausgestattete operative Einheiten an sämtlichen zur Aus- und Weiterbildung berechtigten Hautkliniken geschaffen werden. Damit würde auch der international wachsenden Bedeutung der Dermatochirurgie Rechnung getragen werden. Der Verzicht auch nur auf Teile der Dermatochirurgie ist mit einer Amputation unseres Faches gleichzusetzen.

Einleitung

Die zunehmende Bedeutung chirurgischer Behandlungsverfahren innerhalb der Dermatologie wird nicht zuletzt durch die Gründung unserer „Vereinigung für operative Dermatologie" unterstrichen. Daß es trotz einer großen operativen Tradition, wofür die Namen so bekannter Hautkliniker wie Lang, Linser, Kromeyer, Moncorps, Schreus u.a. bürgen, bisher unmöglich war, den operativen Bereich fest in unser Fach zu integrieren und vor allem zu institutionalisieren, ist mir unverständlich.

Als organbezogene Disziplin kann die Dermatologie mit der Ophthalmologie, der Oto-Rhino-Laryngologie, der Urologie und der Kieferchirurgie verglichen werden. Das heißt, daß Ärzte dieser Bereiche nicht nur für die Diagnosefindung zuständig sind, sondern auch für die Erstellung des Behandlungsplans und dessen Durchführung. Dafür erhalten sie die entsprechende Vorbildung in ihrer Weiterbildungszeit. Sicherlich werden auch jedem Dermatologen während seiner Ausbildung Kenntnisse in der sog. „kleinen Dermatochirurgie" vermittelt. Es fehlt aber, im Gegensatz zu den anderen genannten Disziplinen, die Nachweispflicht einer weitergehenden operativen Tätigkeit am Hautorgan. Deshalb wird das Ausmaß der chirurgischen Tätigkeit an einer Hautklinik jeweils nur von der Initiative und der individuellen Vorbildung einzelner dermatochirurgisch interessierter Kollegen abhängen und nicht von der kontinuierlichen Weitergabe der in einer Klinik erarbeiteten operativen Behandlungsverfahren geprägt sein.

Welche Bereiche erfaßt die Dermatochirurgie?

Auch darüber scheinen selbst innerhalb der Dermatologie sehr differierende Meinungen zu herrschen. Deshalb ist eine Diskussion unseres Standpunktes mit dem Ziel der Präzisierung unserer operativen Tätigkeit sowie einer positiven Abgrenzung gegenüber den anderen am Hautorgan operierenden Fachdisziplinen dringend erforderlich. Grundsätzlich ist festzuhalten, daß die Dermatochirurgie Eingriffe an Epidermis, Corium, Subkutis und den dort enthaltenen Strukturen, sowie an den hautnahen Schleimhäuten (Lippen, Genito-Analregion) einschließt. Grenzgebiete stellen die unmittelbar unter der Haut liegenden knorpeligen Anteile von Nase und Ohr, sowie an den Lidern, Tarsi und Konjunktiva dar. Die Dermatologie sollte beinhalten:
1. Diagnostische Eingriffe
2. Chirurgie bei benignen und malignen Neoplasien der Haut
3. Korrektiv-ästhetische Chirurgie
4. Venenchirurgie

Diagnostische Eingriffe

Zur diagnostischen Gewebeentnahme aus der Haut gibt es zwei Möglichkeiten:
1. Lanzettförmige Skalpellexzision mit anschließender Hautnaht
2. Gewebeentnahme mittels rotierender Hohlstanze. Die Stanzwunden sollten durch Hautnähte adaptiert werden, damit sie später kaum sichtbar sind.

Probeexzisionen haben gerade in der Dermatologie eine besondere Bedeutung, da sie für die Diagnosefindung und -bestätigung einer Reihe von Dermatosen unerläßlich sind. Darüber hinaus können sie für die Planung größerer Eingriffe von Nutzen sein, wenn sie zum Ausschluß einer malignen Neubildung beitragen. Ist das Verhältnis von Tumorausdehnung zur Fläche der Probebiopsie klein, ziehen wir die einzeitige radikale Exzision des Krankheitsherdes vor.

Chirurgie bei benignen und malignen Neoplasien

Die Verwendung der dermatologischen Kürette (scharfer Löffel) erbringt in der operativen Behandlung benigner Neubildungen, wie bei seborrhoischen und vulgären Warzen, optimale kosmetische, d.h. narbenlose Ergebnisse.

Die Exzision kleiner Tumoren, Zysten und Naevi ist ohne großen Aufwand in Lokalanaesthesie und ambulant durchführbar. Die operative Entfernung erfolgt durch lanzettförmigen Schnitt mit anschließender primärer Hautnaht. Hierbei werden die Spannungslinien der Haut bzw. die sog. „relaxed skin tension lines" und präformierten Falten berücksichtigt. Dies gilt auch für die „Dehnungsplastik". Die Wundrandadaptation kann dabei durch einige versenkte subkutane Nähte erleichtert werden.

Großflächige Naevi sind in mehreren Sitzungen durch wiederholte Dehnungsplastiken mit einem befriedigenden kosmetischen Resultat zu entfernen.

Reichen primäre Wundnaht oder Dehnungsplastik zur Defektdeckung bei ausgedehnten Neoplasien nicht aus, müssen weitergehende plastische Operationsmethoden Anwendung finden. Die an sich selbstverständliche Einhaltung eines ausreichenden Sicherheitsabstandes zwingt zusätzlich zur Beherrschung dieser Techniken. Bei einem Tumorrezidiv nach zu knapper Exzision ist der Aufwand einer Zweitoperation wesentlich größer und die Chancen für eine Dauerheilung geringer.

Man unterscheidet grundsätzlich zwischen den Methoden der Nahplastik und denen der Fernplastik:

1. Nahplastik

Zu den Nahplastiken sind die sog. lokalen und regionalen Lappenplastiken zu rechnen (z.B. Schwenklappen, Rotations-, Verschiebeplastik). Da bei den Nahplastiken die Qualität der transplantierten Hautpartien in der Regel mit denen der Exzisionsstelle weitgehend übereinstimmt, ist die Gewähr für günstige kosmetische Resultate gegeben. Wegen der Blut- und Gefäßversorgung sind Lappennekrosen und damit Sekundärheilungen relativ selten. Am behaarten Kopf müssen Behaarungsgrenzen und Haarwachstumsrichtung nach Möglichkeit berücksichtigt werden.

2. Fernplastik

Zu den Fernplastiken sind einmal die freien Hauttransplantationen zu rechnen, ferner jene gestielten Lappen, die von anderen Körperstellen z.T. als Wanderlappen in einen Operationsdefekt verbracht werden (z.B. Cross-leg-flap, Muffplastk etc.).

a) Freie Hauttransplantationen

Dabei unterscheidet man zwischen Vollhaut- und Spalthauttransplantaten, sowie der Läppchenplastik nach Reverdin und den Gittertransplantaten (Mesh-grafts).

Freie Hauttransplantate können sowohl mit der Hand „maßgerecht" präpariert oder mit dem Dermatom entnommen werden. Vollhauttransplantate haben den Vorteil der geringeren Schrumpfungsneigung, der guten Belastungsfähigkeit und einer besseren Reinnervation. Nachteilig ist, daß bei Sickerblutungen vollständige oder teilweise Lappennekrosen möglich sind. Über platten Knochen und auf fester nicht zu stark gekrümmter Unterlage (Gesichtsschädel, Extremitäten) heilen Vollhauttransplantate nach entsprechender Vorbereitung des Wundbetts relativ gut ein.

Der Vorteil der Spalthaut liegt in der wesentlich geringeren Gefahr einer Transplantatnekrose. Die starke Schrumpfungsneigung aber, die selbst nach postoperativem Anlegen ruhigstellender Verbände beobachtet wird, schränkt die Anwendung der Spalthauttransplantate in Körperregionen, die einer stärkeren Belastung ausgesetzt sind, ein. Hinzu kommt, daß das Endergebnis an sichtbar getragenen Körperstellen häufig ästhetisch nicht befriedigt. Das gleiche gilt auch in noch größerem Maße für Reverdin- und Briefmarken-läppchen.

Gittertransplantate (Mesh-grafts) finden vor allem in der Versorgung großflächiger Hautdefekte Anwendung. Ihr Vorteil besteht darin, daß relativ kleine, mit dem Dermatom entnommene Hautlappen, durch entsprechende Vorbehandlung in z.T. vielfach größere Gittertransplantate überführt werden können und damit für großflächige Wunden brauchbar werden.

b) Gestielte Fernlappen
In der Dermatochirurgie werden sie nur in Ausnahmefällen zur Anwendung kommen; gelegentlich in der Versorgung chronischer Extremitäten-Ulcera.

3. Elektrochirurgie

Die Elektrokaustik findet Anwendung in der Warzen-, Kondylom- und Angiektasie-Therapie, ferner in der Tumorchirurgie, vor allem beim malignen Melanom. Die Bedeutung des elektrokaustischen Epilierens bei störender Hypertrichosis ist stark zurückgegangen.

4. Mikroskopisch kontrollierte Chirurgie

Eine Alternative zur einzeitigen Tumorexzision mit nachfolgender Rekonstruktion stellt die mikroskopisch kontrollierte Chirurgie dar, vor allem bei Basaliom-Rezidiven und bei der Behandlung sklerodermiformer Basaliome. Diese Methode wird aber wegen der Aufwendigkeit des Verfahrens speziell dazu eingerichteten Kliniken vorbehalten bleiben müssen.

5. Lymphadenektomie

Die diagnostische Entfernung einzelner subkutan gelegener Lymphknoten ist technisch problemlos und wird seit jeher an Hautkliniken durchgeführt. Eine Sonderstellung im Rahmen der Dermatochirurgie stellt die regionäre Lymphadenektomie bei malignen Tumoren, besonders dem Melanom, dar. Da es sich bei der Behandlung des malignen Melanoms um eine eindeutig dermatologische Aufgabe handelt, erscheint mir die Zugehörigkeit der regionären axillaren und inguinalen Lymphadenektomie zum Behandlungsangebot entsprechend ausgestatteter dermatologischer Kliniken unstreitbar.

Korrektiv-ästhetische Chirurgie

Die Dermabrasion, Narbenkorrekturen, die operative Behandlung der Dermatochalasis des Gesichts, die Entfernung von störenden Haut- und Fettschürzen gehören ebenso zur Dermatochirurgie wie die operative Therapie der Hyperhidrosis und die der androgenetischen Alopezie.

Bei Gesichtsraffungen sollten Überkorrekturen vermieden werden, da sonst die Gefahr der Ausbildung des Maskengesichts besteht; ferner können Sekundärheilungen im Nahtbereich die Folge sein.

Eine Blepharochalasis kann durch ein sog. Lid-lift (Blepharoplastik) relativ einfach korrigiert werden. Dabei ist der Eingriff am Oberlid wesentlich unproblematischer als der am Unterlid.

Operationen bei abdominalen Fett- und Hautschürzen oder Reithosenplastiken bei zu starker Fettansammlung am Oberschenkel stellen ausgedehnte und nicht ungefährliche Eingriffe dar. Da große Wundflächen entstehen und ein nicht unerhebliches Embolie- und Thromboserisiko vorliegt, ist die Indikation besonders eng zu stellen.

Die operative Behandlung der Hyperhidrosis axillaris ist die einzige erfolgversprechende Therapie dieser Erkrankung. Sie erfolgt durch die radikale Exzision der schweißdrüsentragenden Hautpartien oder durch die subkutane Abrasion der Schweißdrüsen mit der gynäkologischen Kürette.

Bei der androgenetischen Alopezie bringt die Methode der multiplen Stanzbiopsie nach Orentreich keine befriedigenden kosmetischen Ergebnisse.

Die von Kromeyer inaugurierte Methode des Fräsens erfolgt heutzutage mit hochtourigen Rotationsinstrumenten. Um störenden Narben vorzubeugen, muß darauf verzichtet werden, über die Epidermis-Kutis-Grenze zu glätten, es sei denn, man nimmt die Narbenbildung bewußt in Kauf z.B. bei der Entfernung von Tätowierungen.

Die Indikation der Dermabrasion sollte bei der Behandlung von Aknefolgen eng gesetzt werden, da das kosmetische Ergebnis bei objektiver Betrachtung in der Regel nicht befriedigt.

Fremdkörpereinsprengungen, die in den unteren Coriumschichten und in der Subkutis liegen, können durch eine Kombination von hochtourigem Fräsen und Ausstanzen der tieferen Einlagerungen mit relativ gutem kosmetischen Ergebnis korrigiert werden.

Nicht zur Dermatochirurgie gehören kosmetische Korrekturen im Nasen- und Ohrenbereich, da der Eingriff in erster Linie am Knorpel- bzw. Knochenanteil dieser Organe erfolgt und das Hautorgan lediglich sekundär involviert ist.

Venenchirurgie

Die operative Phlebologie muß als ergänzende Behandlung im Rahmen der traditionell zur Dermatologie gehörenden Therapie der chronisch-venösen Insuffizienz angesehen werden. Sie ist deshalb in die operative Tätigkeit des Dermatochirurgen mit einzubeziehen. Durch das operative Vorgehen bei der Varikosis können optimale Dauerergebnisse erzielt werden. Dieses zeigen auch die langjährigen Erfahrungen der Mindener Hautklinik. Die Rezidivquote dürfte dabei gegenüber der rein konservativen Varizenbehandlung deutlich geringer sein.

Schlußfolgerungen

Sicherlich werden größere operative Eingriffe dermatologischen Kliniken mit entsprechenden Einrichtungen und Experten auf diesem Sektor, wie Braun-Falco in seinem Einleitungsreferat anläßlich des 1. Dermatochirurgischen Symposions ausführt, vorerst vorbehalten werden müssen.

Literatur

Braun-Falco, O.: Einführung zum 1. Symposion für Dermatochirurgie. In: Dermatochirurgie in Klinik und Praxis. B. Konz und G. Burg, (Hrsg.), Bd. I, S. 3–6. Berlin, Heidelberg, New York: Springer 1977

Bruck, H., Riehl, G.: Plastische Chirurgie und Dermatologie. Hautarzt *12*, 541–548 (1961)

Burg, G.: Mikroskopisch kontrollierte (histographische) Chirurgie. In: Dermatochirurgie in Klinik und Praxis. B. Konz und G. Burg (Hrsg.), Bd. I, S. 72–82. Berlin, Heidelberg, New York: Springer 1977

Burian, F.: Atlas der plastischen Chirurgie. Bd. 1–3. Basel, München, New York: Karger 1978

Elste, G.: Die operative Behandlung von Krankheiten und kosmetischen Schäden der Haut vom Standpunkt des Dermatologen. Aesthet. Med. *15*, 160–166 (1966)

Friedrich, H.C.: Haartransplantationen. In: Dermatochirurgie in Klinik und Praxis. B. Konz und G. Burg (Hrsg.), Bd. I, S. 206–210. Berlin, Heidelberg, New York: Springer 1977

Friedrich, H.C., Willmund, G.: Entfernung von Tätowierungen. Dtsch. Ärztebl. *71*, 296–299 (1974)

Körner, W.: Die operative Behandlung von Krankheiten und kosmetischen Schäden der Haut vom Standpunkt des Chirurgen. Aesthet. Med. *15*, 167–173 (1966)

Konz, B.: Die Maschenlappenplastik zur Deckung großer Hautdefekte. Hautarzt *26*, 277–279 (1975)

Konz, B.: Möglichkeiten zum Wundverschluß im dermatologischen Bereich. In: Dermatochirurgie in Klinik und Praxis. B. Konz und G. Burg (Hrsg.), Bd. I, S. 20–40. Berlin, Heidelberg, New York: Springer 1977

Luikart II, R.: The face lift as an office procedure. J. Dermatol. Surg. Oncol. *4*, 404–409 (1978)

Petres, J.: Dermabrasion. In: Dermatochirurgie in Klinik und Praxis. B. Konz und G. Burg (Hrsg.), Bd. I, S. 211–213. Berlin, Heidelberg, New York: Springer 1977

Petres, J., Hundeiker, M.: Korrektive Dermatologie – Operationen an der Haut. Berlin, Heidelberg, New York: Springer 1975

Robins, P., Burg, G.: Klinische Bedeutung der mikroskopisch kontrollierten Chirurgie. In: Dermatochirurgie in Klinik und Praxis. B. Konz und G. Burg (Hrsg.), Bd. I, S. 83–88. Berlin, Heidelberg, New York: Springer 1977

Salfeld, K.: Vergleich der Behandlungsresultate nach unterschiedlichen operativen Eingriffen bei Varicosis. Ergeb. Angiologie *6*, 180–186 (1978)

Salfeld, K.: Gesichtspunkte zur operativen Behandlung von Venenleiden. Kongreßband der 18. Jahrestagung für Phlebologie und Proktologie 1976

Diskussionsbemerkungen

Frau Schneider: Welche prophylaktischen Maßnahmen führen Sie bei operativen Eingriffen zur Verhinderung von Komplikationen wie Thrombophlebitis oder Phlebothrombose durch?

Herr Petres: Bei uns hat sich die frühzeitige Mobilisierung der Patienten (wobei die Beine gewickelt werden sollten) bewährt. Zusätzlich geben wir Antiphlogistika, insbesondere Colfarit.

Herr Konz: Ich glaube, daß Colfarit allein als Thromboseprophylaxe nicht ausreicht, insbesondere nicht in den Fällen, bei denen eine starke Varikosis vorliegt und in der Anamnese eine Thrombose angegeben wird. Man sollte solche Patienten heparinisieren, vor allem dann, wenn sie beispielsweise durch eine Melanomoperation an den Beinen immobilisiert werden.

Frau Schneider: Wir haben leider in neuerer Zeit mit dem Heparinisieren schlechte Erfahrungen gemacht. Obwohl wir die Dosis bis auf 3 x 2 ml (= 3 x 5000 IE) gesteigert haben, hatten wir einen Fall mit fulminanter Lungenembolie nach Melanomoperation. Wir befanden uns bei der Vorstellung in der Pathologie in „guter Gesellschaft" mit unserer Chirurgischen Klinik, die gleich vier derartige Zwischenfälle erlebt hatte. Das Ergotamin-Heparin liefert angeblich bessere Erfolge. Haben Sie damit Erfahrungen?

Herr Petres: Unsere Thromboseprophylaxe besteht in erster Linie, wie bereits gesagt, in der möglichst frühzeitigen Mobilisierung der Kranken. Größere Erfahrungen mit dem Ergotamin-Heparin haben wir nicht.

Herr Drepper: Zur Thromboseprophylaxe geben wir gern Heparin-Dihydergot. Gerade die gestielte Plastik ist thrombosegefährdet. Die kleinen Thromben in der terminalen Strombahn führen leicht zur Randnekrose, was durch Heparinisierung verhindert werden kann.

Herr Happle: Die Elektroepilation hat auch nach Ihrer Meinung an Bedeutung verloren. Ich persönlich rate von einer solchen Behandlung aus kosmetischen Gründen ab.

Herr Petres: Diese Methode wird leider noch oft eingesetzt. Ich persönlich führe sie nicht durch, und zwar auch aus den von Ihnen angeführten Gründen.

Herr Salfeld: Die Lymphknotenexstirpation berührt ein Gebiet, das sicherlich in die Grauzone gehört. Eine Lymphknotenexstirpation aus diagnostischen Gründen ist in der Dermatologie häufig indiziert und muß durchgeführt werden können. Von Lymphknotenausräumung bei Metastasen eines Tumors sollten wir uns gänzlich distanzieren, sie gehören nicht in unser Weiterbildungspaket.

Herr Petres: Nach meiner Meinung gehört auch die radikale Lymphadenektomie der Inguinalgegend und der Achselhöhlen zum operativen Bereich der Dermatologie. Nicht zuletzt deshalb, da es sich dabei um subkutane Lymphknoten handelt, die vom Hautarzt seit jeher aus Gründen der Diagnostik exzidiert wurden. Im Vergleich zur Venenchirurgie (Stripping) sind diese Eingriffe darüber hinaus die technisch einfacheren Methoden. Die Lymphknotenausräumung im Halsbereich ist ein anderes Problem: Die Lymphknoten sind in tieferen Gewebsschichten, d.h. unterhalb der Muskulatur lokalisiert. Damit überschreitet auch ihre Entfernung, die sog. „neck-dissection" m.E. die Grenzen der Dermatologie.

Herr Salfeld: Das von Ihnen herangezogene Gebiet der Venenchirurgie gehört sicherlich nur bedingt in den Katalog der operativen Dermatologie. Die operative Tätigkeit auf diesem Gebiet, die wir durchführen, ist jetzt 12 Jahre alt. Wir verfügen über Erfahrungen bei über 8000 operierten Patienten und sind auf diesem speziellen Gebiet der oberflächlichen Venenchirurgie von den maßgeblichen Leuten wie Denck, May und Brunner anerkannt. Aus dieser Tatsache aber ist nicht abzuleiten, daß die allgemeine Venenchirurgie Allgemeingut der operativen Dermatologie sein sollte. Partielle Exhairesen, Unterbindungen als Ergänzungs- oder Vervollständigungsbehandlung der konservativen Venenbehandlung gehören unbedingt in die Dermatologie. Totale Exhairesen aber sind zumindest in den sog. „Grauzonen" anzusiedeln.

Herr Petres: Neben dem Halten von Referaten sind wir in erster Linie dazu hier, die „Grauzonen" aufzuzeigen und sie nach Möglichkeit im Gespräch zu erhellen. Wenn wir die Subkutis zur Haut zählen, dann müssen wir in der Lage sein, die darin befindlichen Strukturen auch operativ anzugehen. Mein Bestreben ist es, daß im Rahmen der Weiterbildung zum Dermatologen die dermatochirurgische Ausbildung stärker betont wird. Dies wäre auch eine wesentliche Voraussetzung für die Erteilung der Zusatzbezeichnung „Plastische Operationen". Wir sind in Analogie zu den anderen organbezogenen Fächern für den Organbereich „Haut" zuständig. Alle operativen Methoden, die hier zum Zuge kommen, müssen wir während der Ausbildungszeit anbieten. Alles andere wäre für die Weiterbildung schädlich.

Herr Gattwinkel: Was spricht dagegen, daß eine Venenoperation nicht innerhalb der Dermatologie durchgeführt wird?

Herr Salfeld: Die komplizierten Verhältnisse im Venenbereich an der Mündungsstelle der Vena saphena magna in die V. femoralis, der V. saphena parva in die V. poplitea mit ihren vielen Variationsmöglichkeiten bieten nicht sehr erfahrenen Kollegen eine Unzahl von Schwierigkeiten mit einer hohen Komplikationsrate. Verletzungen großer Gefäße in diesem Gebiet können verhängnisvoll werden. Die zahlreichen Mitteilungen über Komplikationen bei der Varizenchirurgie sollten zu einer kritischen Selbstbeurteilung Anlaß sein.

Herr Drepper: Das Gebiet der Weiterbildung muß auf solche Eingriffe begrenzt bleiben, deren mögliche Komplikationen rechtzeitig vom operativ tätigen Dermatologen erkannt und unverzüglich einer geeigneten Behandlung zugeleitet werden können. Wenn ein Kollege in der Klinik 30–40 Eingriffe einer bestimmten Art komplikationsfrei erlebt hat, in der Praxis aber einer Komplikation nicht gewachsen ist, kann das forensisch schwerwiegende Folgen haben.

Herr Petres: Ich gebe Ihnen recht, daß die jungen Leute auch in der Beherrschung von Komplikationen unterrichtet werden müssen. Dermatologische Kliniken sollten entsprechende operative Abteilungen aufbauen, falls diese noch nicht vorhanden sind und in denen die operative Ausbildung eines jeden Kollegen innerhalb der Dermatologie erfolgen soll. „Ein- oder Zweimannbetriebe", bei denen es von der Initiative des Einzelnen abhängt, was an einer Hautklinik operiert wird, sollten der Vergangenheit angehören.

Operative Techniken, Wundverschlußmöglichkeiten, Auswahlkriterien je nach Art und Lokalisation der Veränderung

BIRGER KONZ

Summary

Size and location of dermatological diseases selected for surgical treatment are responsible for the final methods. In many cases two different techniques are possible. Therefore the choice depends on other factors: the age and the general condition of the patient; the surgical experience of the physician. Free skin grafts, advancement flaps, rotation flaps and transposition flaps will give good results in the treatment of benign and malignant skin lesions. During preoperative planning the advantages and disadvantages of every surgical technique must be considered.

Zusammenfassung

Die Auswahlkriterien für bestimmte operative Techniken zum Wundverschluß werden meist durch Ausdehnung und Lokalisation der operativ zu behandelnden Hautveränderung vorgegeben. Oft sind jedoch zwei Methoden möglich, so daß die endgültige Entscheidung von anderen Faktoren mitbestimmt wird, wie Alter und Allgemeinzustand der Patienten und den operativen Möglichkeiten des behandelnden Arztes. Freie Hauttransplantationen, Mobilisationsplastik mit primärem Wundverschluß sowie vaskularisierte Hautlappenplastiken haben bei der chirurgischen Therapie gutartiger und bösartiger Hautveränderungen bei indikationsgerechter Anwendung gleichartige Ergebnisse vorzuweisen. Da jede operative Methode ihre Vor- und Nachteile hat, ist bei der präoperativen Planung eine gewissenhafte Abwägung notwendig.

Für die operative Therapie maligner und benigner Hautveränderungen sind die verschiedenen technischen Möglichkeiten zum Wundverschluß von großer Bedeutung. Dies nicht nur deshalb, weil die zu behandelnden Hautläsionen unterschiedliche Größenausdehnung haben, sondern mit gewissen Einschränkungen an jeder Stelle der Körperoberfläche lokalisiert sein können. Für die operative Dermatologie sind besonders diejenigen Methoden von Interesse, die sich mit der Deckung relativ oberflächlicher Defekte befassen. Es handelt sich also in der Regel um den Ersatz von Haut und subkutanem Fettgewebe. Die hierfür zur Verfügung stehenden operativen Verfahren unterscheiden sich nicht nur in ihrem technischen Schwierigkeitsgrad sondern auch indem was sie im Hinblick auf das spätere postoperative Ergebnis zu leisten vermögen.

Für die Indikation zu einer bestimmten operativen Technik können drei Gesichtspunkte richtungsweisend sein:
1. Faktoren, die von der Hautveränderung bestimmt werden;
2. Faktoren, die patientenabhängig sind und
3. Arztbezogene Gegebenheiten.

Es ist zunächst festzustellen, ob es sich um eine angeborene oder erworbene Hautveränderung handelt, weiterhin ob ein gutartiger oder bösartiger Hauttumor vorliegt. Die Ausdehnung der Läsion ist nach der flächenmäßigen Größe sowie nach der Tiefe zu beurteilen. Außerdem sollte die Körperregion beachtet und festgestellt werden, ob es sich um eine günstige oder ungünstige Lokalisation handelt. Auf Grund dieser läsionsbezogenen Gegebenheiten kann eine vorläufige Aussage darüber gemacht werden, welche operativen Methoden für die Behandlung in Frage kommen. Diese Auswahl kann durch die jeweilige individuelle Patientensituation weiter eingeschränkt werden. Das technisch Mögliche muß in Relation zum Alter und Allgemeinzustand des Patienten stehen sowie den Hautzustand berücksichtigen, d.h. ist die Haut in der Umgebung der Läsion normal oder durch Vorbehandlungen (z.B. Röntgenbestrahlung, Voroperationen) narbig verändert? Ein nicht unwesentlicher Punkt, der aber oft übersehen wird, ist der soziale Status und die Psyche des Patienten. Manche Patienten wünschen keinerlei aufwendige rekonstruktive Maßnahmen zur Defektdeckung und sind mit einer Minimallösung zufrieden, wenn diese nur rasch und ohne persönliche Beeinträchtigung zu einem akzeptablen Resultat führt. Die Indikation zu einer bestimmten operativen Technik ist aber auch vom behandelnden Arzt abhängig, da oft mehrere Methoden zum Wundverschluß möglich sind. Die Art und Ausdehnung eines Eingriffes richtet sich nach seinen operativen Erfahrungen, nach der Ausbildung in bestimmten Techniken, nach den Anästhesiemöglichkeiten, den räumlichen Bedingungen und inwieweit eine adäquate Nachbehandlung gewährleistet ist. Unter diesen Gesichtspunkten sollte die Indikationsstellung sowie die Planung einer dermatochirurgischen Therapie diagnoseabhängig erfolgen, patientengerecht sein, erfahrungsentsprechend vorgenommen werden und nicht zuletzt resultatbezogen sein.

Das unterschiedliche Vorgehen in bezug auf die operative Technik läßt sich gut bei der Gegenüberstellung von benignen und malignen Hautveränderungen zeigen, die einer dermatochirurgischen Behandlung zugeführt werden sollen. Liegt bei benignen Läsionen das Hauptgewicht auf einer ästhetisch und kosmetisch optimalen Wiederherstellung, so steht bei malignen Veränderungen das radikale und kurative Ergebnis ganz im Vordergrund. Hier sind meist funktionelle Gegebenheiten vor kosmetischen Gesichtspunkten zu berücksichtigen. In der Regel wird man auch bei malignen Hautveränderungen bemüht sein, ästhetisch-rekonstruktive Überlegungen mit in die Planung einzubeziehen. Bei benignen Hautveränderungen hingegen müssen Form und Funktion gewahrt bleiben und vor allem ein operatives Verfahren ausgewählt werden, welches gleichzeitig risikoarm und erfolgreich ist.

Operative Techniken

Für den Wundverschluß stehen eine Reihe von Verfahren zur Verfügung: Freie Hauttransplantationen, Mobilisations- oder Dehnungsplastiken, Verschiebeplastiken, Rotationsplastiken und Transpositionsplastiken. Welche Methode für den Defektverschluß in Frage kommt, wird meist durch die Lokalisation, die Größe und die Tiefe des Defektes bestimmt.

Freie Hauttransplantationen: Spalthaut- und Vollhauttransplantate gehören zu den häufigsten Verfahren, die zur Defektdeckung im dermatochirurgischen Bereich verwendet werden. Das operativ-technische Vorgehen ist bekannt (Andina, 1970; Converse et al., 1977; Konz, 1977). Die freien Hauttransplantate können immer dann eingesetzt werden, wenn nach der Exzision einer Hautläsion ein transplantationsfähiges Wundbett verbleibt. Dies bedeutet, daß der Wundgrund sowie das Wundrandgebiet eine gute Durchblutung aufweisen muß. Bestehen narbige Veränderungen in der Defektumgebung (z.B. durch Röntgenspätschäden), oder sind Knochen, Knorpel oder Sehnenbestandteile freigelegt, so ist die Chance für die Einheilung freier Transplantate gering. Die Entscheidung, ob ein Spalthauttransplantat oder ein Vollhauttransplantat zum Wundverschluß benutzt wird, hängt ganz von der Defektgröße und der Lokalisation ab. Im Bereich des Rumpfes und der Extremitäten werden in der Regel Spalthauttransplantate verwendet, wenn die Defekte durch einfache Dehnungs- oder Mobilisationsplastik bzw. Verschiebeplastik nicht verschlossen werden können. Es ist darauf hinzuweisen, daß im Extremitätenbereich der Einsatz der Spalthauttransplantation immer dann vorzuziehen ist, wenn sich die Wundränder auch nach großzügiger Mobilisation nicht spannungsfrei primär verschließen lassen. Können am Oberarm sowie am Oberschenkel Defekte bis ca. 3 cm Breite gut primär verschlossen werden, ist dies im Unterarm- und Unterschenkelbereich nicht mehr möglich. Wird hier trotzdem ein primärer Verschluß vorgenommen, so kommt es zu unschönen muldenförmigen Einsenkungen im Narbenbereich. Weiterhin ist die Gefahr umschriebener Hautnekrosen gegeben, da durch die Spannung die Durchblutung herabgesetzt wird. Außerdem kommt es im Extremitätenbereich, aber auch am Rumpf bei nicht spannungsfreiem Wundverschluß zu allmählichen Narbendehiszenzen, die durch den Druck der Muskulatur im Laufe der Zeit weiter verstärkt werden und teilweise zu sehr breiten Narben führen. In all diesen Fällen ist zu prüfen, ob freie Hauttransplantate hier nicht bessere Ergebnisse bringen.

Im Bereich der Hände und der Füße sind Spalthaut- und Vollhauttransplantate für oberflächliche Defekte mit gutem funktionellen Ergebnis zu gebrauchen.

Von besonderer Bedeutung ist die Verwendung freier Hauttransplantate innerhalb der Gesichtsregion. Ist ein Defekt auf Grund der Größe und der Lokalisation nicht mehr durch primären Wundverschluß zu decken, erhebt sich die Frage, ob eine gestielte Hautlappenplastik (z.B. Rotations- oder Transpositionsplastik) oder eine freie Hauttransplantation angewendet werden muß. Obwohl die Möglichkeit der gestielten Hautlappenplastiken im Gesichtsbereich sehr groß sind, gibt es einige gute Indikationen für freie Hauttransplantationen in dieser Region. Allgemein kann gelten, daß Vollhauttransplantate in der Regel den Spalthauttransplantaten vorgezogen werden sollen. Die bevorzugten Vollhautentnahmeregionen für den Gesichtsbereich sind die Retroaurikular- und die Supra- und Infraklavikularregion. Neuerdings wird auch die Präaurikularregion als Spendergebiet empfohlen (Breach, 1978; Welke, 1978). Die Haut der genannten Entnahmestellen entspricht in ihrer Pigmentierung, Oberflächenstruktur und Dicke am ehesten der Gesichtshaut und hat wie jedes Vollhauttransplantat eine geringere Schrumpfungsneigung im Vergleich zu Spalthauttransplantationen. Sind die Defekte jedoch zu groß und besteht keine optimale Möglichkeit eine vaskularisierte Hautlappenplastik zu verwenden, so müssen auch im Gesichtsbereich dicke Spalthauttransplantate zum Einsatz kommen.

Um das kosmetische und funktionelle Ergebnis der freien Hauttransplantate im Gesichtsbereich zu verbessern, ist die Beachtung der anatomischen bzw. regionalen Gesichts-

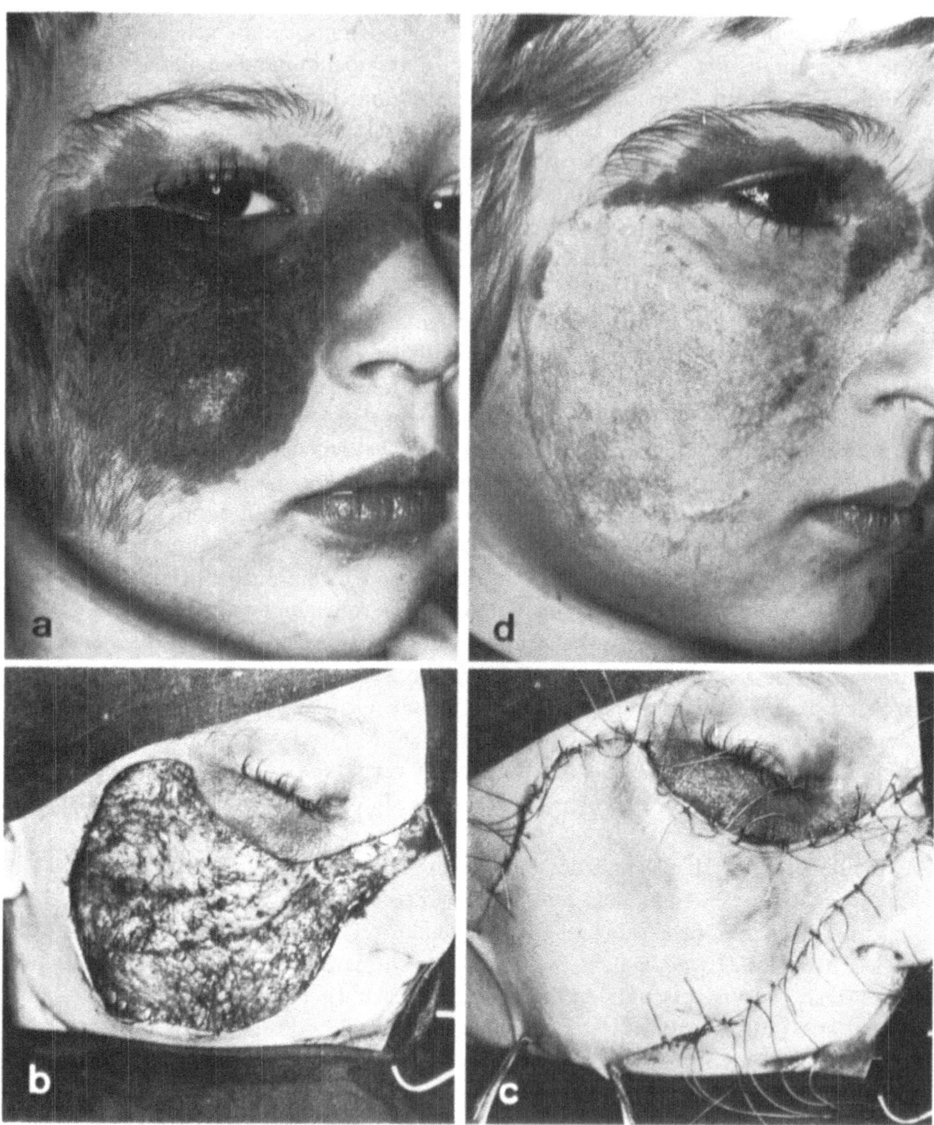

Abb. 1. a Großflächiger Naevus pigmentosus et pilosus rechte Wangen-, Nasen- und Orbi-
taregion. b Zustand nach Exzision des Wangen- und Nasenanteiles. c Eingenähter dicker
Spalthautlappen. d Postoperativer Zustand mit Exzision des Naevus im Unterlidbereich
und Vollhautplastik

einheiten von Bedeutung (González-Ulloa, 1957). Hierdurch kann vermieden werden, daß
die Transplantate optisch wie eingesetzte „Flicken" hervortreten. Besteht zum Beispiel
ein größerer Herd im Stirnbereich und ist die Indikation für ein freies Transplantat gegeben, in dieser Region am ehesten ein dickes Spalthauttransplantat, so sollte die gesamte
Stirnhaut nach kranial und lateral bis zu den Haargrenzen und nach kaudal bis zu den Augenbrauen exzidiert werden.

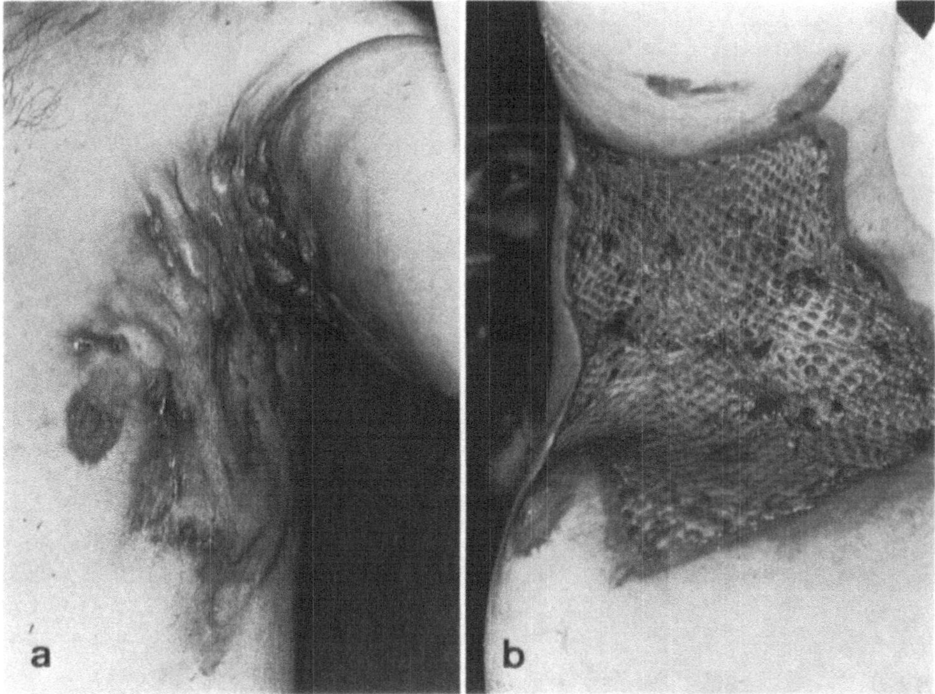

Abb. 2. a Ausgedehnter Akne conglobata Herd im linken Axillarbereich. b Zustand nach Exzision, Angranulation und Mesh-graft-Plastik

Ähnliches kann für Wangen-, Lid- und Nasenregion gelten, wobei selbstverständlich nicht unnötigerweise gesunde Haut geopfert werden sollte.

Bei einer vierjährigen Patientin (Abb. 1a) konnte der größte Teil eines großflächigen Naevus pigmentosus et pilosus in zwei Operationsschritten entfernt werden. Zunächst erfolgte die Exzision des Wangenherdes sowie des Naevusanteiles im Bereich des seitlichen Nasenrückens (Abb. 1b). Die Exzision erfaßte die gesamte Haut und einen geringen Anteil subkutanen Fettgewebes. Dieser Defekt wurde mit einem dicken Spalthauttransplantat von der Oberschenkelinnenseite verschlossen (Abb. 1c). Sechs Monate später wurde der Naevusanteil im Bereich des Unterlides exzidiert und ein retroaurikulares Vollhauttransplantat zum Defektverschluß verwendet (Abb. 1d). Im nächsten Operationsschritt wird der Naevusrest am inneren Augenwinkel entfernt, der Defekt mit einem Vollhauttransplantat verschlossen, sowie der Naevus am Oberlid durch eine spindelförmige Teilexzision verkleinert.

Im Rumpf- und Extremitätenbereich können mittels freier Spalthauttransplantate sehr große Defekte gedeckt werden, da Spalthauttransplantate in beliebiger Größe entnommen werden können (Ausnahme: Patienten mit großflächigen Verbrennungen). In bestimmten Fällen ist es jedoch ratsam, das Spalthauttransplantat mit einem Meshgraft-Dermatom in einen sog. „Maschenlappen" zu verwandeln.

Dies ist bei allen sekundär-granulierenden Wundflächen von Nutzen, da durch die Maschenlücken Sekret abfließen kann und eine Serombildung verhindert wird. Weiter-

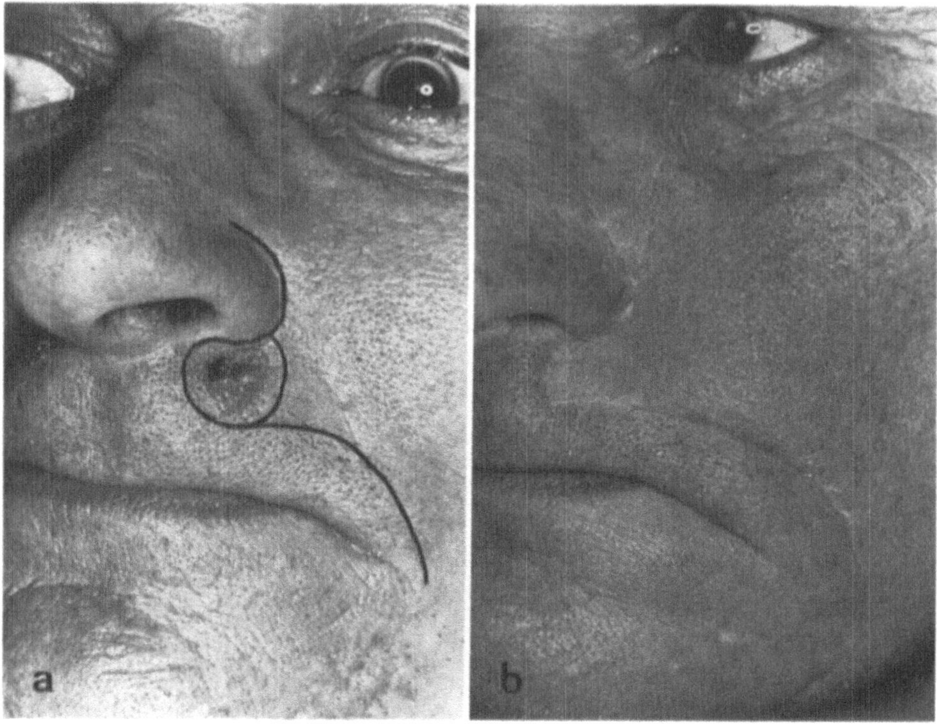

Abb. 3. a Knotiges, teilweise exulzeriertes Basaliom. Exzisionsgrenzen sowie Begrenzung
des Verschiebelappens eingezeichnet. b Postoperatives Ergebnis nach 3 Monaten

hin passen sich die Maschenlappen gut an den Wundgrund an und sind deshalb in schwie-
rigen Regionen, z.B. Axilla von besonderem Nutzen (Abb. 2a und b) (Karge und Konz,
1977).

Mobilisations- oder Dehnungsplastik: Diese einfachste Methode, einen Defekt zu verschließen, wird bei fast allen kleineren Hautläsionen angewendet. Die Möglichkeiten sind
jedoch sehr verschieden, da sie durch die unterschiedliche Elastizität der Haut begrenzt
werden. Außerdem kann es in der Nähe von Mundwinkel, Nasenflügel und im Lidbereich
zu kosmetisch störenden Verziehungen kommen. Wird bei einer operativ zu entfernenden
Hautveränderung der Wundverschluß durch eine Dehnungsplastik geplant, so ist darauf zu
achten, daß die Exzisionslinien in den sog. ,,relaxed skin tension lines" (RSTL) liegen. Daneben ist eine ausreichende Unterminierung der Wundränder auch im Bereich der Wund-
pole erforderlich, um einen spannungsfreien Verschluß zu erhalten. Gute Resultate sind
mit dieser Methode im Wangenbereich, an der Stirn und am behaarten Kopf zu erzielen,
immer vorausgesetzt daß der Defekt nicht zu groß ist. Im Rumpfbereich lassen sich je nach
Hautelastizität sogar kleinhandtellergroße Herde ohne Komplikationen entfernen. Hier
sollte aber ausreichend mobilisiert werden und zur Vermeidung von Serom- und Hämatombildung eine Drainage (Redon) eingelegt werden. An den Extremitäten sind Mobi-
lisationsplastiken nur in begrenztem Maße und bei kleineren Defekten möglich. Hier ist

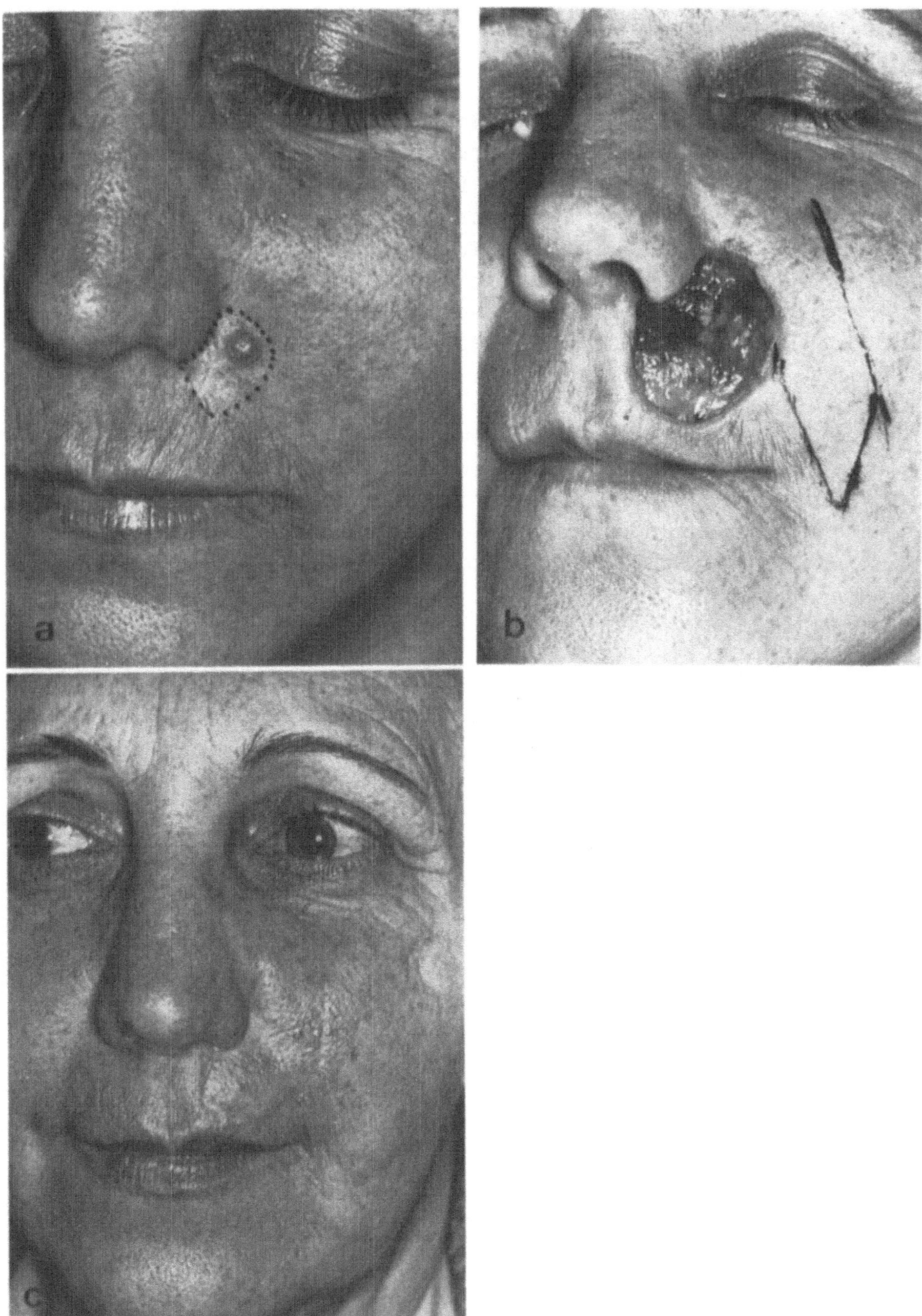

Abb. 4. a Basaliomrezidiv nach zweimaliger Vorbehandlung, klinisch sichtbare Grenzen gepunktet. b Zustand nach mikroskopisch kontrollierter Basaliomexzision, Tumor in toto entfernt, eingezeichneter nasolabialer Transpositionslappen. c Resultat nach 12 Monaten, Zustand nach Lappenentfettung

die Beachtung der „relaxed skin tension lines" besonders wichtig, da sonst, wie bereits
erwähnt, unschöne Muldenbildungen im Narbenbereich entstehen können.

Verschiebeplastik: Im Stirnbereich, am Nasenrücken sowie in der Nasolabial-Oberlippen-
region können Defekte durch Verschiebung mobilisierter Hautsubkutanlappen gut verschlossen werden. In der Regel werden die Lappen von lateral nach medial in den Defekt
eingeschoben. Der Verschiebelappen grenzt mit einer Seite direkt an den Defekt und besitzt eine obere und untere Schnittlinie. Nachdem der Lappen mobilisiert ist, wird er parallel zur Unterlage in den Defekt eingeschoben (Abb. 3a und b). Meist müssen am de-
fektfernen Lappenende noch Burowsche Dreiecke exzidiert werden, um dem Verschiebelappen eine größere Beweglichkeit zu geben. Diese Dreiecke dürfen jedoch nicht in die
Lappenbasis gelegt werden, sondern müssen nach außen gerichtet sein.

Rotationsplastik: Runde und dreieckförmige Defekte können durch eine Rotation von
Haut und Subkutis aus der Defektumgebung verschlossen werden. Hierbei wird vom oberen Wundpol ausgehend in bogenförmiger Weise ein Lappen umschnitten.
     Das klassische Beispiel für diese Lappenart ist die Wangenrotationsplastik nach Esser
(1918). Rotationslappenplastiken können aber auch am Skalp und am Rücken zur Defektdeckung herangezogen werden. Wie alle vaskularisierten Lappenplastiken sind sie besonders für tiefgreifende Defekte geeignet.

Transpositionsplastik: Im Gegensatz zur Rotationsplastik entsteht bei der Transpositionsplastik, auch Schwenklappenplastik genannt (Friederich, 1964; Tritsch, 1977), durch die
Lappenentnahme ein sekundärer Defekt, der durch Mobilisationsplastik und primäre Naht
oder mit freien Hauttransplantationen versorgt werden muß. Diese Lappenart spielt besonders für die Defektdeckung im Gesichtsbereich eine Rolle.

Der *Nasolabiale-Transpositionslappen* eignet sich hervorragend für den Verschluß von Defekten an der Oberlippe sowie im seitlichen Nasenbereich einschließlich des Nasenflügels.
Der lateral der Nasolabialfalte durch die Lappenentnahme entstehende sekundäre Defekt
wird durch eine Wangenmobilisationsplastik verschlossen (Abb 4a–c). Im Zusammenhang
mit dem gezeigten Beispiel soll auf die Bedeutung der sicheren radikalen Tumorentfernung hingewiesen werden. Die Indikation für eine gestielte Hautlappenplastik zur sofortigen Defektrekonstruktion nach Exzision eines malignen Hauttumors sollte nur dann gestellt werden, wenn auf Grund der histologischen Untersuchung der Wundränder und des
Wundgrundes eine sichere Totalentfernung bestätigt ist. Dies kann einzeitig durch intraoperative Schnellschnittuntersuchungen erfolgen, oder zweizeitig durch eine topogra-
phie-gerechte histologische Aufarbeitung des Operationspräparates. Besonders bei Basaliomrezidiven und sklerodermiformen Basaliomen hat sich das Verfahren der mikroskopisch
kontrollierten Exzision bewährt (Burg, 1977). In allen Fällen, in welchen Zweifel über die
radikale Tumorentfernung bestehen, ist der vorübergehende Defektverschluß mit einem
freien Transplantat vozuziehen. Dies gestattet eine gute Beobachtung des Operationsgebietes und gewährleistet in hohem Maße Rizidive sowohl klinisch als auch histologisch
frühzeitig zu erfassen. Ein Tumorrezidiv unterhalb einer Lappenplastik zeigt sich meist
erst dann, wenn es neben einer oft erheblichen Tiefenausdehnung zu einer Zerstörung des
Hautlappens gekommen ist.

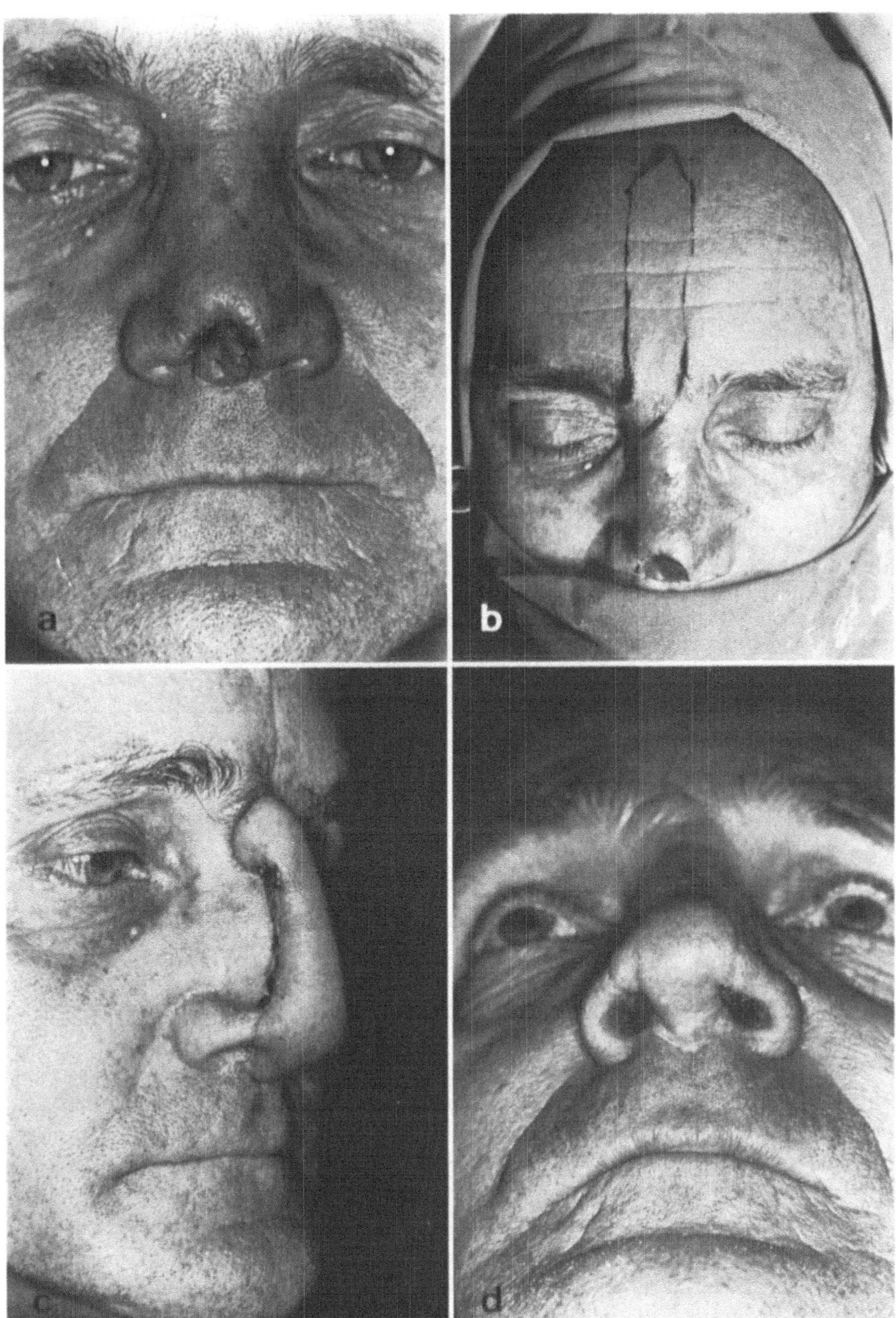

Abb. 5. a Zustand nach mikroskopisch kontrollierter Basaliomexzision. Defekt der Nasenspitze und des Nasenstegs. b Medianer Stirntranspositionslappen. c Transponierter und
eingeheilter Stirnlappen. d Zustand nach Stieldurchtrennung. Rekonstruktives Ergebnis

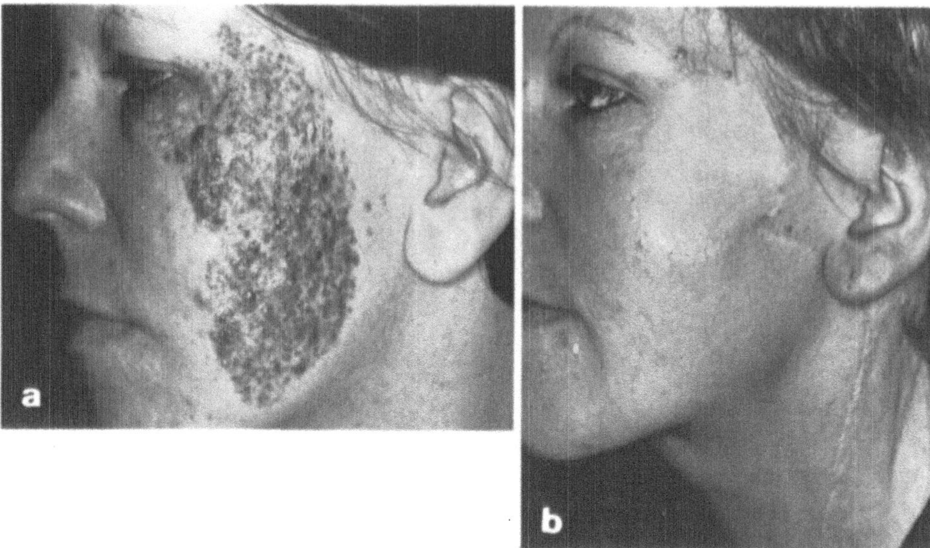

Abb. 6.a Ausgedehnter Naevus papillomatosus et pigmentosus in Wangenmitte. b Zustand
nach zweimaliger Operation: 1. Entfernung des unteren Naevusanteiles und Defektdek-
kung mit Transpositionsplastik aus der seitlichen Halsregion. 2. Exzision des oberen Nea-
vusanteil und Defektdeckung mit supraklavikulärer Vollhaut. Unterlidherd abgeschminkt

Der *mediane Stirntranspositionslappen* (Kazanjian, 1946) eignet sich besonders zur Defektdeckung tiefgreifender Defekte im Nasenbereich mit Verlust formtragender Elemente,
wie z.B. des Nasenflügels. Durch den relativ konstanten Verlauf der Arteria supratrochlea-
ris und A. supraorbitalis können diese Gefäße in den Lappenstiel einbezogen werden, so
daß die Lappendurchblutung gesichert ist. Hierdurch kann der Lappenstiel relativ schmal
gehalten werden, was eine große Beweglichkeit des Hautlappens bewirkt (Abb. 5a–c). Bei
einer Lappenbreite bis ca. 3 cm kann die Entnahmestelle nach Mobilisation der Wundränder primär verschlossen werden.
 Sind sehr große Hautläsionen für eine operative Behandlung vorgesehen, sind gelegentlich freie Hauttransplantationen und vaskularisierte Hautlappenplastiken zu kombinieren.
Dies bedeutet eine sorgfältige präoperative Planung zumal ein solches Vorgehen meist
den Gesichtsbereich betrifft und mehrere Eingriffe notwendig macht (Abb. 6a und b).

 Alle aufgeführten Methoden haben ihre Vor- und Nachteile, die bei der präoperativen
Planung einer genauen gegenseitigen Abwägung unterzogen werden müssen. Eine einfache
und schnelle Technik mag ein angemessenes Resultat ergeben, ein mehr kompliziertes
Vorgehen aber für die ästhetische und funktionelle Wiederherstellung ein besseres Endergebnis zeigen. Die ständige Überprüfung der Indikationen für die operativen Methoden in
jedem Einzelfall sowie ein bedachtes operatives Vorgehen sichern am ehesten ein gutes
postoperatives Resultat.

Literatur

Andina, F.: Die freien Hauttransplantationen. S. 20–24. Berlin, Heidelberg, New York: Springer 1970

Breach, N.M.: Pre-auricular full-thickness skin grafts. Br.J. Plast. Surg. *31*, 124–126 (1978)

Burg, G.: Mikroskopisch kontrollierte (histographische) Chirurgie. In Dermatochirurgie in Klinik und Praxis. Konz, B., Burg, G. (Hrsg.) S. 72–82. Berlin, Heidelberg, New York: Springer 1977

Converse, J.M., Brauer, R.O., Ballantyne, D.L.: Transplantation of Skin. In: Reconstructive plastic surgery. Vol. 1, p. 152–182. Philadelphia, London: W.B. Saunders Comp. 1977

Esser, J.F.S.: Die Rotation der Wange und allgemeine Bemerkungen bei chirurgischer Gesichtsplastik. Leipzig: V. Vogel 1918

Friederich, H.C.: Schwenklappenplastik. Dermatol. Wochenschr. *150*, 39–53 (1964)

Gonzalez-Ulloa, M.: Restauration of the face covering by means of selected skin in regional aesthetic units. Br. J. Plast. Surg. *9*, 212–218 (1957)

Karge, H.-J. Konz, B.: Chirurgische Therapie der Akne-Tetrade, Hautarzt, Suppl. II, *28*, 335–336 (1977)

Kazanjian, V.H.: Repair of nasal defects with median forehead flaps. Surg. Gynecol. Obstet. *83*, 37–40 (1946)

Konz, B.: Möglichkeiten zum Wundverschluß im dermatochirurgischen Bereich. In: Dermatochirurgie in Klinik und Praxis. B. Konz und G. Burg (Hrsg.) S. 20–40. Berlin, Heidelberg, New York: Springer 1977

Tritsch, H., Pullmann, H.: Die doppelte Verschiebeschwenkplastik. Hautarzt *28*, 653–657 (1977)

Welke, S.: Defektverschluß im Gesicht durch Vollhauttransplantate aus dem Gesicht. Hautarzt *29*, 638–643 (1978)

Diskussionsbemerkungen

Herr Friederich: Wir haben für die Operative Dermatologie einen Auftrag aufgrund des Aufgabenkatalogs für Dermatologie, Venerologie und Andrologie. Dort ist festgelegt, was wir zu lehren haben. Dagegen ist der Weiterbildungskatalog noch nicht eindeutig fixiert. Zur Zeit spielen örtliche Gegebenheiten der einzelnen Kliniken mit ihren unterschiedlichen Ausrüstungen und Kooperation mit den benachbarten Kliniken hier hinein. Bei uns wird in Zusammenarbeit mit der HNO-Klinik die Ausräumung der submentalen Lymphknoten durch die HNO-Klinik ausgeführt, andere operative Eingriffe werden von uns übernommen. Man sollte in guter kooperativer Hinsicht sich die Dinge entwickeln lassen.

Herr Müller: Aus der amerikanischen Literatur ist bekannt, daß die zweizeitige Versorgung eines Melanoms, d.h. die Entfernung des Primärtumors und die spätere Entfernung der entsprechenden Lymphknoten ungünstigere Ergebnisse zeitigt als die einzeitige Exstirpation. Wenn wir nicht einzeitig operieren können, d.h. sowohl den Primärtumor als auch die dazugehörigen Lymphknoten in einer Sitzung exstirpieren, dann stellen wir die gesamte Melanomchirurgie für die Dermatologie in Frage.

Herr Hundeiker: Ich möchte an Sie die Frage stellen, warum Rezidivbasaliome exzidiert und nicht röntgenbestrahlt werden. Das sogenannte Rezidivbasaliom ist im Grunde genommen kein echtes Rezidiv, sondern ein neues Basaliom auf einem vorgeschädigten Gebiet. Das gilt insbesondere für röntgenvorbestrahlte Bereiche.

Herr Konz: Sie werden bemerkt haben, daß die meisten Patienten junge Menschen waren. Indikation zur Röntgenbestrahlung stellen wir nur bei Patienten, die jenseits des 60. Lebensjahres sind. Zu Ihrer anderen Frage: Rezidive oder Neubildungen von Basaliomen.

Nach unseren umfangreichen Untersuchungen mit der histologisch kontrollierten Methode ist festzustellen, daß Basaliome, die innerhalb des ersten Jahres nach dem Eingriff entstehen, echte Rezidive sind.

Herr Tritsch: Über das Neuauftreten von Basaliomen in vorbehandelten Bereichen hat unser Fachkollege, Herr Friederich, eine bemerkenswerte Arbeit geschrieben. In diesem Zusammenhang möchte ich darauf hinweisen.

Bei den Rotationsplastiken ist es nicht gut herausgekommen, ob Sie die Rotation über einem Gefäßstiel durchführen, oder ob Sie den ganzen Lappen unterminieren.

Herr Konz: In der Regel unterminieren wir den ganzen Lappen, wobei wir einen kleinen Anteil subkutanen Fettgewebes am Lappen belassen. Wichtig ist, daß der Lappen ohne Spannung eingenäht wird. Jeder Zug auf einen solchen Lappen führt unweigerlich zu Nekrosen.

Herr Drepper: Rotationsplastik im Sinn von Esser ist definiert als eine Drehung um einen Stiel. Wenn wir den ganzen Lappen bis an die Basis präparieren, dann wird der Lappen nicht gedreht, es ist gewissermaßen eine Verschiebeplastik, die etwas rundlich geformt wird. Wenn wir zu einer einheitlichen Nomenklatur kommen wollen, möchte ich vorschlagen, nur das als Rotationsplastik zu bezeichnen, was um einen gefäßtragenden Stiel rotiert wird.

1. Sie haben eine Transplantation gezeigt nach Verbrennung. Treten bei Ihren Lappenplastiken keine Keloide auf? 2. Diese Frage betrifft den Naevus im Gesicht, der teilweise durch eine Lappenverschiebung, teilweise aber durch freies Transplantat angegangen wurde. Besteht die Gefahr, daß das transplantierte Gewebe bei zunehmender Größe nicht mitwächst?

Herr Konz: Die Gefahr der Keloidbildung ist ohne Zweifel vorhanden. Man muß auf diese Gefahr hinweisen. Zur zweiten Frage: Wir haben in München bei vier Patienten (Kindern und Jugendlichen) mit großem Naevi im Gesicht transplantiert. Die längste Nachbeobachtungszeit ist jetzt 5 Jahre, ohne daß irgendwelche Schwierigkeiten aufgetreten wären.

Herr Walther (Pforzheim): In unseren histologischen Präparaten stellen wir immer wieder fest, daß viele Basaliome nicht ganz im Gesunden entfernt worden sind. Führen Sie in solchen Fällen bei jungen Patienten eine Nachexzision durch und bei älteren eine Nachbestrahlung, oder wie handhaben Sie das?

Herr Konz: Die Handhabung ist so, wie ich es schon sagte: Bei jüngeren Patienten werden Randrezidive oder nicht ganz exzidierte Basaliome nachoperiert, bei Patienten von mehr als 60 Jahren wird nachbestrahlt. Röntgenbestrahlung oberhalb von 60 Jahren sollte in jedem Fall durchgeführt werden, dieses schon deshalb, weil für die Fachausbildung die entsprechenden Strahlenbehandlungen nachgewiesen werden müssen. Ein Rezidiv nach Röntgenbestrahlung sollte besser exzidiert werden, damit keine Summation im Sinne von Gottron erfolgt. Darf ich darauf hinweisen, daß die meisten spinozellulären Karzinome und Basaliome oberhalb des 60. Lebensjahres auftreten!

Herr Tritsch: Rezidive bei Basaliomen entstehen häufig aus der Tiefe heraus. Aus der amerikanischen Literatur ist andererseits bekannt, daß nur etwa 30% der histologisch nicht ganz im Gesunden entfernten Basaliome rezidivieren.

Herr Petres: Bei histologisch nicht voll im Gesunden entfernten Basaliomen sollte man in geeigneten Fällen in kürzeren Abständen nachbeobachten, denn, wie gesagt, nur 30% rezidivieren.
Einige Fragen zur Nachbehandlung der Wunden: Verbinden Sie die Wunden oder lassen Sie sie offen? Verwenden Sie äußerlich antibiotische Puder und wie steht es mit der antibiotischen inneren Therapie?

Herr Konz: Im Gesichtsbereich entfernen wir den Verband so früh als möglich und führen die Wunde einer offenen, trockenen Behandlung zu. Innerlich verwenden wir nur dann Antibiotika, wenn sich während des Verlaufs der Abheilung eine Indikation dazu ergibt, prophylaktisch nicht.

Techniken und Verfahrenswahl der Hautnaht

MAX HUNDEIKER

Summary

Localization and situation of the incision lines are decisive factors in dermatosurgical wound closure. They define the possibilities of adaptation and the suture tension under motion, which are essential for the choice of suture techniques and suitable materials. Structure and properties of nonresorbable, resorbable and absorbable suture materials and particular uses of different suture techniques are discussed in this survey.

Zusammenfassung

Beim Wundverschluß an der Haut werden bereits durch Lokalisation und Schnittführung Adaptationsmöglichkeiten und mögliche Nahtbelastungen unter Bewegung entschieden. Daraus ergeben sich die anzuwendenden Nahttechniken und aus diesen die Wahl der Fadenmaterialien. Struktur und Eigenschaften der nichtresorbierbaren, resorbierbaren und absorbierbaren Fäden und Besonderheiten der wichtigsten Hautnahttechniken werden im Zusammenhang dargestellt.

In seiner Monographie über die chirurgische Naht hat Nockemann (1975) der Wahl des Nahtmittels die erste Stelle unter den für einen erfolgreichen Wundverschluß entscheidenden Faktoren eingeräumt und zugleich auf die raschen Fortschritte bei der Entwicklung neuer Fadenmaterialien hingewiesen.

Während bis zur Jahrhundertwende die wichtigsten Nahttechniken entwickelt waren, waren die Auswahl an Fäden und die Anwendungsbreite der verfügbaren Fadenmaterialien (Leinenzwirn, Seide, Catgut plain, Chromcatgut) bis noch vor kurzem sehr begrenzt (vgl. Schreiber et al., 1975). Durch die Entwicklung der Kunststoffe hat sich diese Situation innerhalb weniger Jahre geändert (z.B. Katz, 1970; Wallace, 1970; Anscombe, 1970; v. Bary, 1972; Craig et al., 1975; Huber-Enzler, 1975; Eichfuss, 1976; Laufman und Rubel, 1977; Thiede, 1978). An die Stelle von Zwirn und Seide sind Polyamid, Polyester und Polypropylen, für spezielle Zwecke auch Stahl und Tantal, an diejenige der resorbierbaren Catgutfäden die absorbierbaren aus Polyglykolsäure und Polyglactin 910 getreten (Abb. 1). Die besseren Eigenschaften der neuen Materialien (Tabellen 1 u. 2) einerseits, die Kenntnis der spannungslosen Linien der Haut und ihrer von den Langerschen Spaltlinien abweichenden Verläufe (Bernstein, 1973; Borges, 1973; Petres und Hundeiker, 1978) andererseits haben in kurzer Zeit zu einer veränderten Gewichtung der Faktoren beim Wundverschluß geführt: Die erste Sorge gilt heute dem Bemühen, einen möglichst spannungslosen Wundverschluß so zu erreichen, daß die Nahtlinien den „Kraftlinien"

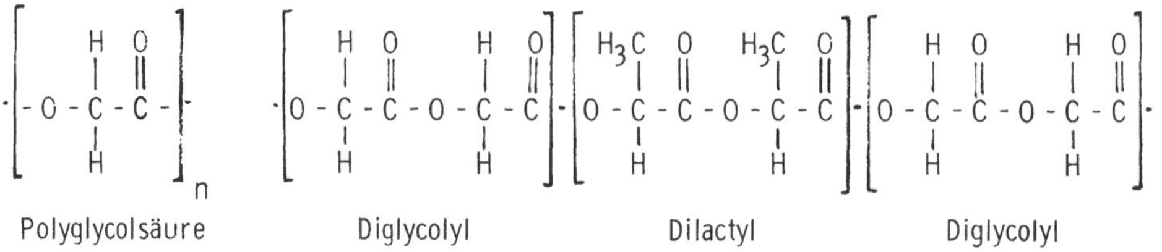

Polyglycolsäure   Diglycolyl   Dilactyl   Diglycolyl

Abb. 1. Bausteine des Polyglycolsäure-Nahtmaterials (Dexon) *links,* des Polylactid-co-gly-colid- bzw. Polyglactin 910-Materials (Vicryl) *rechts*

Tabelle 1. Nichtresorbierbare Fäden: Stärken, Durchmesser und Mindestreißkraft für steriles Nahtmaterial (nach Nockemann, 1975)

Fadenstärke		Durchmesser		Mindestreißkraft in g über einfachem Knoten		
EP I	alte Nomen-klatur	in mm		Polyester, geflochten	Polyamid, monofil	Polyamid, geflochten
		minimal	maximal			
0,5	7/0	0,05	0,069	100	80	80
0,7	6/0	0,07	0,099	170	120	120
1	5/0	0,10	0,14	200	140	200
1,5	4/0	0,15	0,19	400	300	350
2	3/0	0,20	0,24	800	600	650
2,5	2/0	0,25	0,29	1200	800	1000
3	0	0,30	0,39	1700	1300	1400
4	1	0,40	0,49	2900	2000	2200
5	2	0,50	0,59	4000	2700	3500
6	3	0,60	0,69	5000	3500	4500

Tabelle 2. Resorbierbare bzw. absorbierbare Fäden: Lineare Reißkraft, Knotenreißkraft und Knotenbruchdehnung verschiedener Materialien und Stärken (nach Schreiber et al., 1975)

Material	EP-I	alte Nomen-klatur	lineare Reißkraft in g	Knoten-reißkraft in g	Knoten-bruch-dehnung in %
Catgut plain	3	2/0	4536	2590	
	2,5	3/0	2907	1770	10
	2	4/0	2120	1090	
Catgut chrom	3	2/0	4070	2720	
	2,5	3/0	2598	1810	10
	2	4/0	1827	1050	
Polyglactin	3	2/0	6390	3630	
	2,5	3/0	3850	2260	15
	2	4/0	2268	1360	
Polyglykol-säure	3	2/0	4570	2900	
	2,5	3/0	3060	1750	19
	2	4/0	2080	1020	

(relaxed skin tension lines) folgen. Zweite Sorge ist dann die Wahl einer den möglichen Belastungen und den ästhetischen Anforderungen entsprechenden Nahttechnik, und aus dieser ergibt sich dann die Auswahl eines adäquaten Nahtmaterials.

Im Folgenden braucht auf die an anderer Stelle (Borges, 1973) eingehend dargestellte Bedeutung der „Kraftlinien" der Haut ebenso wie auf die Auswahl eines geeigneten Instrumentariums (vgl. Konz, 1977; Petres und Hundeiker, 1978) nicht nochmals eingegangen zu werden: Wir können uns beschränken auf die dermatologisch interessanten Nahtmaterialien und die geeigneten Techniken der Hautnaht.

Nahtmittel

Grundsätzliche Forderungen an Nahtmaterial und Fadenaufbau (vgl. Thiede, 1978) sind gute Faden- und Knotenreißfestigkeit, gute Knüpfbarkeit, Geschmeidigkeit und Flexibilität, geringe Dehnbarkeit, Infektionshemmung, möglichst geringe Kapillarität, sowie gute Gewebeverträglichkeit und möglichst geringe Allergenität. Die bisherigen Fäden können diesen verschiedenen Aspekten nur in jeweils unterschiedlichem Umfang gerecht werden. Besonders deutlich wird dies, wo z.B. bei versenkt anzuwendenden Fäden Absorbierbarkeit, aber auch hohe Dauerreißfestigkeit im Gewebe erwünscht ist (Tabellen 1 u. 2). Um die Traumatisierung des Gewebes und Sägewirkung des Fadens beim Durchziehen gering zu halten, sollte dieser möglichst glatt sein. Aus dem gleichen Grunde verdient fertig armiertes atraumatisches Nahtmaterial gegenüber einzufädelndem bei der Hautnaht den Vorzug. Seine ökonomische Anwendung setzt die fadensparende halbinstrumentelle Knüpftechnik voraus (vgl. Konz, 1977). Geflochtene oder geschlagene Fäden sind nicht glatt, aber leichter zu knüpfen als monofile. Das Bestreben, die Vorteile beider zu vereinigen, hat zu verschieden strukturierten Materialien geführt. Sie werden unterschieden nach ihrem Verbleib (nicht resorbierbar, resorbierbar oder absorbierbar) und ihrer Struktur (monofil, geflochten oder geschlagen, ummantelt oder pseudomonofil, beschichtet).

Struktur

Monofile Fäden haben glatte Oberflächen. Sie traumatisieren das Gewebe beim Durchziehen wenig und haben keine Kapillarität. Sie sind jedoch schwerer zu handhaben und zu knoten, besonders bei größeren Stärken.

Geflochtene oder geschlagene Fäden sind geschmeidiger und leichter zu knoten. Sie zeigen aber je nach Material wechselnd starke Dochtwirkung und beim Durchziehen eine „Sägewirkung" mit Traumatisierung des Gewebes. „Kompromisse" zwischen monofilen und geflochtenen Fäden sind die folgenden:
pseudomomonofile, ummantelte Fäden haben einen polyfilen Kern, umgeben von einem geschlossenen Mantel. Dadurch ist der Faden geschmeidig und doch glatt. Beschädigung des Mantels bei grober Manipulation zerstört die Vorteile. Unempfindlicher sind *beschichtete Fäden*, deren geflochtene Innenstruktur durch eine selbst nicht festigkeitsgebende glättende Beschichtung verdeckt wird. Sie haben keine Kapillarität, doch können im Ge-

webe Zellen zwischen die Fasern eindringen, wodurch die Naht fester darin sitzt als bei intakten pseudomonofilen Fäden (Thiede, 1978).

Material

Nichtresorbierbare Fäden: gegenwärtig die größte Bedeutung hat Polyamidmaterial (,,Nylon"). Als Beispiel seien erwähnt als monofiles Material Ethilon (Polyamid 6/6), als im Kern polyfiler beschichteter Faden Supramid. Polyester besitzt eine relativ hohe Zugfestigkeit. Als Beispiel seien genannt Mersilene bzw. Ethibond, mit geflochtener Polyester-Innenstruktur und Polytetramethylenadipatbeschichtung. Polypropylen ist leichter zu handhaben und zu glätten und zeigt ein besonders indifferentes Verhalten im Gewebe (Beispiel: Prolene). Polyäthylen ermöglicht hohe Knotenreißfestigkeit noch in kleinsten Stärken (4/0–5/0 bzw. 1,5–1) für feine Nähte z.B. im Lidbereich.
Resorbierbare Fäden: Catgut plain kommt in Einzelfällen z.B. für kurzliegende Nähte an Übergangsschleimhaut im Genitalbereich, deren Entfernung manchmal schmerzhaft ist, noch in Frage. Im übrigen ist dieses Proteinmaterial, noch mehr das chromierte Catgut, für die Anwendung an der Haut nach Einführung der hinsichtlich fehlender Antigenität, guter Gewebeverträglichkeit sowie Festigkeit unvergleichlich besseren hydrolysefähigen absorbierbaren Materialien obsolet geworden (vgl. Laufman, 1977).
Absorbierbare Fäden: Polyglykolsäure (z.B. Dexon) löst sich im Gewebe langsamer auf als Polylactid-co-glycolid bzw. Polyglactin 910 (Vicryl). Dieses wird innerhalb 90 Tagen ohne merkliche Umgebungsreaktion absorbiert, ist aber in der Haltbarkeit im Gewebe über den ersten Monat hinaus der Polyglycolsäure überlegen (vgl. Craig et al., 1975). Es eignet sich besonders für versenkte Nähte in der Haut.

Nahtlose Verbindungen

Klebemull und Wundkleber: Bei Wegfall jeder Bewegung können diese Hilfsmittel zur Fixation beitragen. Ihre Anwendung ist jedoch durch die geringe Beanspruchbarkeit begrenzt.
Klammerpflaster: Bei spannungslos sich fügenden, nicht bewegungsbeanspruchten Wundrändern können Klammerpflaster (wie Clearon, Porofix, Leukoclip, Steri-Strip) manchmal zur Adaption genügen. Vorteilhaft ist der Fortfall jeglicher Traumatisierung der Wundränder, nachteilig die weniger sichere, verletzliche Verbindung. Klammerpflaster können auch als zusätzliches Anpassungsmittel bei Nähten, sowie nach deren früher Entfernung zur Verstärkung noch nicht belastbarer Narben dienen. Evtl. Hautreizungen bei längerer Liegezeit sind im Hinblick auf das Spätergebnis belanglos.
Klammern: Bei beliebig locker verschieblicher Haut ohne Zugbeanspruchung lassen sich durch Setzklammern nach Herff gute Ergebnisse erzielen, z.B. an der Vorderseite des Halses. Bei dickerer Haut kommen Michel- oder Wachenfeldt-Klammern infrage. Notwendiger Druck und Manipulation der Wundränder bedingen stärkere Gewebebeschädigung

und Punktnekrosegefahr, so daß nach Nockemann (1975) Klammern anstelle einer Hautnaht nicht mehr infrage kommen.

Nahttechniken

Intracutannaht. Bei geringer Bewegungsbeanspruchung kann eine intracutane Naht die Wundränder ausreichend haltbar adaptieren. Ihr Vorteil ist die Vermeidung jeglicher Oberflächenläsionen und daraus resultierender querer oder Punktnarben außer der Schnittlinie. Er wird nur teilweise genutzt bei Anwendung nichtresorbierbaren Materials, dessen Enden wegen der Entfernungsmöglichkeit außen bleiben. Er wird bei resorbierbarem Catgutmaterial durch die starke Gewebsreaktion gefährdet. Mit absorbierbaren Fäden aus Polyglactin 910 oder Polyglykolsäure kommt er voll zur Geltung (Wiedmer, 1975). Eine Schwierigkeit der versenkten einfädigen Naht, die gegen Ende eingeengte Bewegungsfreiheit des Nadelhalters, wird verringert bei der zweifädigen Technik nach Everett (vgl. Nockemann, 1975), aber mit Einbringen von mehr Fremdmaterial. Wir umgehen dieses Problem folgendermaßen: Am Ende wird eine einfädige Naht mit horizontalen Rundstichen und einem versenkten Knoten begonnen und in üblicher Weise hin und her bis zur Mitte geführt. Dort wird der Faden so lang, daß er noch zum Knoten mit dem Nadelhalter gefaßt werden kann, abgeschnitten. Mit dem übrigen armierten Fadenteil wird am anderen Ende in gleicher Weise neu begonnen. Wo sich beide Fadenteile in der Mitte treffen, werden sie halbinstrumentell miteinander geknotet und beim Anziehen die Naht geschlossen. Der Knoten sichert zugleich die beiden fortlaufenden Nahtteile. Er wird am Schluß mit der Pinzette versenkt.

Einzelknopfnaht: Wichtigste Wundverschlußmethode ist unverändert die einfache überwendliche Knopfnaht. Mit dünnen (2,0–5,0 bzw. 2,5–1) monofilen, pseudomonofilen oder beschichteten Fäden wird an einer Seite vertikal neben der Wunde eingestochen. Bei dichtem Anliegen der Ränder wird dieselbe in einem Zuge unterfahren; sonst wird subkutan aus- und von unten auf der Gegenseite wieder eingestochen, so daß die Nadel gegenüber dem ersten Einstich wieder herauskommt. Danach wird der Faden mit dem nach Durchziehen am Einstich verbliebenen kurzen, mit dem Nadelhalter gefaßten Ende geknotet, so daß der Knoten neben die Naht zu liegen kommt, und darüber abgeschnitten. Beim Entfernen wird der Knoten soweit angehoben, daß darunter im Gewebe liegende Fadenteile herauskommen, damit nach deren Durchtrennung kein auf der Oberfläche liegendes, infektionsgefährdetes Material durch den Stichkanal zur anderen Seite hin durchgezogen wird. Ein bekannter Grundsatz, der aber im Hinblick auf die folgenden Techniken hier erwähnt werden muß.

Zur Aufnahme stärkerer Beanspruchungen eignen sich nicht stärkere Fäden, sondern Verteilung auf mehr, also dichter stehende Nähte. Größere Fadenstärken haben lediglich in morschem bzw. entzündlich infiltriertem Gewebe Vorteile wegen ihres geringeren Einschneidens (Nockemann, 1975). Andererseits sind der Dichte der Nahtanordnung Grenzen gesetzt durch eine Beeinträchtigung der Vaskularisation der Wundränder mit Nekrosegefahr, die sich bei einer Folge unter etwa 5 mm zunehmend bemerkbar macht. Für stark bewegte Areale kommen deshalb die folgenden stärker durchgreifenden und doch gut die Ränder adaptierenden Nähte infrage:

Flaschenzugnaht: Nach einem ersten vertikalen Einstich näher am Wundrand wird auf

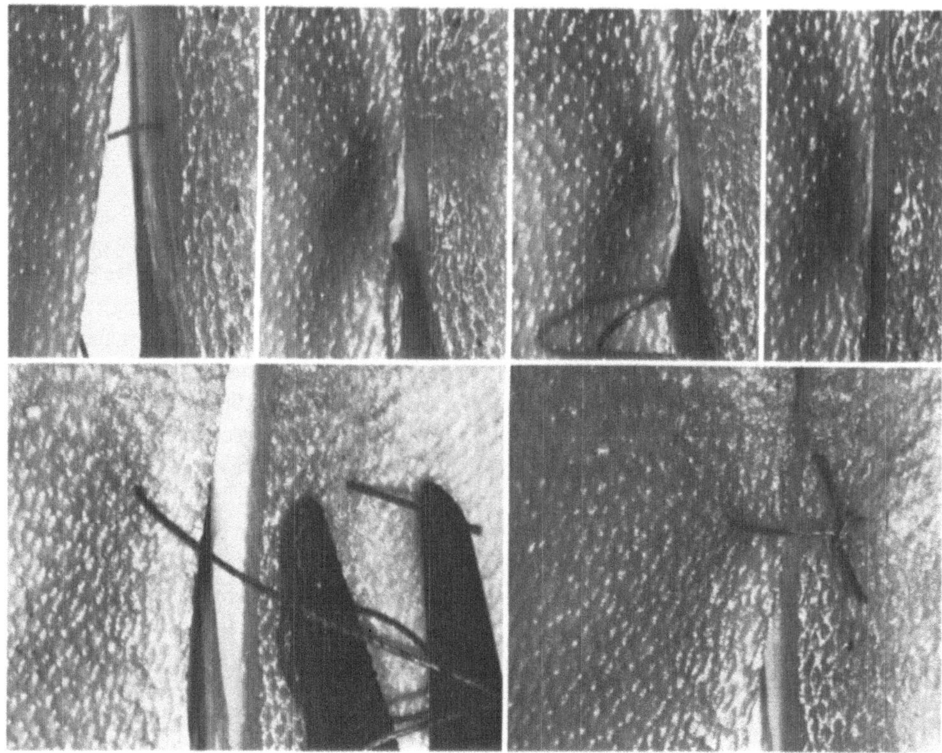

Abb. 2. *Oben* Intracutannaht mit versenkten Enden, fortlaufend, *unten* einfache überwendliche Einzelknopfnaht (Pigfoot-Modell)

der anderen Wundseite das Gewebe zunächst weiter ausgreifend von unten her erfaßt;
der Wiederausstich an der Oberfläche liegt also entfernter. Von ihm her bewegt sich die
Nadel außen zurück und wird in gleicher Entfernung auf der ersten Seite wieder eingestochen, um beim zweiten Rundweg durch das Gewebe auf der zweiten Seite wieder so
nah an der Wunde wie der erste Einstich die Oberfläche zu erreichen. Ein Nachteil dieser „near-far-far-near"-Technik ist neben dem großen Anteil freiliegenden, beim Entfernen durch den Stichkanal zu ziehenden Fadens der Knotendruck dicht an der Wunde. An
der Haut wird lieber der umgekehrte Weg benutzt:
„*Far-near-near-far*"-Naht: Der erste Einstich liegt weiter entfernt, der Ausstich nach
Durchfahren der Wundtiefe näher am Schnittrand. Ebenso nahe wird auf der ersten Seite
wieder eingestochen und dann erneut der Wundbereich unterfahren, so daß der Wiederausstich auf der zweiten Seite ebensoweit wie der erste Einstich vom Rand entfernt ist.
Der Knoten liegt bei dieser Technik im „langen Schenkel" der Naht. Immer noch wird
aber beim Entfernen derselben oberflächliches Fadenmaterial durch das Gewebe gezogen.
Dies kann vermieden werden durch eine *Modifikation* in Analogie zur Donati- und Allgöwer-Naht: Nach dem ersten mehr entfernt liegenden Einstich und Durchfahren der Wundtiefe wird auf der Gegenseite nicht oberflächlich, sondern intrakutan im Wundrand aus-
und auf der ersten Seite wieder eingestochen. Nach dem zweiten Unterfahren und Wieder-
ausstechen mit größerem Abstand werden die längeren Schenkel der Naht geknotet. Nur

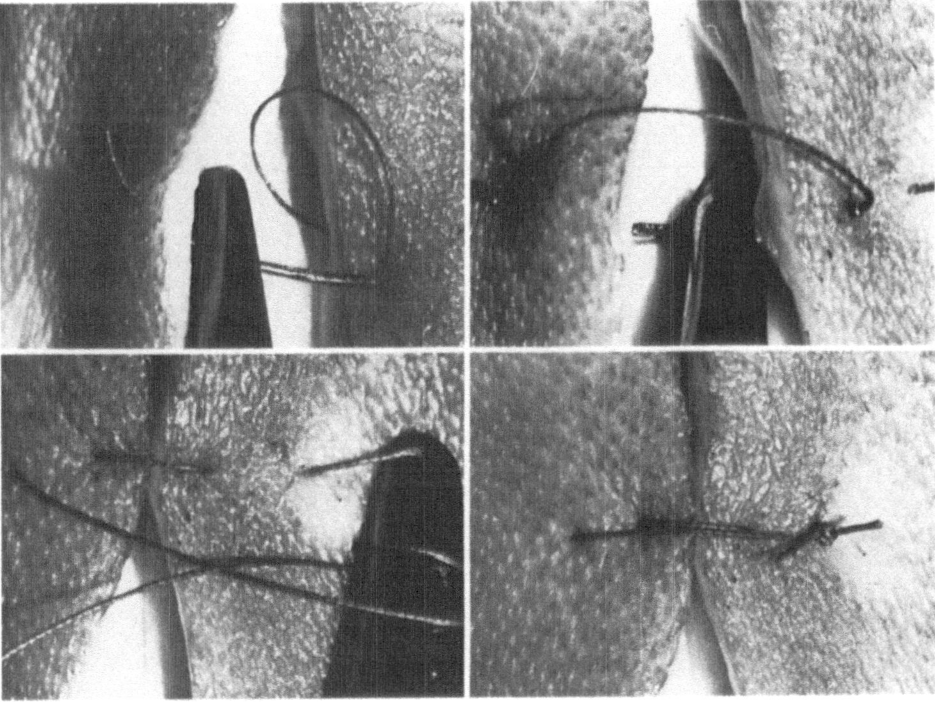

Abb. 3. far-near-near-far-Naht (Schritte von *links oben* nach *rechts unten*)

sie liegen jetzt an der Oberfläche, kein dort verbleibendes Material wird durchgezogen und die Gefahr der Punktnarben ist zusätzlich verringert.

Donati-Naht: Die wichtigste, stark belastbare Form einer vertikalen Rückstichnaht entsteht, indem von einem etwas weiter entfernten Einstich her die Wunde unterfahren wird. Der Ausstich dort erfolgt in gleicher Entfernung, der Wiedereinstich auf dieser zweiten Seite etwas näher zum Wundrand, der zweite Wiederausstich in gleicher Entfernung auf der ersten Seite. Dieses Fadenstück wird mit dem am ersten Einstich verbliebenen geknotet. Das knotentragende Stück der Naht kreuzt also die Wunde nicht. Nachteile dieses Vorgehens sind, neben dem Durchzug des auf der „zweiten" Seite oberflächlich liegenden Fadenteils durch die Wunde bei dem Entfernen der Naht, die Druckbelastung unter den kurzen oberflächlich liegenden Nahtstücken und die Gefahr von Punktnekrosen. Ästhetisch oft noch günstiger ist deshalb die Modifikation nach Allgöwer, die stärkeren Spielraum für den Nadelhalter in der Wunde vorraussetzt:

Allgöwer-Naht: Vom weiter entfernten Einstich auf der ersten Seite her wird die Wunde unterfahren, die Nadel aber auf der zweiten Seite nicht ausgestochen, sondern intrakutan ein Stück zurück, in gleicher Höhe wieder auf die erste Seite geführt und dort wundwärts vom ersten Einstich ausgestochen. Nach Knoten dieses Fadenteils mit dem Anfang liegt nur ein kurzes Stück mit dem Knoten der Oberfläche auf. Adaption, Auskrempelung der Wundränder und Belastbarkeit sind ebenso gut wie bei der Donati-Naht.

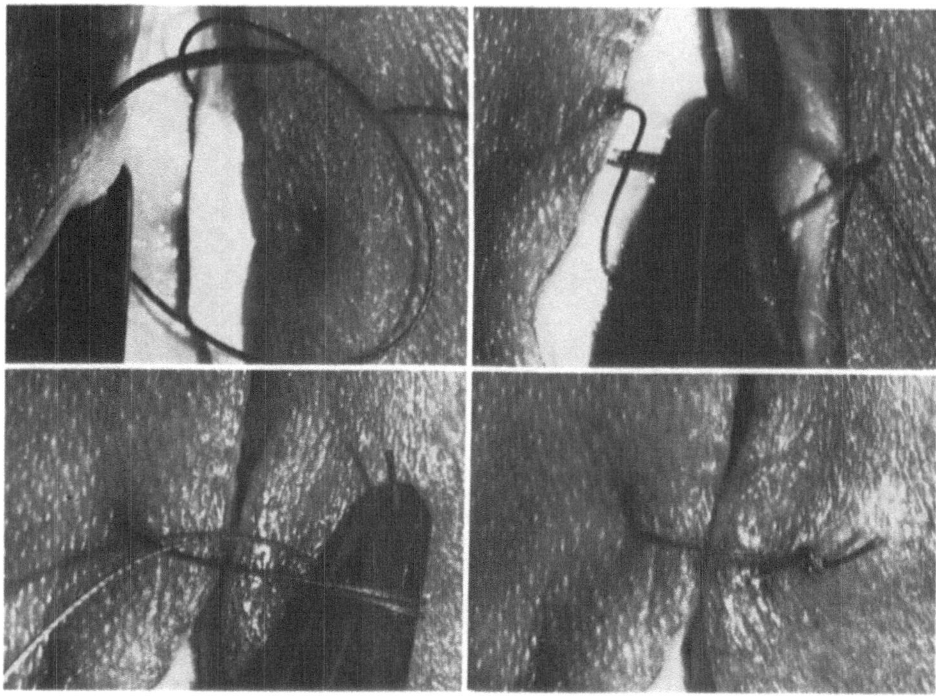

Abb. 4. Modifikation der far-near-near-far-Naht mit i.c. geführtem kurzen („near") Schenkel (s. Text). Einzelschritte von *links oben* nach *rechts unten*.

Ausstülpende Matratzennaht: Sie kann fortlaufend wie als Einzelnaht ausgeführt werden und entsteht, in dem nach Einstich auf einer Seite, Unterfahren der Wunde und Ausstich auf der anderen Seite die Nadel nicht zur ersten zurück, sondern auf der zweiten ein Stück wundrandparallel weitergeführt, hier erneut ein- und auf der ersten Seite wieder ausgestochen wird. Dieser Ausstichfaden kann mit dem des ersten Einstiches geknotet oder aber zur Herstellung einer fortlaufenden Naht so wie zuvor auf der anderen Seite wundrandparallel zu einem neuen Einstich mit erneutem Wechsel zur Gegenseite geführt werden. Ein Vorteil ist an der Haut die gute Blutstillung bei Sickerblutungen in das Gewebe. Daraus ergibt sich zugleich die Problematik dieser Naht im Hinblick auf die Versorgung der Wundränder.

Pfeiler- und Entspannungsnähte: Einzelne stärker umgreifende Nähte sollen Spannungs- und Bewegungsbelastung von der eigentlichen Wunde und Hautnaht abfangen. Sie können horizontal (vgl. Huber-Enzler, 1975) oder vertikal geführt werden, wobei dann wegen der Gefahr des Einschnürens und der Beeinträchtigung der Vaskularisation die Verteilung des Zuges als Druck auf eine größere Fläche anzustreben ist („Bäuschchennaht" nach Bier, Bleiplattennaht nach Lister, Plastikbrücken nach McCarthy; vgl. Nockemann, 1975). Der Versuch, eine notwendige Transplantation durch Wundrandvereinigung unter Zug mit durchgreifenden Nähten zu ersparen, wird nur allzu leicht Anlaß für neue Deckungsmaßnahmen wegen Nekrosen.

Hautnähte müssen solange liegen, bis die Narbe genügend fest ist; andererseits müssen sie möglichst frühzeitig entfernt werden, denn jede Hautnaht, die länger als 3 Tage liegt,

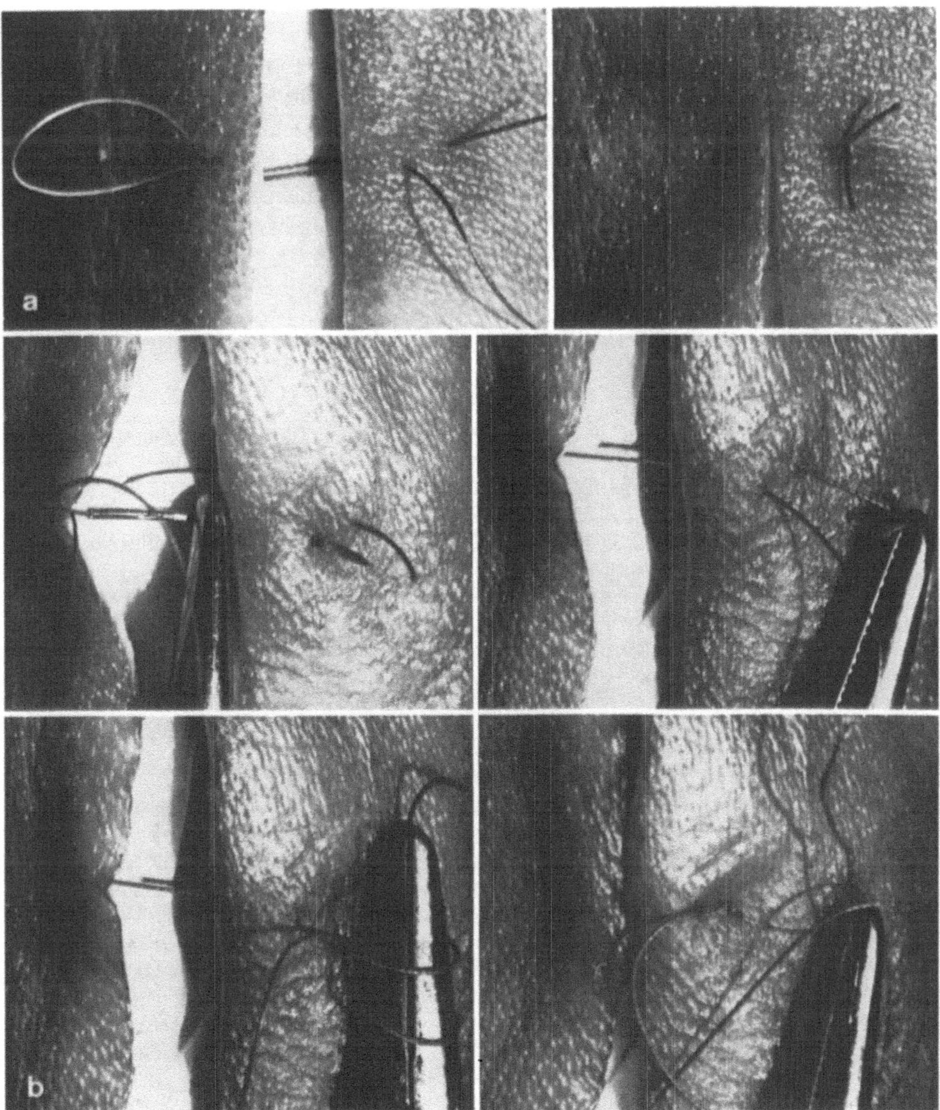

Abb. 5. a Vertikale Rückstichnaht nach Donati b Vertikale Rückstichnaht nach Allgöwer (Einzelschritte von *links oben* nach *rechts unten*)

hinterläßt eine narbige Stichkanalzeichnung, und das Epithel wächst in die Stichkanäle ein (Nockemann, 1975). Im allgemeinen sind die Wundränder nach 8–10 Tagen ausreichend belastbar. Wegen geringerer Gewebespannung können am Hals die Fäden schon nach 5 Tagen, im Kopfhaarbereich nach 6–7 Tagen gezogen werden. Da die Heilung bei schlechtem Allgemeinzustand und höherem Lebensalter langsamer verläuft, können bei solchen Patienten die Nähte erst später, oft erst nach 14 Tagen, gezogen werden. Zudem ist die Wundheilung temperaturabhängig: Wunden an den unteren Gliedmaßen brauchen länger; am Unterschenkel und Fuß dürfen Hautnähte nicht vor 10–12 Tagen entfernt werden. Wo größere Gewebespannung ein frühzeitiges Entfernen von Knopfnähten wegen der Gefahr der Dehiszenz nicht erlaubt, empfiehlt es sich, absorbierbare, aber zunächst langdauernd zugbelastbare Intrakutannähte mit einzelnen früh zu entfernenden Allgöwer-Nähten zu kombinieren. Das breite Spektrum spezieller Möglichkeiten (vgl. z.B. v. Ondarza, 1969) muß genutzt werden im Bemühen um das bestmögliche funktionelle und ästhetische Ergebnis, und in besonderem Maße stellen in dem gemeinsamen Arbeitsbereich des „Methodenfachs" Chirurgie und des „Organfachs" Dermatologie die sichtbaren Folgen der Therapie eine „Visitenkarte" der Therapeuten dar.

Literatur

Anscombe, A.R.: The use of a new absorbable suture material (polyglycolic acid) in general surgery. Br. J. Surg. *57*, 917–920 (1970)

Bary, S.V.: Erste Erfahrungen mit einem neuen absorbierbaren synthetischen Nahtmaterial (Dexon). Chirurg *43*, 271–274 (1972)

Bernstein, L.: Incisions and excisions in elective facial surgery. Arch. Otorhinolaryn. *97*, 238–243 (1973)

Borges, F.A.: Elective incisions and scar revision. Boston: Little Brown & Cie 1973

Craig, P.H., Williams, J.A., Davis, K.W., Magoun, A.D., Levy, A.J., Bogdansky, S., Jones, J.P.: A biologic comparison of poyglactin 910 and polyglycolic acid synthetic absorbable sutures. Surg. Gynecal. Obstet. *141*, 1–10 (1975)

Eichfuss, H.P.: Der Bauchchirurg und sein Nahtmaterial. Med. Welt (N.F.) *27*, 562–565 (1976)

Huber-Enzler, H.P.: Erfahrungen mit neuen Hautnähten: Synthetisches, resorbierbares Nahtmaterial. Hautarzt *26*, 529–531 (1975)

Katz, A.R.: Evaluation of tensile and absorption properties of polyglycolic acid sutures. Surg. Gynecal. Obstet. *131*, 701–716 (1970)

Konz, B.: Möglichkeiten zum Wundverschluß im dermatochirurgischen Bereich. In: Dermatochirurgie in Klinik und Praxis. B. Konz u. G. Burg , (Hrsg.), Bd. 1, S. 20–40, Berlin, Heidelberg, New York: Springer 1977

Laufman, H.: Is catgut obsolete? Surg. Gynecol. Obstet. *145*, 587–588 (1977)

Laufman, H., Rubel, T.: Synthetic absorbable sutures. Surg. Gynecol. Obstet. *145*, 597–608 (1977)

Nockemann, P.F.: Die chirurgische Naht, 2. Aufl. Stuttgart: G. Thieme 1975

Ondarza, R. v.: Besonderheiten der Nahttechnik in der plastischen und wiederherstellenden Chirurgie. Chirurg. Plast. Reconstr. *6*, 87–94 (1969)

Petres, J., Hundeiker, M.: Dermatosurgery. Berlin, Heidelberg, New York: Springer 1978

Schreiber, H.W., Eichfuss, H.P., Farthmann, E.: Chirurgisches Nahtmaterial in der Bauchhöhle. Chirurg *46*, 437–443 (1975)

Thiede, A.: Nahtmaterialien in der Chirurgie. Die Bedeutung der Ausgangssubstanz und des Aufbaues chirurgischer Nahtmaterialien für den Anwendungsbereich in vivo. Fortschr. Med. *96*, 883–886 (1978)

Wallace, W.R.: Comparison of polyglycolic acid suture to black silk, chromic, and plain catgut in human oral tissue. L. oral surg. *28*, 739–746 (1970)

Wiedmer, U.: Intracutane Hautnaht mit resorbierbarem Nahtmaterial und versenkten Enden. Helv. Chir. Acta *42*, 151–155 (1975)

Diskussionsbemerkungen

Herr Konz: Aus der Münchener Chirurgischen Klinik ist bekannt geworden, daß die Resorption von Dexon gelegentlich zu lokalen Verknöcherungen führte. Wir ziehen das Vicryl vor, aber nicht aus dem von Ihnen angeführten Grund, sondern wegen der erhöhten Zugfestigkeit und der längeren Haltbarkeit der Naht.

Herr Drepper: Wir haben nicht nur mit Dexon, sondern auch mit anderem Nahtmaterial Schwierigkeiten, wenn dies subkutan angewandt wird. Die Fäden sind in der Regel nicht nur unverträglich, sondern auch sehr scharf in bezug auf das subkutane Fett. Ich würde empfehlen, entweder unterhalb des Fettgewebes entsprechende Nähte zu legen, dann durch eine Matratzennaht oder Allgöwer-Naht die Adaption der Haut anzustreben oder aber im subkutanen Fettgewebe Catgut zu verwenden.

Herr Tritsch: Wir verwenden Vicryl zur subkutanen Naht. Bestehen Unterschiede in der Halbwertzeit zwischen Vicryl und Dexon?

Herr Hundeiker: Nach den mir zur Verfügung stehenden Angaben aus der Literatur ist die Belastbarkeit des Vicryl-Fadens innerhalb 6 Wochen größer, dagegen sind Reste des Dexon-Fadens im Gewebe sehr viel länger nachweisbar. Eine zusammenfassende Darstellung darüber ist im 6. Heft der *Fortschritte der Medizin* erschienen.

Herr Petres: Es sei hier noch vermerkt, daß Vicryl manchmal nicht resorbiert und dann als ganzer Faden abgestoßen wird oder entfernt werden muß.

Herr Happle: Vielleicht habe ich Sie nicht richtig verstanden. Sie haben gesagt, es kommt nicht auf die Dicke des Fadens, sondern auf die Dichte der Naht an, wenn man eine größere Zugfähigkeit auf eine Wunde vermeiden will.

Herr Hundeiker: Mit dicken Fäden hat man Vorteile im weichen, entzündlichen Gewebe. Wo das nicht der Fall ist, wird nicht mehr Belastung aufgenommen, sondern nur eine größere Punktnarbe erzeugt. Ausnahme Kopf; hier fallen die punktförmigen Narben nicht ins Gewicht. Man sollte sich hier dicker Fäden bedienen, da dichter angelegte Knopfnähte gelegentlich zu Nekrosen führen.

Herr Diem: Für die spannungslose Adaptation eignet sich darüber hinaus der Stahldraht, der hier noch nicht erwähnt wurde.

Herr Schneider: Wir haben sehr gute Erfahrungen mit Stahldraht gemacht, insbesondere, wenn wir doppelt armierte Fäden verwenden und bei tiefer Durchstechung der gesamten Haut eine intrakutane Rückstichnaht durchführen.

Herr Hundeiker: Draht konnte bei allen Untersuchungen als best verträgliches Material ermittelt werden.

Briefmarkenplastik zur Deckung großer Hautdefekte

Werner VOSS

Summary

Large skin defects can be treated succesfully by application of stamp grafts. The surface which has been left to granulate is covered by rather thin split-skin grafts. Rapid drying and optimal healing of the wound can be achieved by use of a special sieve-dressing which is described in detail.

Zusammenfassung

Große Hautdefekte lassen sich erfolgreich mit der Briefmarkentechnik decken. Ein spezieller Siebverband erlaubt auf einfache Weise die tägliche Wundkontrolle. Diese Technik hat sich zur Defektdeckung am Rücken und in Gelenksnähe gut bewährt.

Zahlreiche Hauttumoren verlangen eine großzügige und weite Exzision. Die Art der Defektdeckung, die sich unmittelbar anschließt oder später erfolgen kann, richtet sich nach der Lokalisation, der Exzisionstiefe und der Tumorart.

Dabei kommt den Spalthauttransplantaten eine große Bedeutung zu: Normalerweise werden die mit dem Dermatom entnommenen Spalthautstreifen auf die Wundflächen aufgebracht und vernäht. An Körperstellen, die einer großen mechanischen Belastung ausgesetzt sind, kommt es jedoch nicht selten zum Ausreißen der Transplantathaut und zu partiellen Abhebungen. Gefährdete Areale sind der Rücken und gelenknahe Partien. Eine verlängerte Heilphase und schlechtere Narbenverhältnisse sind die Folge.

Diese Komplikationen lassen sich vermeiden durch eine besondere Variante der Spalthauttransplantation, die Briefmarken-Technik. Die mit dem Dermatom entnommene Spalthaut wird in briefmarkenstückgroße Stückchen geschnitten und ohne weitere Befestigung auf die Wundfläche gelegt. Zwischen den Läppchen bleiben ca. 2—4 mm breite Freistreifen (Abb. 1). Das Operationsgebiet wird lufttrocknend verbunden, d.h. eine geeignete Verbandstechnik erlaubt es dabei, daß das Wundsekret unmittelbar trocknen kann.

In den letzten 1 1/2 Jahren wandten wir diese Technik bei ausgedehnten Defekten insgesamt zwölfmal an. Nach meist elektrochirurgischer Tumorexzision wurde das Wundgebiet 14 Tage lang anfangs trocken, später mit Bepanthen-Salbe[1] und zuletzt mit Aero-

---

[1]   Pantothenylalkohol

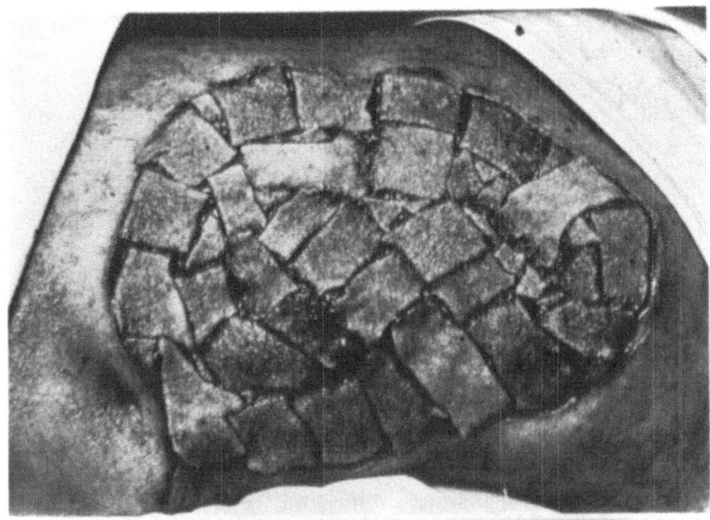

Abb. 1. Briefmarken-
plastik nach Melanom-
exzision in Knie-
gelenksnähe

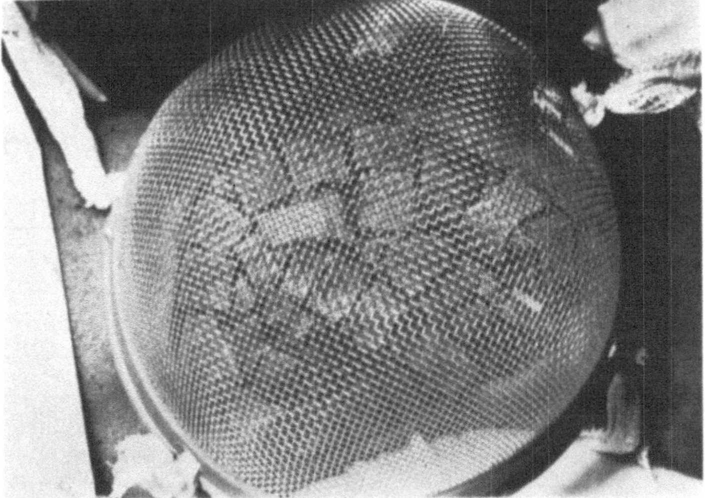

Abb. 2. Siebverband

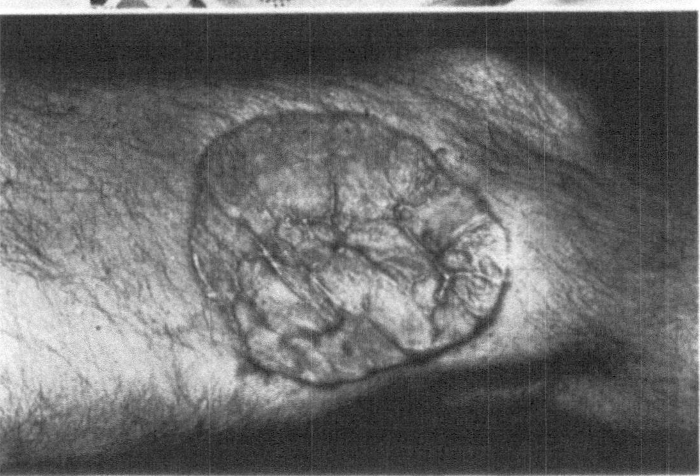

Abb. 3. Zustand
2 Monate nach der
Operation

plast[2] verbunden. Es kam in dieser Zeit zur guten Granulation und an den Exzisionsrändern zu einem weitgehenden Niveauausgleich.

Die sich anschließende Spalthautentnahme mit dem Dermatom nach Mollowitz vom Oberschenkel oder vom Gesäß erfolgte in Lokalanästhesie. Dabei konnte sehr dünnes Transplantatmaterial entnommen werden, ohne daß Wert auf einen größeren, zusammenhängenden und nahtfesten Spalthautstreifen gelegt werden mußte. Diese Haut heilt bekanntlich besser an und hinterläßt schneller heilende Entnahmestellen. (Diem, 1976).

Anfangs umklebten wir die Wunde mit dicken Schaumgummistücken und deckten mit Mullstreifen ab. Die folgenden täglichen Verbandwechsel waren jedoch sehr zeitraubend. Deshalb verwenden wir seit längerer Zeit einen Siebverband, der sich inzwischen an den verschiedensten Körperstellen gut bewährt hat (Abb. 2). Der Siebverband erlaubt eine gute Ventilation. Das Operationsgebiet wird tagsüber alle 3–4 Std. kurz mit einem Antiseptikum abgesprüht. Nach 24stündiger Bettruhe dürfen die Patienten wieder aufstehen und tragen normalerweise nur Bettkleidung oder ein Hemd über dem Verband. Bei den täglichen Wundkontrollen werden lediglich die Fibrin- und Wundsekrete abgetragen und eventuelle lokale Infektionen mit antimikrobiellen Lösungen behandelt. Eine interne antibiotische Therapie wird nur in Ausnahmefällen eingeleitet.
Die Briefmarkenplastik hat folgende Vorteile:
1. technisch einfache Spalthautentnahme
2. rasche Heilung der Entnahmestellen
3. einfache postoperative Verbandstechnik
4. guter Niveauausgleich der Wundränder

Die Anwendung dieser Methode ist insbesondere zur Behandlung von Defekten am Rücken und in der Nähe großer Gelenke sinnvoll.

Literatur

Diem, E.: Die freien Hauttransplantationen in der Dermato-Chirurgie; Technik und Indikationsstellung. Wien. Klin. Wochenschr. *88,* 379–384 (1976)

Diskussionsbemerkungen

Frau Bönninger: Sie sagten, Sie lassen die Patienten mit Briefmarkenplastik 24 Std. später aufstehen. Befürchten Sie nicht ein Verrutschen der einzelnen Briefmarkenläppchen, zumal man ja nicht einen zu festen Verband anlegen darf? Befürchten Sie nicht Schrumpfungen im Bereich der Gelenke?

Herr Voss: Wir haben bei Patienten mit größeren Wunden eine 24stündige Liegezeit, Patienten mit operativen Eingriffen an den Beinen lassen wir auch noch am zweiten Tag liegen. Wie komplikationslos ein solcher postoperativer Verlauf sein kann, ergibt sich aus der Tatsache, daß wir einen Patienten hatten, bei dem größere Defekte gedeckt wurden, und der bereits am 3. Tag umfangreiche Spaziergänge ausgeführt hat, ohne Schaden zu nehmen.

---

2   Polyurethan-Schaumstoff

Herr Friederich: Wie waren die Ergebnisse der Spalthautlappenplastik an der Fußsohle? Bei einem operativen Eingriff an der Fußsohle wegen *Melanosis präblastomatosa circumskripta* Dubreuilh entstanden später Schmerzen im Lappenbereich durch Aufwellungen des Lappens.

Herr Voss: An der Fußsohle haben wir während der letzten 1 1/2 Jahre keinen operativen Eingriff wegen eines Melanoms durchgeführt.

Herr Drepper: Bei der Briefmarkenplastik hat sich in letzter Zeit bewährt, vor der Transplantation zunächst mit Dextranomer zu behandeln und einige Tage davor mit Aeroplast. Man erspart sich dadurch das Anfrischen des Wundgrundes, da die frischen Granulationen aseptisch sind. Der große Vorteil ist der, daß die Briefmarkenläppchen bereits nach wenigen Stunden kleben und die Patienten sich dann ohne größere Gefahr für den nachoperativen Verlauf sehr bald bewegen können.

Herr Tritsch: Was ist ein Siebverband?

Herr Voss: Das sind Haushaltssiebe unterschiedlicher Qualität, die wir uns in verschiedener Größe zugeschnitten haben.

Herr Dietrich: Worin liegt der Vorteil des Siebverbandes? Der Patient kann doch nicht auf dem Draht liegen? Meiner Ansicht nach sind Fettgaze mit entsprechender Auspolsterung das Mittel der Wahl.

Herr Voss: Die Wunde wird erstens trockener, zweitens haften die Läppchen besser, Mit Fettgaze haben wir vielfach erlebt, daß sich Spalthautläppchen gelöst haben.

Herr Happle: Herr Voss, ist es nicht eine Funktion des Siebes, daß der Patient gerade nicht darauf liegen kann?

Herr Voss: Ja, genau!

Langzeitergebnisse nach Deckung großer Defekte mit Spalthaut

WOLFGANG KASTRUP

Summary

The long-term results after split-skin grafting are influenced by the following factors: the operative technique, the thickness of the graft, and the prevention of postoperative complications by adequate wound care.

Zusammenfassung

Die Langzeitergebnisse nach Spalthauttransplantation hängen ab von der Operationstechnik, von der Dicke der verpflanzten Haut und von der Gewährleistung eines komplikationslosen postoperativen Verlaufs.

Spalthauttransplantate werden zur Deckung großer Wunddefekte verwendet. Die Spätergebnisse sind von folgenden Faktoren abhängig:
1. Operationstechnik,
2. Spalthautdicke,
3. postoperativer Verlauf.

Gleichmäßig dicke und gute Spalthaut erhält man bei Verwendung elektrisch oder durch Preßluft angetriebener Dermatome am einfachsten an der Oberschenkelstreckseite. Voraussetzung für ein komplikationsloses Angehen der Spalthaut ist eine optimale Vorbereitung des Wundbettes mit Blutstillung ohne Elektrokoagulation zur Vermeidung von Nekrosen und mit Abschrägung der Wundränder, so daß eine flache, muldenförmige Wunde entsteht, die später stufenfrei abheilt. Bei sehr tiefen Defekten kommt es allerdings zu deutlich sichtbarer Dellenbildung, die sich auch im Laufe der Zeit nicht mehr ausgleicht. In einem solchen Falle sollte man vor der Wunddeckung den Wundgrund hochgranulieren lassen und die Deckung in einem zweiten Eingriff durchführen.

Zur Fixierung werden Einzelnähte verwendet, die durch Spalthaut, Faszie und Wundrand gelegt werden. Dies verhindert, daß die Haut den Wundrand zeltdachförmig überspannt und gewährleistet ein enges Anliegen des Transplantates an den Wundgrund.

Während einige Autoren die exakte Adaptation der Spalthaut an den Wundrand zur Erlangung eines vorteilhaften kosmetischen Ergebnisses fordern (Converse u. Bauer, 1964), bevorzugen andere eine Überlappung der Spalthaut über den Wundrand (McGregor, 1972).

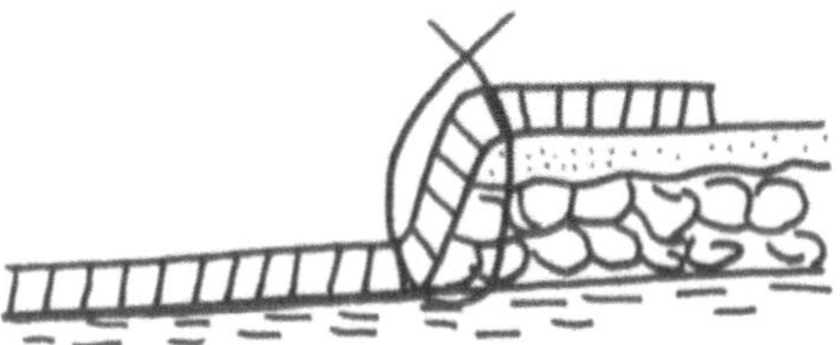

Abb. 1. Schematische Darstellung der Nahttechnik

Die im Anschluß an die Naht oft ausgeübte Stichelung der Spalthaut sollte nur bei stärkerer Sekretion der Wunde durchgeführt werden, da sie häufig sichtbare Narben hinterläßt.

Der Verband erfolgt mit einer Fettgaze, darüber wird ein Schaumgummi mit den lang belassenen Fäden über der Wunde befestigt. Der Schaumgummi soll gleichmäßigen Druck auf das Transplantat ausüben und dadurch die Entstehung von Hämatomen oder Seromen verhindern.

Im postoperativen Verlauf ist das Angehen des Transplantats durch mangelnde Ruhigstellung, Serom- oder Hämatombildung und Infektion bedroht. Kommt es zu teilweisem Untergang des Transplantates, kann durch Nachlegen eines Spalthautrestes, den man bei 4°C im Kühlschrank bis zu 3 Wochen konservieren kann, das Ergebnis doch noch einigermaßen günstig gestaltet werden.

Ein wesentliches Moment für das spätere kosmetische und funktionelle Ergebnis ist die Dicke der transplantierten Spalthaut. Generell läßt sich sagen, daß sog. Dreiviertelhaut von 0,5 bis 0,6 mm Dicke die günstigsten Spätergebnisse bringt (Konz, 1977). Das beruht auf folgenden Gründen: dünne Spalthaut zeigt im postoperativen Verlauf vom 10. Tag bis etwa zum 6. Monat eine ausgeprägte Kontraktion, bedingt durch Narbenbildung zwischen Transplantat und Empfängerstelle (Grabb u. Smith, 1973). Dabei kann es zu unschöner Narbenbildung und funktionellen Störungen kommen, die bis zur Kontraktur von Gelen-

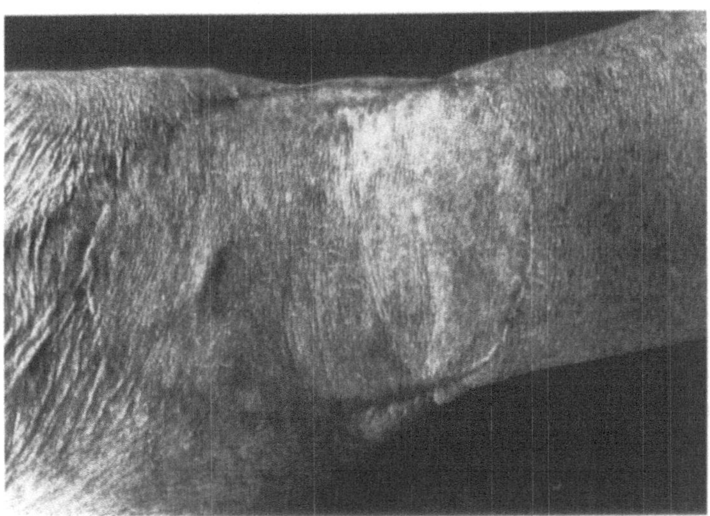

Abb. 2. Zustand 18 Monate nach Melanomexzision und Spalthautplastik am Handgelenk

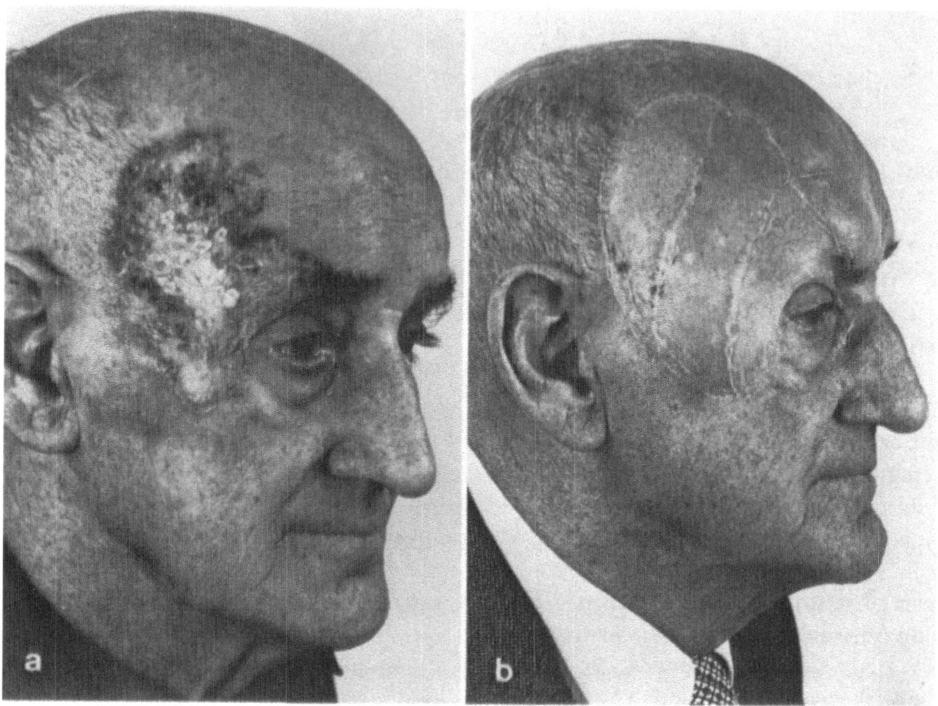

Abb. 3. a Ausgedehntes Basaliom. b Zustand 2 Jahre nach Exzision und Defektdeckung
mit Spalthaut vom Oberschenkel

ken reichen. In Gelenknähe ist daher dicke Spalthaut zu transplantieren, die nur unwesentlich schrumpft (Abb. 2).

Dünne Spalthauttransplantate neigen zu Pigmentverschiebungen, die an sichtbaren
Körperstellen störend in Erscheinung treten können. Auch hier erreicht man mit dicker
Spalthaut günstige Ergebnisse (Abb. 3), die denen der Vollhauttransplantate nahe kommen. Funktionell kann ein Spalthauttransplantat fast vollwertige Haut darstellen, auch
an stark belasteten Partien wie Handtellern und Fußsohlen (Abb. 4).

Nicht zu unterschätzen in der Bewertung der Langzeitergebnisse ist die Wiederherstellung der Hautanhangsgebilde. Haare, Talg- und Schweißdrüsen können sich in dicken
Spalthauttransplantaten durchaus regenerieren, wenn Anteile der Anhangsgebilde erhalten geblieben sind. Auch die nervale Versorgung der Spalthaut kann wieder fast vollkommen intakt werden: die Sensibilität beginnt nach 1–5 Monaten wiederzukehren, um
nach 18–24 Monaten ein Maximum zu erreichen (Hutchison et al., 1949).

Die Entnahmestelle ist später um so weniger sichtbar, je dünner die entnommene
Spalthaut ist. Nach durchschnittlich 3 Wochen ist die Reepithelisierung abgeschlossen.
Der Heilungsprozeß ist aber auch von der Verbandstechnik abhängig. Der Verband erfolgt
mit einer Fettgaze. Frühzeitiges Ablösen verursacht unnötige Schmerzen und zerstört
die neugebildeten Epithelzellen. Deshalb ist es vorzuziehen, die Fettgaze so lange auf dem
Wundgrund zu belassen, bis sie sich von selbst ablöst. Zeigen sich dann noch offene Wund-
stellen, ist in diesen Bereichen die Spalthaut wahrscheinlich zu tief entnommen worden;

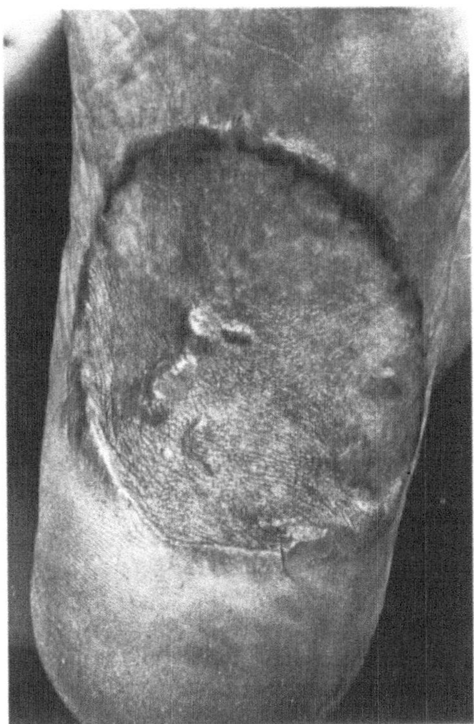

Abb. 4. Zustand 6 Monate nach Melanomexzision und Spalthautplastik an der Fußsohle

häufige Spätfolge ist hypertrophe Narbenbildung. Zur antimikrobiellen Behandlung bewährt sich PVP-Jod-Salbe. Bei unkomplizierter Wundheilung ist die Entnahmestelle schon nach wenigen Wochen kaum noch sichtbar.

Literatur

Converse, J.M., Bauer, R.O.: Transplantation of skin. In: Reconstructive Plastic Surgery. J.M. Converse Vol. 1., (Hrsg.) Philadelphia, London: W.B. Saunders 1964
Grabb, W.O., Smith, J.W.: Basic techniques of plastic surgery. In: Plastic surgery. W.O. Grabb (Hrsg.), Boston: Little Brown 1973
Hutchison, J., Tough, J., Wyburn, G.: Regeneration of sensation in grafted skin. Br. J. Plast. Surg. 2, 82–85 (1949)
Konz, B.: Möglichkeiten zum Wundverschluß im dermatochirurgischen Bereich. In: Dermatochirurgie in Klinik und Praxis. B. Konz u. G. Burg (Hrsg.), Berlin, Heidelberg, New York: Springer 1977
McGregor, J.A.: Fundamental techniques of plastic surgery and their surgical applications. 5. Aufl. Edinburgh, London: Churchill Livingstone 1972

Diskussionsbemerkungen

Herr Konz: Beim Entnehmen von Thierschlappen sollte man statt Mulltupfern, wie Sie es gezeigt haben, kleine Holzbrettchen oder Metallplatten zum Straffen und Einebnen der Haut nehmen.

Herr Kastrup: Die gezeigten Mulläppchen waren Stahlspatel, die mit Mull umwickelt waren.

Herr Haneke: Wir haben festgestellt, daß Spalthautlappen schrumpfen, wenn sie nicht unter Spannung eingenäht werden. Deshalb die Forderung, stets eine gewisse Spannung für Spalthautlappen anzuwenden.

Herr Koch: Eine Bemerkung zur Technik. Wir haben die Entnahmestelle zunächst mit Fixomull abgedeckt, den Spalthautlappen in 2–3 mm Dicke geschnitten, dieses dann wundgerecht zugeschnitten und auf der Wunde mit Leucoclip porös fixiert. Dadurch sind zwei Vorteile gegeben: 1. Es kommt nicht zu einem Zusammenschrumpfen des Spalthautlappens und 2. wird die Traumatisierung dieses Lappens durch das Annähen der Wundränder vermieden.

Herr Konz: Wir haben in fünf Fällen mit der von der Firma 3M entwickelten speziellen Folie für diesen Zweck gearbeitet und haben verständlicherweise jedes Mal einen Infekt bekommen, weil die bakterientragenden Follikel durch die Folie abgedeckt waren. Passiert dies bei Fixomoll auch?

Herr Friederich: Mit dem Fixumoll von Beiersdorf geht es in der Tat gut, insbesondere bei der angewandten Briefmarkenmethode. Eine Frage: Wenn Sie schon in die Lappen mit dem Messer Löcher schneiden, warum wenden Sie nicht gleich die Mesh-graftTechnik an? Sie sparen dabei Material, d.h. die Entnahmestelle braucht nicht so groß zu sein, darüber hinaus ist die Wundheilung meiner Meinung nach besser.

Herr Kastrup: Wir führen Mesh-graft-Plastiken nicht durch, die Stichelung des Materials wird nur in verschiedenen Fällen durchgeführt.

Herr Petres: Bei Ihren Verbänden wurde es nicht richtig deutlich – legen Sie Trockenverbände an?

Herr Kastrup: Es sind Trockenverbände. Zuerst kommt eine Fettgaze, dann Adaptic mit Schaumgummi überdeckt und dann sterile Gaze.

Herr Petres: Ich habe den Eindruck, daß bei Nichtverwendung von Fettgaze durch zu große Austrocknung die Spalthautlappen nicht so gut angehen.

Freie Haut-Fascien-Transplantate bei der Tympanoplastik

WERNER PROTT

Summary

Combined skin-fascie grafts show the best results in the constructing tympanoplastic membrane. The first plasmatic circulation is supported by filling up the middle ear with wet gelatine. This method was introduced in tympanoplasty by Wullstein in 1952. Clinical and experimental investigations in animals by Bandtlow in 1967 have been demonstrated. The plasmatic nutrition began 15 min after transplantation of the skin graft. Revascularisation of the periphery starts 3 to 6 days later. Gelatine is the best method to give the transplantate a good chance of survival in the first 3 days after transplantation.

Zusammenfassung

Bei der Rekonstruktion zerstörter Trommelfelle werden heute überwiegend freie Haut-Faszien-Transplantate verwendet. Die Haut wird als Vollhaut oder Spalthaut gewonnen und dient als äußerer Wundverband sowie zum Infektionsschutz. Die Faszie erwies sich als wesentlich genügsamer hinsichtlich der Ernährung und zeigt eine wesentlich geringere Nekroseneigung. Da diese freien Doppeltransplantate insofern einen ungünstigen Nährboden finden, da sie über der lufthaltigen Pauke angebracht werden und nur vom Rande her einen Gefäßanschluß finden können, erfolgt die erste Phase der plasmatischen Ernährung zusätzlich durch eine flüssigkeitsgefüllte Gelatine in der Pauke. Diese Methode nach Wullstein (1952) hilft dem Transplantat in der ersten Ernährungsphase zwischen 15 min und 6 Tagen zu überleben. Anhand experimenteller Untersuchungen von Bandtlow (1967) wird der Einfluß der Gewebedicke auf den Ablauf der Diffusion in menschlicher Vollhaut, die Abhängigkeit der Diffusion innerhalb der Transplantate vom Füllungszustand des Gelatineschwamms sowie die Diffusion in Gewebekombinationen beim Menschen aufgezeigt. Die am 6. Tage bereits nachweisbare Revaskularisierung vom Rande her erfolgt zunächst getrennt in der Faszien- und Hautschicht. Am 20. postoperativen Tag sind bereits deutliche Anastomosen zwischen den beiden Schichten nachzuweisen. An einem klinischen Beispiel wird eine Trommelfellperforation und deren Deckung durch ein kombiniertes Haut-Faszien-Transplantat fotographisch dokumentiert.

Die Wiederherstellung des zerstörten Trommelfells stellt in dreifacher Hinsicht ein besonderes, plastisch rekonstruktives Problem dar:

1. Das Transplantat liegt in der Regel bis zu einem Durchmesser von 1 cm^2 frei über der lufthaltigen Pauke, entbehrt also des ernährenden Transplantatbettes von der Unterseite her.

2. Die Revaskularisierung muß ringförmig vom Rande her erfolgen, wobei der gefäß-

führende *Anulus fibrosus* häufig zerstört ist und das Transplantat auf den knöchernen Randsaum aufgelegt werden muß.

3. Das Transplantatbett ist in vielen Fällen durch die *Otitis media chronica* infiziert.

Trotz dieser ungünstigen Voraussetzung gelingt es dem Otologen heute in der Mehrzahl der Fälle, den Trommelfelldefekt plastisch zu verschließen und sehr oft auch die ersehnte Hörverbesserung zu erzielen.

Zur Anwendung kommen derzeitig überwiegend freie Transplantate. Erste Erfolge mit freien Monotransplantaten aus Vollhaut erzielte 1952 Wullstein, wobei diese Transplantate zu Nekrosen im Zentrum sowie zu Cholesteatombildung von den angeschnittenen Hautanhangsgebilden aus neigten.

Obwohl Vollhaut ein recht anspruchvolles Transplantat darstellt, halfen zwei wesentliche Voraussetzungen für das Anwachsen der Vollhaut: die völlige Ruhigstellung von Transplantat und Wirtsgewebe und die konstanten Temperatur- und Feuchtigkeitswerte des Mittelohrs.

Solche Monotransplantate werden von der Unterseite her mit Schleimhaut aus der Pauke rasch überzogen.

Im Gegensatz zu diesen zweischichtigen Transplantaten besteht das normale Trommelfell aus drei Schichten: einer Mukosa zur Pauke hin, einer inneren kollagenen Faserschicht und der äußeren Plattenepithelschicht zum Gehörgang.

Die Wiederherstellung eines neuen Trommelfells mit diesen drei Schichten gelang 1959 Kley durch die freie Verpflanzung von Haut-Faszientransplantaten.

Die Vollhaut gewinnen wir vom retroaurikulären Schnittrand, die Faszie wird dem im Schnittbereich gelegenen *Musculus temporalis* leicht entnommen.

Um die postoperative Schwingungsfähigkeit des neuen Trommelfells noch zu verbessern, führte Bandtlow, 1953 schließlich das Doppeltransplantat aus Faszie und Thiersch in die Tympanoplastik ein.

Die zusätzliche Verwendung von Faszie weist folgende Vorteile auf:

1. Faszie ist wesentlich weniger anspruchsvoll als Vollhaut. Nekrosen werden daher weit weniger beobachtet als bei Vollhaut allein.

2. Die unterlegte Faszie verhindert das Einwachsen von Epithel in die Pauke.

3. Die wesentlich glattere Unterseite der Faszie überzieht sich viel schneller mit Mittelohrschleimhaut als die unebenere Rückfläche der Haut.

Der Einheilungsvorgang freier Transplantate vollzieht sich in drei Stufen: Der sofortigen Verklebung mit dem Transplantatbett durch das ausgeschwitzte Fibrin, der vorübergehenden plasmatischen Ernährung durch Diffusion und der endgültigen Revaskularisierung von der Umgebung her.

Da bei der Tympanoplastik aufgrund der Lufthaltigkeit der Pauke das neue Trommelfell nur vom Rand her, nicht jedoch von der Unterseite her, ernährt werden kann, legte Wullstein, 1952 als erster mit Nährlösung getränkte Gelita der Fa. Braun, Melsungen, in die Pauke ein. Mit dieser Maßnahme gelang es zuverlässig, die erste kritische Phase der plasmatischen Zirkulation zu überwinden und Zeit für die Revaskularisation der Trommelfells vom Rande her zu gewinnen.

Der Gelatineschwamm kann bis zum 70fachen seines Eigengewichts Flüssigkeit speichern. Nährlösungen als Medium haben sich als überflüssig erwiesen. Ich verwende persönlich lediglich physiologische Kochsalzlösung zum Tränken der Gelita.

Die Gelatine hat im Gegensatz zu Marbagelan die Eigenschaft, sich im Mittelohr ab dem 7. Tag zu verflüssigen und durch die Tube abzulaufen. Kley, 1953 konnte an Hunden 4 Wochen später nur noch geringe Reste im Mittelohr nachweisen.

Gelita hat nach Wullstein, 1953 folgende Aufgaben bei der Tympanoplastik zu erfüllen:

1. Stützung des freien Hauttransplantats,
2. Erhaltung des freien Paukenlumens, das nach der Resorption und der Verflüssigung des Gelitaschwamms mit Luft gefüllt bleibt,
3. Depot für Medikamente,
4. Blutstillung,
5. als wichtigstes die Vermittlung der Ernährung für das Hauttransplantat.

Alle diese Forderungen wurden erfüllt und verhalfen der Tympanoplastik nach Wullstein somit zu einem Siegeszug um die Welt.

Beruhten diese klinischen Erfolge auf Empirie, so folgten die theoretischen Grundlagen — wie so oft in der Medizin — hinterher.

1967 brachte Bandtlow seine „Experimentellen Untersuchungen zur Wiederherstellung des Trommelfells" im Alfred Hüthig-Verlag, Heidelberg, heraus. Diesem Werk sind im folgenden die Abbildungen 1–6 zur Demonstration des oben Angeführten entnommen.

Abbildung 1 demonstriert die Abhängigkeit des Ablaufs der Diffusion von der Gewebsdicke in der menschlichen Vollhaut. Auch bei freien Transplantaten über der mit Gelatineschwamm gefüllten Pauke gilt als Obergrenze für das Überleben auf plasmatischer Basis eine Transplantatdicke von ca. 700 μ. Darüber hinaus kommt es infolge Diffusionsschwierigkeiten leicht zu Ernährungsstörungen in der plasmatischen Phase. Bandtlow wies nach, daß bereits nach 15 min die lebensrettende plasmatische Zirkulation in Gang kommt.

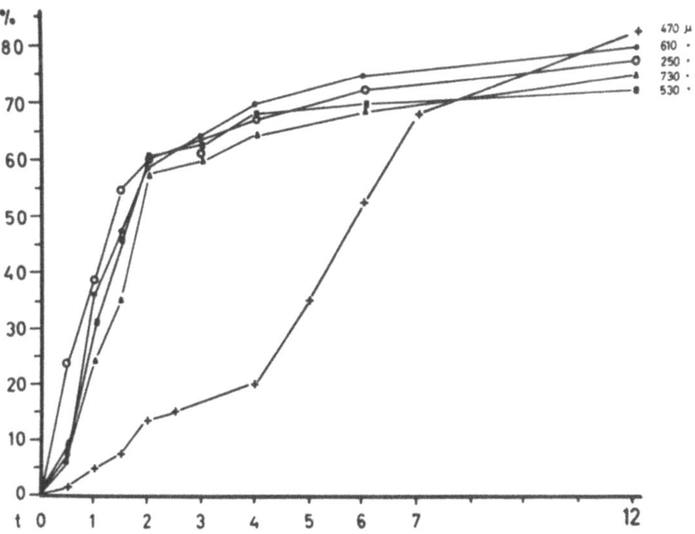

Abb. 1. Einfluß der Gewebedicke auf den Ablauf der Diffusion in menschlicher Vollhaut. Lichtemission in % des mit Na-Fluoreszein 1 : 1000 versetzten Gelatineschwammes, der maximal mit wässeriger Penicillinlösung gesättigt ist.
○ = Dicke 250 μ, + = Dicke 470 μ stark narbig verändert!, ■ = Dicke 530 μ, ● = Dicke 610 μ, ▲ = Dicke 730 μ

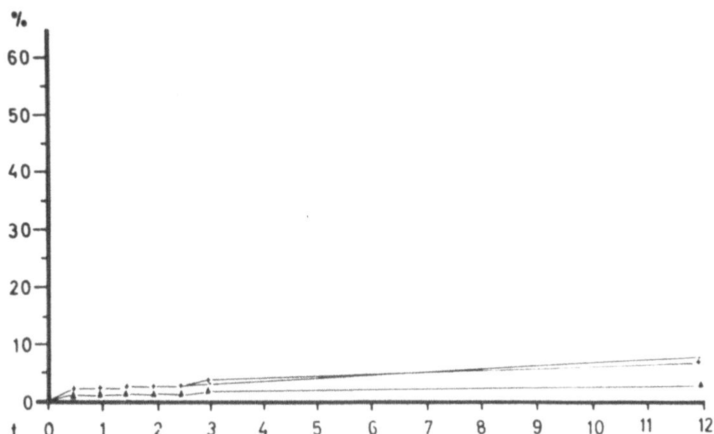

Abb. 2. Abhängigkeit der Diffusion vom Füllungszustand des Gelatineschammes in die menschliche Vollhaut über die Epithelseite. Lichtemission in % der mit Na-Fluoreszein 1 : 1000 versetzten Substanzen:

● = Gelatineschwamm − maximal mit wässeriger Penicillinlösung gesättigt (6 Messungen)
+ = Gelatineschwamm − maximal mit synthet. Nährmedium gesättigt (5 Messungen)
▲ = Gelatineschwamm − zur Hälfte mit synthet. Nährmedium gesättigt (5 Messungen)

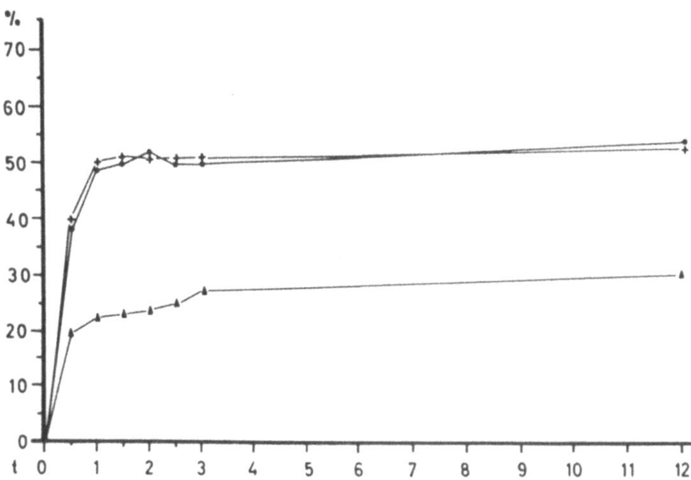

Abb. 3. Abhängigkeit der Diffusion vom Füllungszustand des Gelatineschwammes in die menschliche Temporalisfaszie (Wassergehalt 72,58%). Lichtemission in % der mit Na-Fluoreszein 1 : 1000 versetzten Substanzen:

● = Gelatineschwamm − maximal mit wässeriger Penicillinlösung gesättigt (8 Messungen)
+ = Gelatineschwamm − maximal mit synthet. Nährmedium gesättigt (10 Messungen)
▲ = Gelatineschwamm − zur Hälfte mit synthet. Nährmedium gesättigt (11 Messungen)

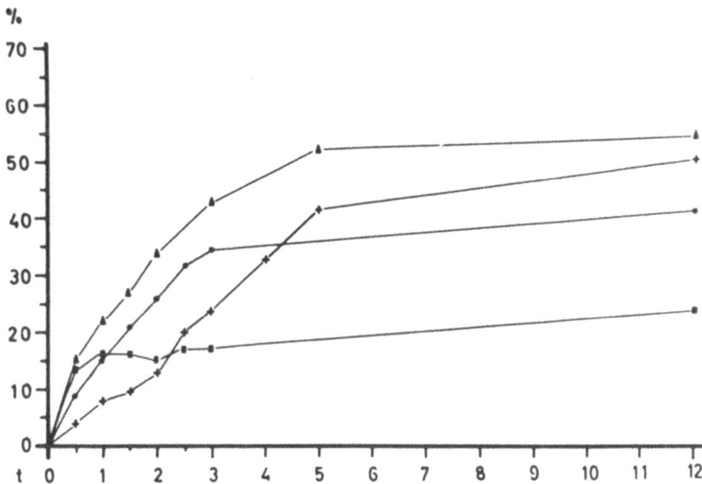

Abb. 4. Ablauf der Diffusion in Gewebekombinationen des Menschen. Lichtemission in %
der mit Na-Fluoreszein 1 . 1000 versetzten wässerigen Penicillinlösung (Gelatineschwamm
maximal gesättigt) in:
● = Thierschtransplantat und Temporalisfaszie (Doppeltransplantat) (6 Messungen)
+ = Spalthauttransplantat und Lippenschleimhaut (Doppeltransplantat) (5 Messungen)
▲ = Vollhaut und Temporalisfaszie (Doppeltransplantat) (11 Messungen)
■ = Thierschtransplantat (8 Messungen)

Abbildung 2 beweist, daß die Diffusion im Vollhauttransplantat überwiegend von der
Unterseite her erfolgt. Die Epithelseite läßt nur geringfügig Flüssigkeit eindringen.

In Abbildung 3 demonstriert Bandtlow, daß der Grad der Flüssigkeitssättigung menschlicher *Temporalisfaszie* (Bandtlow) nur vom Wassergehalt des Gelitaschwamms, nicht von sonstigen Nährmedien abhängig ist.

Abbildung 4 zeigt den Ablauf der Diffusion in verschiedenen Transplantaten bei Anwendung von maximal flüssigkeitsgefüllten Gelatineschwämmen. Danach speichert das freie Faszien-Vollhauttransplantat nach Kley am meisten Wasser, gefolgt von Spalthaut plus Lippenschleimhaut sowie Thiersch plus Temporalisfaszie nach Bandtlow. Die geringste Aufsättigung weist naturgemäß das Monotransplantat aus Thiersch auf. Zeichen für eine Revaskularisierung fand Bandtlow bereits am 3. bis 6. Tage.

In Abbildung 5 stellt sich die Revaskularisation im freien Masseter-Vollhauttransplantat beim Kaninchen nach 6 Tagen dar. Die Gefäßsprossung erfolgt vom äußeren Transplantatrand getrennt für die Fascie und die Vollhaut. Gefäßanastomosen zwischen den einzelnen Trommelfellschichten existieren noch nicht.

Abbildung 6 zeigt Verbindungen zwischen den Gefäßen der Vollhaut und der Faszie 20 Tage nach der Transplantation.

Zur Demonstration des klinischen Befundes folgen zwei eigene endoskopische Trommelfellbefunde. In Abbildung 7 wird ein zentraler Trommelfelldefekt von der Operation, in Abbildung 8 die Defektdeckung mit einem freien Vollhaut-Faszientransplantat am Menschen gezeigt. 14 Tage nach der Operation erweist sich das Transplantat als vital, intakt und beweglich. Die Pathologie ist ausgeräumt, der Defekt gedeckt; der Patient zeigt bereits einen deutlichen Höranstieg.

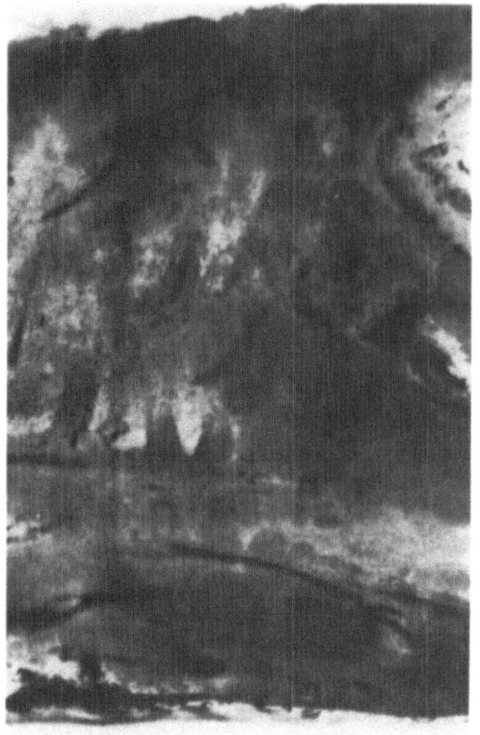

Abb. 5. Revaskularisation des freien Doppeltransplantates aus Masseterfaszie und Vollhaut (Kaninchen). 6 Tage nach der Transplantation (Tier Nr. 82). Tuscheinjektion, Wintergrünöl, 0,05 mm, 80fach. Gefäße in der Faszie und in der Vollhaut gut gefüllt. Keine Gefäßverbindung zwischen Faszie und Vollhaut

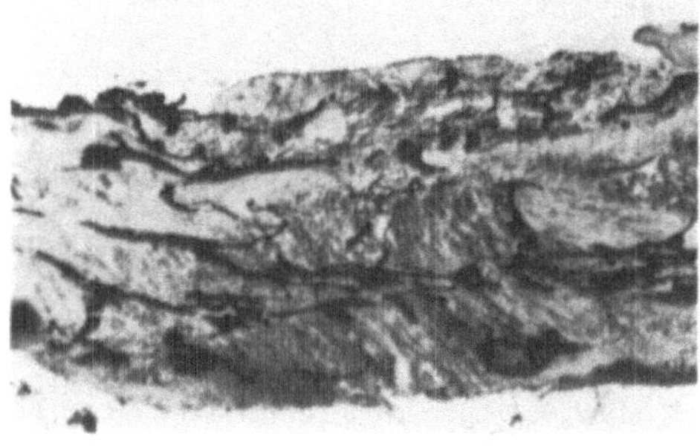

Abb. 6. Deutliche Gefäßverbindung zwischen den Gefäßen der Vollhaut und denen der Faszie bei einem vor 20 Tagen verpflanzten freien Doppeltransplantat (Tier Nr. 43). Tuscheinjektion, Wintergrünöl, 0,1 mm dick, Vergr. 50fach

Die Erfolge der Einheilung von freien Haut-Faszientransplantaten bei der Tympanoplastik demonstrieren eindrucksvoll die Wichtigkeit der ersten Phase der Ernährung durch die plasmatische Zirkulation. Sie beweisen, daß bei ungünstigen Lokalverhältnissen ein geeignetes Milieu zum Anwachsen künstlich geschaffen werden kann.

Die Anspruchslosigkeit der Faszie verbessert zudem die Chance der Einheilung der Vollhaut. Doppeltransplantate aus Faszie und Vollhaut empfehlen sich daher sowohl bei der Tympanoplastik als auch in der Defektdeckung am knöchernen Schädel.

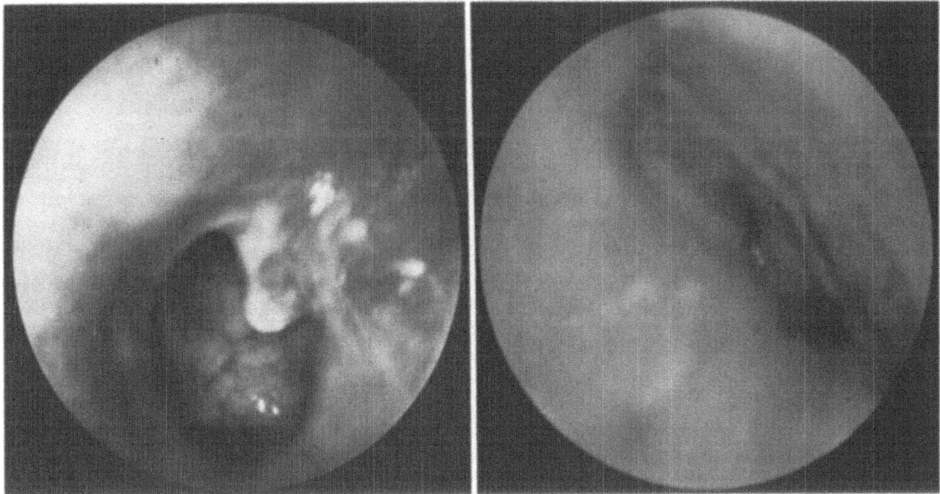

Abb. 7. Subtotaler Trommelfelldefekt bei Otits media chronica
Abb. 8. Haut-Faszientransplantat des Trommelfells, 14 Tage nach Tympanoplastik

Literatur

Bandtlow, O.: Experimentelle Untersuchungen zur plastischen Wiederherstellung des Trommelfells, S. 24, 31, 37, 43, 63. Heidelberg: A. Hüthig 1967

Bandtlow, O.: Histochemische Untersuchungen zur Beurteilung der Vitalität freier Hauttransplantate im Mittelohr. Arch. Ohren-Nasen-Kehlkopfheilkd. und Z. Hals-Nasen-Ohrenheilkd. *178*, 396 (1961)

Bandtlow, O.: Untersuchungen über den Wiederbeginn des Stoffwechsels in Hauttransplantaten. Langenbecks Arch. klin. Chir. *306*, 73 (1964)

Kley, W.: Das freie Hauttransplantat in der Mittelohrchirurgie. Arch. Ohren-Nasen-Kehlkopfheilkd. und Z. Hals-Nasen-Ohrenheilkd. *174*, 375 (1959)

Kley, W.: Faszia temporalis zum Verschluß von Trommelfellperforationen bei der Tympanoplastik. Monatsschr. Ohrenheilkd. Laryngo Rhinol. *97*, 55 (1963)

Wullstein, H.L.: Die Tympanoplastik als gehörverbessernde Operation bei Otitis media chronica und ihre Resultate. Proc. V. Int. Congr. ORL 1953

Wullstein, H.L.: Die Tympanoplastik und ihre Resultate. Arch. Ohren-Nasen-Kehlkopfheilkd. und Z. Hals-Nasen-Ohrenheilkd. *171*, 84 (1958)

Diskussionsbemerkungen

Herr Petres: Rezidive nach Tumorexstirpation sind nicht immer zu vermeiden, das gilt auch für Ihr Fachgebiet. Wir Dermatologen werden damit leben müssen, daß auch andere Fachgebiete an der Haut operieren. Für das Melanom sollte Gültigkeit haben, daß hierfür die operative Dermatologie zuständig ist, und je nach Notwendigkeit, der Oto-Rhinologe oder der Arzt für Kiefer- und Gesichtschirurgie dann kooperativ die Lymphknotenausräumungen u.a. ausführen sollte.

Herr Prott: Hier ist der Wunsch der Vater des Gedankens. In der Praxis bewährt sich dies leider nicht. Wir haben als operierendes Fach im Gesichtsbereich sehr viele operative Nachbarn, und wir erleben es immer wieder, daß hier nebeneinander gearbeitet wird.

Herr Petres: Ich erinnere mich an eine Begebenheit, die ich als Gastarzt an der HNO-Klinik Prof. Zöllners in Freiburg hatte. Für mich war es erstaunlich, daß da zunächst der dermatochirurgische Eingriff durch einen Kollegen aus Basel vorgenommen wurde, erst danach führte Herr Zöllner die Nectisection durch.

Herr Friederich: Wir sehen die Melanombehandlung als interdisziplinäre Aufgabe an. In Marburg gehen wir nach folgendem Modus vor: Die Dermatologie stellt zunächst die Diagnose, insbesondere ist sie für die histologische Untersuchung zuständig. Dann wird in einem interdisziplinären Gespräch das weitere Vorgehen festgelegt. Was unsere dermatologischen Kompetenzen übersteigt, wird durch andere Fachchirurgen operiert. Die innere Nachbehandlung wird in allen Fällen von der Medizinischen Klinik übernommen. Das Vorgehen ist somit standardisiert und ich meine, daß dies ein Optimum für den Patienten darstellt ohne Kompetenzüberschreitungen innerhalb der Fächer.

Jeder chirurgische Eingriff eine Körperverletzung
— Die Aufklärungspflicht aus juristischer Sicht —

GERD KRIEGER

Zusammenfassung

Ein chirurgischer Eingriff ist nicht nur dann als Körperverletzung anzusehen, wenn er nicht nach den Regeln der ärztlichen Kunst ausgeführt wurde, d.h. wenn ein Kunstfehler unterlaufen ist, sondern auch dann, wenn der Eingriff nicht von der Einwilligung des Patienten in diese Behandlung gedeckt ist. Eine wirksame Einwilligung des Patienten setzt voraus, daß dieser das Wesen, die Bedeutung und die Tragweite des ärztlichen Eingriffs in seinen Grundzügen erkannt hat. Der Patient muß auf alles hingewiesen werden, was für seinen Entschluß, in die Behandlung einzuwilligen, bei vernünftiger Würdigung von Wichtigkeit sein kann. Über die Möglichkeit gesundheitlicher Einbußen als Folge der ärztlichen Behandlung muß vor allem dann unterrichtet werden, wenn nicht nur unwesentliche Folgen drohen. Ob Folgen unwesentlich sind, richtet sich nach der persönlichen Situation des jeweiligen Patienten sowie nach der individuellen Belastung durch die eventuellen Folgen. Aus der Aufklärungsverpflichtung des Arztes ergeben sich eine Vielzahl von Problemen, insbesondere bei der Information schwerkranker Patienten, die bisher über ihr Krankheitsbild noch nicht voll informiert waren. Der Chirurg muß daher bei der Vorbereitung eines Eingriffs nicht nur die Operation selbst gründlich vorbereiten, sondern er muß auch alle eventuellen Gefahren und Nachteile für den Patienten abwägen und diesem in einem Arztgespräch darlegen.

1. Der Heileingriff als Körperverletzung

Mit Recht regt sich sowohl von medizinischer wie juristischer Seite Widerspruch gegen die Feststellung hoher deutscher Gerichte, daß jeder Heileingriff als tatbestandsmäßige Körperverletzung anzusehen sei, selbst wenn er medizinisch geboten und kunstgerecht ausgeführt wurde. Die juristische *Literatur* wird demgegenüber dem medizinischen Denken eher gerecht. Ausgangspunkt der Überlegung ist, daß der Heileingriff keinen mit Verletzungstendenz gegen den Organismus gerichteten Angriff darstellt. So setzt sich immer mehr die wohl richtige Ansicht durch, daß wissenschaftlich indizierte und der ärztlichen Kunst entsprechende Eingriffe nicht als widerrechtliche Körperverletzung angesehen werden können, wobei gleichgültig ist, ob der Heilerfolg eintritt oder nicht. Der Arzt schuldet nur eine lege artis ausgeführte Behandlung, nicht jedoch einen bestimmten Erfolg.

Gleichgültig, welcher dogmatischen Meinung man zuneigt, so wird doch in jedem Fall dann von einem haftungsrechtlich beachtlichen Verhalten des Arztes auszugehen sein, wenn

a) der Eingriff nicht wissenschaftlich indiziert war, d.h. nicht das optimale Mittel darstellte, oder aber nicht entsprechend den Regeln der ärztlichen Kunst ausgeführt wurde. Es handelt sich um den dann hier nicht weiter interessierenden *Kunstfehler*.

b) der Eingriff nicht von der *Einwilligung* des Patienten in die Behandlung gedeckt ist.

Die Frage, ob eine rechtswirksame Einwilligung vorliegt, tritt in der juristischen Praxis des Schadensersatz-Prozesses nach eingetretener Schädigung immer mehr in den Vordergrund, weil es für den Patienten aus verschiedenen Gründen außerordentlich schwer ist, einen Kunstfehler nachzuweisen. Allein der negative Ausgang eines chirurgischen Eingriffs besagt noch nichts darüber, ob ein Kunstfehler vorliegt, denn die Verschlimmerung des Zustandes des Patienten kann ebenso auf allgemeinen in der Krankheit selbst begründeten Umständen beruhen. Die forensische Praxis geht daher verstärkt dazu über, eine Haftung des Arztes damit zu begründen, daß die gebotene Einwilligung des Patienten nicht vorgelegen habe. Während der Patient für die Behauptung eines Kunstfehlers beweispflichtig ist und in aller Regel in Beweisnot gerät, hat der Arzt seinerseits nachzuweisen, daß er den Eingriff mit der Einwilligung des Patienten vorgenommen hat.

2. Die Einwilligung des Patienten

Grundsätzlich steht dem Patienten das Recht auf körperliche Integrität und *Selbstbestimmung* zu. Die letzte Entscheidung, ob ein Eingriff vorgenommen werden soll, liegt beim Patienten. Führt ein Arzt eine wissenschaftlich indizierte und der ärztlichen Kunst entsprechende Operation mit Erfolg durch, dann hat er sich trotzdem einer Körperverletzung schuldig gemacht, wenn er ohne Einwilligung des Patienten gehandelt hat. Das kann zum Widerspruch zwischen der medizinischen und der juristischen Betrachtung führen. Während aus medizinischer Sicht die Erhaltung und Wiederherstellung der Gesundheit der Mittelpunkt der Überlegung ist, steht aus juristischer Sicht das Persönlichkeitsrecht und die freie Selbstbestimmung des Menschen höher. Der Konflikt kann in aller Regel nur durch Aufklärung des Patienten gelöst werden. Der Arzt verletzt die Persönlichkeitssphäre des Patienten, wenn er ohne Einwilligung die Gefahr des natürlichen Krankheitsverlaufes gegen das statistisch günstigere Eingriffsrisiko gleichsam austauscht.

3. Die ärztliche Aufklärungspflicht

„Eine wirksame Einwilligung des Patienten setzt voraus, daß dieser das Wesen, die Bedeutung und die Tragweite des ärztlichen Eingriffs in seinen Grundzügen erkannt hat" (BGH NJW 1956, 1106).

Der Patient erhält die erforderliche Kenntnis in aller Regel nur durch die Information, die ihm der Arzt zukommen läßt. Diese Information muß sich vor allem auf
– Zweck
– Art des Eingriffs
– etwaige Folgen
der beabsichtigten Behandlung erstrecken, damit der Patient in die Lage versetzt wird, die Bedeutung einer Einwilligung abschätzen zu können. Die Einwilligung eines nicht oder unzureichend informierten Patienten ist keine rechtswirksame Einwilligung. Der Patient

muß auf alles hingewiesen werden, was für seinen *Entschluß,* in die Behandlung einzuwilligen, bei vernünftiger Würdigung von Wichtigkeit sein kann. Dies betrifft vor allem folgende Punkte:

a) Information des Patienten über seinen derzeitigen Gesundheitszustand

b) Notwendigkeit eines aus ärztlicher Sicht erforderlichen Eingriffs und Darstellung des voraussichtlichen Krankheitsverlaufes, wenn der Eingriff unterbleibt

c) Art und Umfang des vorgesehenen Eingriffs

d) Erfolgsaussichten des Eingriffs und ggfs. die Darstellung des weiteren Krankheitsverlaufes nach dem Eingriff

e) Hinweis auf eventuelle andere Behandlungsverfahren, soweit diese mit geringeren Risiken verbunden sind. Hierzu gehört auch die Aufklärung des Patienten, ob es sich bei dem vorgesehenen Eingriff um ein allgemein anerkanntes Heilverfahren nach der Schulmedizin handelt

f) Aufklärung über mögliche schädliche Folgen, die mit dem Eingriff verbunden sein können. Dies betrifft sowohl die Gefährlichkeit des Behandlungsverfahrens selbst als auch weitergehende Folgen, die das Krankheitsbild selbst betreffen.

Bei arbeitsteiliger Behandlung durch mehrere Ärzte (Chirurg und Anästhesist) muß jeder behandelnde Arzt die Aufklärung aus seiner Sicht betreiben.

4. Die Risiko-Aufklärung

Die Information des Patienten über eventuelle schädliche Folgen der Behandlung ist das zentrale Problem der Aufklärung. Zunächst muß der Patient über notwendige gesundheitsschädliche Nebenwirkungen der ärztlichen Heilmaßnahmen ins Bild gesetzt werden (Problem der Total-Operation). Außerdem muß er über die *Möglichkeit* gesundheitlicher Einbußen als Folge der Behandlung unterrichtet werden. Gegenstand vieler gerichtlicher Verfahren war die Frage, bis zu welchem Wahrscheinlichkeitsgrad solche Möglichkeiten in das Arztgespräch einbezogen werden müssen.

Keiner Mitteilung bedürfen *unwesentliche* Folgen, deren Kenntnis als bekannt vorausgesetzt werden kann (Narbe nach chirurgischem Eingriff). Welche Folge unwesentlich ist, ist nicht zuletzt auch von der Person des Patienten her zu beurteilen. Die Operationsnarbe an einer bestimmten Stelle kann für Patienten in aller Regel unwesentlich sein, sie wird jedoch wesentlich, wenn es sich bei dem Patienten um ein Fotomodell handelt.

Wesentliche negative Folgen, die bei einem derartigen Eingriff *immer* auftreten, müssen grundsätzlich Gegenstand der ärztlichen Aufklärung sein.

Eine umfangreiche Rechtsprechung rankt sich um das Problem *möglicher* schädlicher Folgen. Das Arztgespräch muß sich hier auf die Art möglicher Folgen sowie die Größe der Gefahr des Eintritts dieser Folgen erstrecken. Der Arzt braucht kein Kolleg zu halten. Die Verpflichtung zur Aufklärung des Patienten wächst mit der Bedeutung der eventuellen Folge für den individuellen Patienten. Auf dem Hintergrund der Prämisse, daß nur ein aufgeklärter Patient einwilligen kann, weil nur dieser Patient die erforderliche Abwägung durchführen kann, muß sich die Informationspflicht des Arztes auf außergewöhnliche, mögliche schädliche Folgen erstrecken, wenn die Folgen im persönlichen oder beruflichen Leben des Patienten wesentliche Veränderungen hervorzurufen geeignet wären (Fingerversteifung bei Pianisten, Stimmbandlähmung bei einer Sängerin, Muskel- oder Nerven-schädigung bei einem Sportler u.a.).

Der BGH hat ausgeführt, daß sich die Auskunft des Arztes auf typische Gefahren er-strecken soll, die mit dem Eingriff verbunden zu sein pflegen, und mit deren Eintritt nach dem Stande der ärztlichen Erfahrungen und Wissenschaft gerechnet werden muß. Die Sta-tistik wurde bemüht, um Maßstäbe zu setzen, ab welcher Häufigkeit informiert werden muß. Je schwerer die mögliche schädliche Folge für den Patienten wiegt, um so geringer braucht die statistische Möglichkeit des Schadenseintritts zu sein. Eine Komplikations-dichte von 1 : 100 reicht in aller Regel aus, um die Informationsverpflichtung des Arztes festzulegen (OLG Frankfurt, NJW 1973, 1415 = Bei einer Renovasographie war Kontrast-mittel in die Lumbalarterie gelangt und führte zu einer Querschnittslähmung: „Bei der anstehenden Untersuchung hätte der Patient aber in jedem Fall, auch wenn mit der Ein-schränkung auf den jeweiligen unterschiedlichen Wahrscheinlichkeitsgrad, darauf hinge-wiesen werden müssen, daß auch ernstere Komplikationen nicht ausgeschlossen werden können").

„Auf Gefahren, die sich so selten verwirklichen, und deren Hervortreten auch in dem Falle des betreffenden Patienten so wenig wahrscheinlich ist, daß sie bei einem ver-ständigen Menschen in seiner Lage für den Entschluß, in die Behandlung einzuwilligen, nicht ernsthaft ins Gewicht fallen, braucht der Patient nicht hingewiesen zu werden" (BGH NJW 1963, 393).

Die Aufklärungspflicht entfällt somit dann, wenn die Möglichkeit des Eintritts schädlicher Folgen keine Relevanz mehr für den Entschluß des Patienten haben kann. Die Erheblichkeit der Risiko-Information entfällt auch dann, wenn der Eingriff aus ärztlicher Sicht dringend geboten ist (anoperiertes malignes Melanom). Je schwerer die Folgen der Unterlassung einer medizinisch indizierten Operation drohen, um so mehr kann der Arzt davon ausgehen, daß der Patient in mögliche schädliche Folgen der Operation einwilligt.

„Ebenso kann eine Aufklärung entbehrlich sein, wenn die möglicherweise eintreten-den ungünstigen Nebenwirkungen in der Behandlung soviel weniger gravierend sind, als die Folgen eines Unterbleibens der Behandlung, daß sie ein vernünftiger Mensch in der Lage des Patienten für die Willensentschließung, sich der Behandlung zu unterziehen oder sie abzulehnen, nicht als bedeutsam ansehe" (BGH a.a.O.).

Je weniger ein Eingriff überhaupt oder derzeit erforderlich ist, um so sorgfältiger muß die Entscheidung des Patienten durch Information vorbereitet werden (Schönheits-operation).

An die Kunst des Arztes werden hohe Anforderungen gestellt. So muß in die Über-legung evtl. möglicher schädlicher Folgen miteinbezogen werden, daß u.U. während des Eingriffs weitere Entscheidungen verlangt werden, die eigentlich die Einwilligung des Patienten voraussetzen (beispielsweise, wenn während der Operation eines Ca. im Lidin-nenwinkelbereich aufgrund des Tiefenwachstums die Durchtrennung des Tränenkanals er-forderlich wird). Hat der Arzt diese Komplikationen nicht vorhergesehen und die Ein-willigung des Kranken nicht eingeholt, kann er gezwungen sein, eine Operation abzubre-chen. Würde hierdurch ein neues Risiko begründet, muß der Arzt in eine Güterabwägung eintreten. Er darf dabei nicht grundsätzlich die Einwilligung des Patienten unterstellen, auch wenn dies aus ärztlicher Sicht vernünftig wäre. „Mancher erfahrene und pflichtbe-wußte Arzt neigt dazu, zwischen der medizinischen Indikation und dem Entschluß eines verständigen Patienten regelmäßig keinen wesentlichen Unterschied zu sehen, während der Jurist die Selbstverantwortung des Kranken unterstreicht und eben darum auch die Bedeutsamkeit der Aspekte eines jeden Eingriffs betont" (Laufs, 1974).

5. Gefahren einer Risiko-Aufklärung

Eine ordnungsgemäße Aufklärung umfaßt, wie bereits ausgeführt, die Darstellung des Krankheitsbildes und die Erläuterung des zu erwartenden Krankheitsverlaufes, wenn der indizierte Eingriff nicht durchgeführt wird. Im konkreten Fall kann dies dazu führen, daß der Arzt einem Patienten einen bisher verschwiegenen Krebsbefund mitteilen müßte. Der Arzt steht dann vor schweren medizinischen und menschlichen Entscheidungen. Die Rechtsprechung macht es dem Arzt nicht leicht. Die Gerichte anerkennen Kontraindikationen nur in begrenztem Maße. So kann die erforderliche Aufklärung nur dann unterbleiben, wenn die Gefahr einer *schweren* seelischen Erschütterung hervorgerufen wird, die eine Schwächung der körperlichen Widerstandskraft oder einer körperlichen Schädigung, vielleicht sogar mit Selbstmordgefahr, bewirken kann. Die *Möglichkeit,* daß psychische Schäden oder eine unmittelbare Verschlechterung des körperlichen Zustandes auftreten können, reicht nicht aus; das Schweigen des Arztes ist nicht gerechtfertigt, wenn die Auskunft den Patienten nur in Verzweiflung und Hoffnungslosigkeit stürzen könnte, ohne daß eine ernste Gefahr für seine Gesundheit zu erwarten ist.

Liegen die Voraussetzungen vor, daß der Patient selbst nicht aufgeklärt werden muß, kann es doch geboten sein, die Angehörigen zu befragen, um den mutmaßlichen Willen des Patienten zu ermitteln.

6. Die Einwilligung als Ergebnis der Aufklärung

Der beabsichtigte Eingriff muß dem Aufklärungsempfänger in einer seinem Verständnis angepaßten Weise so erläutert werden, daß er in wesentlichen Zügen weiß, worin er einwilligt. Die Darstellungsweise muß verständlich und nach Intensität sowie Wortwahl dem Patienten angemessen sein.

Handelt es sich bei dem Patienten beispielsweise um einen Arzt, der selbst ausreichende Kenntnisse von seinem Gesundheitszustand, dem indizierten Eingriff sowie dessen mögliche Folgen hat, kann eine Aufklärungsverpflichtung ganz entfallen. Ist der Patient im großen und ganzen orientiert, so braucht der Arzt nur schwerpunktartig aufzuklären, wobei er im übrigen die Aufforderung des Kranken nach zusätzlicher Information abwarten kann.

Die Auskunftsverpflichtung muß dazu führen, daß der Patient die Tragweite seiner Einwilligung in den Eingriff und möglicher Folgen der Behandlung übersehen kann. Die Einwilligung setzt daher die *Urteilsfähigkeit* des Patienten voraus. Die Urteilsfähigkeit ist die von dem Arzt von Fall zu Fall zu prüfende Reife der Fähigkeit, die Tragweite des ärztlichen Eingriffs für Körper, Beruf und Lebensglück zu ermessen. Diese Urteilsfähigkeit ist nicht mit der Geschäftsfähigkeit identisch, sie wird bei wesentlichen Eingriffen jedoch bei einem noch nicht Volljährigen selten angenommen werden können.

Die Einwilligung eines Minderjährigen zu einer Operation kann rechtswirksam sein, wenn er nach seiner geistigen und sittlichen Reife Bedeutung und Tragweite des Eingriffs und seiner Gestattung abzuwägen vermag. Reicht die Einsichts- und Willensfähigkeit des Minderjährigen nicht aus, muß die Einwilligung beider Elternteile oder des gesetzlichen Vertreters eingeholt werden. Bei einem unehelichen Kind ist dies grundsätzlich die Mutter.

7. Folgen fehlender Einwilligung

Der ohne die erforderliche Einwilligung vorgenommene ärztliche Eingriff ist, auch wenn er nach den Regeln ärztlicher Kunst ausgeführt wurde und vom Krankheitsbild indiziert war, *rechtswidrig*. Diese Rechtswidrigkeit kann nur dann entfallen, wenn die Einwilligung nicht rechtzeitig zu beschaffen war und der Eingriff zur Abwendung einer *gegenwärtigen Gefahr* für den Patienten *unbedingt* notwendig war (beispielsweise dringende Operation des im Koma liegenden Kranken).

Der mangels Einwilligung oder ordnungsgemäßer Einwilligung rechtswidrige Eingriff verpflichtet den Arzt zur Leistung von *Schadenersatz*, insbesondere Schmerzensgeld, wenn er die Einwilligung schuldhaft nicht herbeigeführt hat. Aus diesem Grund muß jedem Arzt dringend empfohlen werden, diese Risiken durch *Versicherungen* abzudecken. Die Flut medizinischer Prozesse mit erheblichen Schmerzensgeldforderungen nimmt zu. Das auf dem gegenseitigen Vertrauen aufgebaute Verhältnis Arzt/Patient weicht geschäftlicher Betrachtungsweise. Das erstarkte Selbstbewußtsein, die wissenschaftliche Halbinformiertheit des Patienten und das medizinische Spezialistentum führen immer weniger dazu, daß der Patient sein Schicksal ergeben in die Hand des Arztes seines Vertrauens legt oder legen kann.

Gewarnt sei vor *formularmäßigen* pauschalen Einwilligungserklärungen, die eine spezielle Aufklärung nicht überflüssig machen. Es kann nützlich und sinnvoll sein, Informations- und Einwilligungsformulare für häufig wiederkehrende Eingriffe anzufertigen und aus Beweisgründen von dem Patienten unterschreiben zu lassen. In aller Regel ist jedoch ein ergänzendes *Arztgespräch* notwendig.

Literatur

Engisch-Hallermann: Die ärztliche Aufklärungspflicht aus rechtlicher und ärztlicher Sicht, Köln: Karl Heymanns-Verlag, 1970
Giesen, D.: Die zivilrechtliche Haftung des Arztes bei neuen Behandlungsmethoden und Experimenten, 1976
Hollmann, A.: Das ärztliche Gespräch mit dem Patienten, Aufklärungs- und Wahrheitspflicht. NJW *1973*, 1393
Laufs, A.: Die Verletzung der ärztlichen Aufklärungspflicht und ihre deliktische Rechtsfolge. NJW *1974*, 2025
Laufs, A.: Arztrecht, NJW-Schriftenreihe, C.H. Beck, München: Heft 29 (1977)
Narr, H.: Ärztliches Berufsrecht, Deutscher Ärzte-Verlag, Köln: 2. Aufl. (1977)

Diskussionsbemerkungen

Herr Happle: Ich habe bisher angenommen, daß eine schriftliche Erklärung des Patienten nicht notwendig ist. Es sollte eine eingehende Aufklärung vorgenommen werden und wenn die Operation dann mit Zustimmung des Patienten erfolgt, erübrigt sich die Unterschrift. Ist es so oder bin ich da verkehrt informiert?

Herr Krieger: Teils ja, teils nein. Es ist wahr, daß die mündliche und die schriftliche Erklärung gleich sind. Aber wie weisen Sie es nach, daß Sie den Patienten genügend aufgeklärt haben? Sie wären vor Gericht Ihr eigener Zeuge und Sie sind Beklagter, oder Sie sind — im Strafprozeß — der Angeklagte. Sie können dies nicht nachweisen, und da die Prozesse in der Regel 2–3 Jahre später stattfinden, werden auch Mitarbeiter Ihres Hauses sich kaum exakt daran erinnern. Sie tun gut daran, eine schriftliche Einwilligung zu haben, aber nicht eine solche, die an der Pforte unterschrieben wird, und in der in alles eingewilligt wird. Ich habe neulich in einem Verfahren festgestellt, daß ein Arzt für verschiedene Verfahren verschiedene differenzierte Formulare entwickelt hat. Dies ist ein möglicher Weg für häufig vorkommende Operationen mit immer gleichen Risiken. Allerdings muß trotzdem ein eingehendes Gespräch geführt werden und es müssen zusätzlich die speziellen Risiken für den einzelnen Patienten (Bluter o.ä.) eingetragen und unterschrieben werden.

Herr Friederich: Ich habe gehört, daß bei Minderjährigen beide Eltern unterschreiben müssen. Ist das richtig?

Herr Krieger: Das ist richtig. Es ist häufig schwierig, beide Eltern unterschreiben zu lassen. Man sollte hier jedoch unterscheiden zwischen dringenden und nicht dringenden Fällen. In dringenden Fällen ist es sicherlich auch möglich, nur einen Elternteil unterschreiben zu lassen, weil man davon ausgehen kann, daß hiermit auch die Zustimmung des anderen Teils durch Vertretung erfolgt. Aber bei nicht so dringenden Fällen kann vorausgesetzt werden, daß auch die zweite Unterschrift beschaffbar ist.

Herr Friederich: Kann es quasi als Nötigung aufgefaßt werden, wenn man den Patienten 2 oder 3 min vor dem Eingriff unterschreiben läßt? Es geht hier speziell um kleinere Eingriffe wie Probeexzisionen, die sich z.T. aus diagnostischen Gründen ergeben und die im Grunde genommen gleich durchgeführt werden sollten. Wird eine solche Unterschrift anerkannt?

Herr Krieger: Man muß davon ausgehen, daß ein urteilsfähiger Patient unterschreiben muß und wenige min vor einem Eingriff wäre möglicherweise die Urteilsfähigkeit in bestimmten Fällen eingeschränkt. Man kann sich gut vorstellen, daß ein Patient aus eigenem Entschluß nicht unterschreibt, wenn beispielsweise auf dem Weg zur Operation links der Anästhesist und rechts der Operateur auf ihn einreden. Im Falle der kleinen Eingriffe wird die Unterschrift anerkannt, der Patient ist in diesem Augenblick urteilsfähig.

Herr Friederich: Sie haben gesagt, daß eine Narbe an der Haut nach einem operativen Eingriff selbstverständlich ist und im Grunde genommen keiner Aufklärung bedarf. Es gibt aber unterschiedliche Narbenbildungen — muß hierüber aufgeklärt werden?

Herr Krieger: Das hängt von der Größe der Beeinträchtigung ab, also von der Seite des Patienten aus gesehen.

Herr Hundeiker: Es kommt vielfach vor, daß Patienten aus Angst oder ähnlichen Bedenken ein Verfahren wählen, das nicht so effektiv ist, wie das vom Arzt gewollte. Bei einem Basaliom z.B.: Bestrahlung gegenüber Operation bei jüngeren Patienten. Genügt die Unterschrift des Patienten dann, um im nachinein wegen der, vielleicht nicht *lege artis* durchgeführten Behandlung nicht regreßpflichtig gemacht zu werden?

Herr Krieger: Das genügt, denn es ist ein Beweis für die erfolgte Aufklärung.

Herr Scheicher-Gottron: Sie haben gesagt, daß man einen Erfolg nicht zu garantieren braucht. Nun sind wir, vielfach durch die Laienpresse, dazu angehalten, auf Erfolgskurs zu fahren. In praxi wird man doch eine Prognose geben müssen.

Zu *Herrn Prott:* Die Abgrenzung zwischen den einzelnen Fachgebieten darf nicht zu scharf durchgeführt werden, denn dies würde neue Fakten schaffen, die alle gegen die Ärzte gerichtet sind, so daß zum Schluß keiner mehr wagt, einen Eingriff vorzunehmen.

Anästhesie bei operativen Maßnahmen im Bereich der Dermatologie

H. NOLTE und D. STRATMANN

Summary

Based on 4,440 dermato-surgical patients the possibilities of anaesthetic management are discussed. Regional anaesthesia is recommended for more than 80% of the cases. Mortality did not occur. 857 general and 3,583 regional techniques were compared to intraoperativ morbidity. This was 7 times greater during general anaesthesia than during regional. Anaesthetic risks can be avoided by proper preoperativ management and careful selection of the anaesthetic.

Zusammenfassung

Auf Grund von Erfahrungen bei insgesamt 4440 Anästhesien in der Dermatochirurgie werden die Möglichkeiten zur operativen Schmerzausschaltung diskutiert. Es wird empfohlen, daß in über 80% der Fälle einem regionalen Anästhesieverfahren der Vorzug gegeben werden kann. Während eine anästhesiebedingte Mortalität weder bei Allgemein- noch bei Regionalanästhesien auftrat, waren Komplikationen bei 857 Allgemeinanästhesien gegenüber 3588 Regionalanästhesien etwa 7mal häufiger. Da in der Dermatochirurgie unaufschiebbare Operationen praktisch nicht vorkommen, muß das anästhesiologische Risiko für den Patienten gering gehalten werden. Intensive Voruntersuchungen und eventuelle präoperative Behandlung bestehender pathologischer Veränderungen ist daher absolut zu fordern.

Wann immer ein neues Spezialgebiet der operativen Medizin sich zu etablieren beginnt, wird automatisch auch das Interesse des Anästhesisten geweckt werden. Wenngleich Operationen in der Dermatochirurgie — also Eingriffe an der Haut, Unterhaut und den sichtbaren Schleimhäuten — die Anästhesie vor keine neuen Probleme stellen, so zwingt die Tatsache, daß diese Operationen von einem neuen Spezialgebiet der operativen Medizin durchgeführt werden, den Anästhesisten zu fachlichen und organisatorischen Überlegungen.

Für den Anästhesisten steht die Frage im Vordergrund, ob die Dermatochirurgie von der Quantität her bei zentraler anästhesiologischer Versorgung aller operativen Fächer zu bestimmten organisatorischen Maßnahmen veranlassen muß. Die statistischen Unterlagen lassen diese Frage schnell beantworten. Im Akademischen Krankenhaus Minden wurden 1977 8116 Anästhesien durchgeführt. Sie verteilen sich auf 12 operative Fachgebiete, unter denen die Dermatochirurgie mit 578 Eingriffen (= 7% der Anästhesien) an 6. Stelle steht (Abb. 1). In unseren Krankenanstalten übertrifft sie quantitativ sogar klassische operative Fächer wie die Neurochirurgie, Ophthalmologie und Kieferchirurgie.

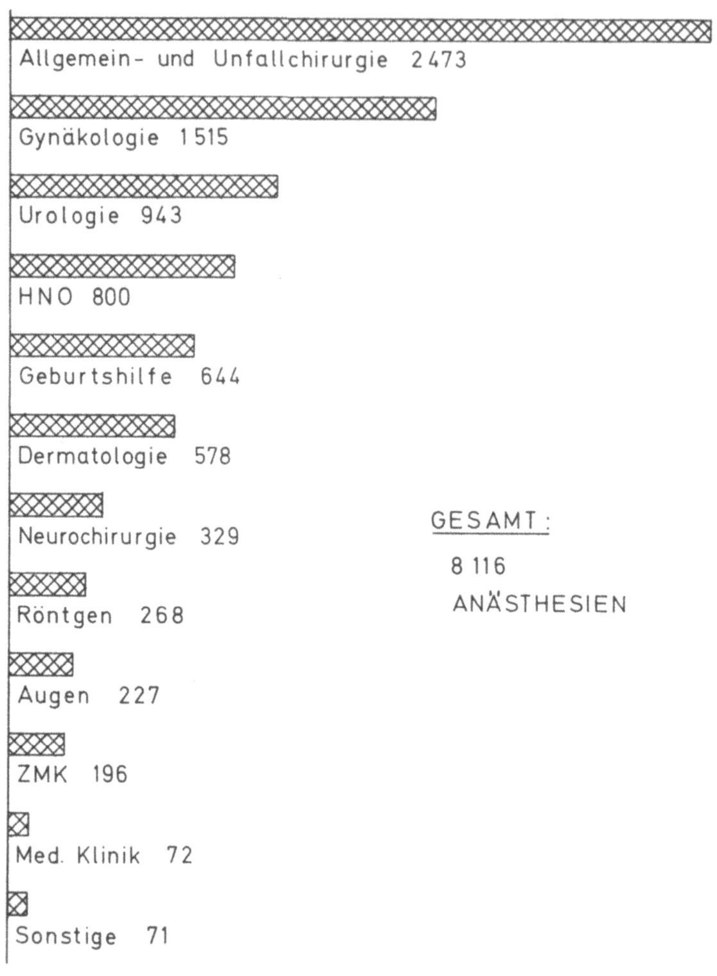

Abb. 1. 1977 im Institut für Anästhesiologie Minden durchgeführte Anästhesien. Von 8116 Anästhesien liegt die Dermatochirurgie mit 578 Anästhesien (= 7%) an 6. Stelle unter 12 Fachrichtungen

Die anästhesiologische Versorgung dermatochirurgischer Patienten bietet zwar prinzipiell keine Besonderheiten gegenüber den anderen operativen Fächern, sie erlaubt dem entsprechend ausgebildeten Anästhesisten jedoch die Anwendung einer Vielzahl von Anästhesiemethoden. Im Folgenden sollen daher unsere persönlichen Erfahrungen und Ansichten dargelegt werden.

Der Grundsatz zur Auswahl eines jeden Anästhesieverfahrens richtet sich in der Reihenfolge ihrer Wichtigkeit nach vier verschiedenen Faktoren:
1. Die Sicherheit für den Patienten,
2. die bestmöglichen Operationsbedingungen,
3. die größtmögliche Behaglichkeit für den Patienten und
4. die Aufwendigkeit des Anästhesieverfahrens.

Das bedeutet, daß der Sicherheit für den Patienten alle anderen Wünsche und Probleme unterzuordnen sind.

Die Frage nach der Anästhesiefähigkeit eines Patienten richtet sich in erster Linie nach der Dringlichkeit des geplanten operativen Eingriffes. Während bei Operationen aus vitaler Indikation oder akutem Anlaß die Anästhesiefähigkeit eines Patienten großzügig beurteilt werden muß, sollte sie bei selektiven Operationen kritischer betrachtet werden. Dies gilt besonders dann, wenn es sich um diagnostische, kosmetische oder ähnliche Eingriffe handelt. Der Anästhesist muß also das Anästhesierisiko eines Patienten um so höher einschätzen, je weniger die geplante Operation der Abwendung schwerer Erkrankungen dient.

Da dermatochirurgische Eingriffe in der überwiegenden Anzahl der Fälle keine Dringlichkeit darstellen, muß man sie also in die Gruppe der selektiven Operationen oder gar der diagnostisch-kosmetischen Eingriffe einordnen. Damit ergibt sich für den Anästhesisten die Verpflichtung, jedes anästhesiebedingte Risiko für den Patienten möglichst auszuschalten. Die Einteilung der Patienten in präoperative Risikogruppen hat sich hierfür bewährt. International wird heute die Risikogruppierung der American Society of Anesthesiology akzeptiert. Sie unterscheidet sich in fünf Gruppen, die sich vom normalen, gesunden Patienten bis zum moribunden Patienten erstrecken.

Orientiert an der Risikogruppe sollte auch das präoperative und präanästhesiologische Untersuchungs- und Therapieprogramm ablaufen. Als Minimalforderungen für die präanästhesiologischen Laboruntersuchungen gelten Hb, Hämatokrit und Urin auf Eiweiß und Zucker. Daneben wird in jedem Falle eine Röntgenaufnahme des Thorax und bei Patienten über 40 Jahren ein EKG angefertigt. Ergeben sich durch die Untersuchung und Anamnese des Patienten Hinweise auf pathologische Veränderungen, dann müssen entsprechende zusätzliche Untersuchungen durchgeführt werden. Der Faktor Zeit sollte hierbei keine Rolle spielen. Erst die Abklärung aller möglichen Verdachtsdiagnosen in der präoperativen Phase erlaubt es, dem Patienten für den operativen Eingriff das für ihn sicherste Anästhesieverfahren zu gewähren. Die endgültige Entscheidung hierüber fällt somit nach der präanästhesiologischen Untersuchung, der speziellen Anamnese und Auswertung aller Befunde des Patienten. Danach wird die für das Verfahren und den individuellen Fall erforderliche Prämedikation angeordnet. Auf die Indikationen und Kontraindikationen einzelner Anästhesieverfahren und die speziellen Belange der Prämedikation einzugehen, würde in diesem Rahmen zu weit führen.

Die Möglichkeiten der anästhesiologischen Versorgung in der Dermatochirurgie lassen sich übersichtlich an unserem Patientengut beleuchten. In den vergangenen 10 Jahren, von 1968 bis 1977, haben wir in unserer Hautklinik 4440 Anästhesien durchgeführt. Diese repräsentieren aber nur einen Teil der dort durchgeführten operativen Eingriffe, da sich ja in vielen Fällen die einfache Infiltrationsanästhesie — die der Operateur selbst durchführt — anbietet. Wie aus der Abbildung 2 zu sehen ist, hat die Zuhilfenahme des Anästhesisten durch unsere Hautklinik ständig zugenommen. Von 174 Anästhesien im Jahre 1968 erwarten wir für 1978 etwa 600—650 Anästhesien (Abb. 2).

In dieser 10 Jahresperiode hat sich gegenüber den ersten 2 Jahren die Auswahl des Anästhesieverfahrens grundlegend geändert. Während anfangs die Allgemeinanästhesien noch fast 100% ausmachte, ist sie heute zugunsten der Regionalanästhesie auf weniger als 10% zurückgegangen (Abb. 3).

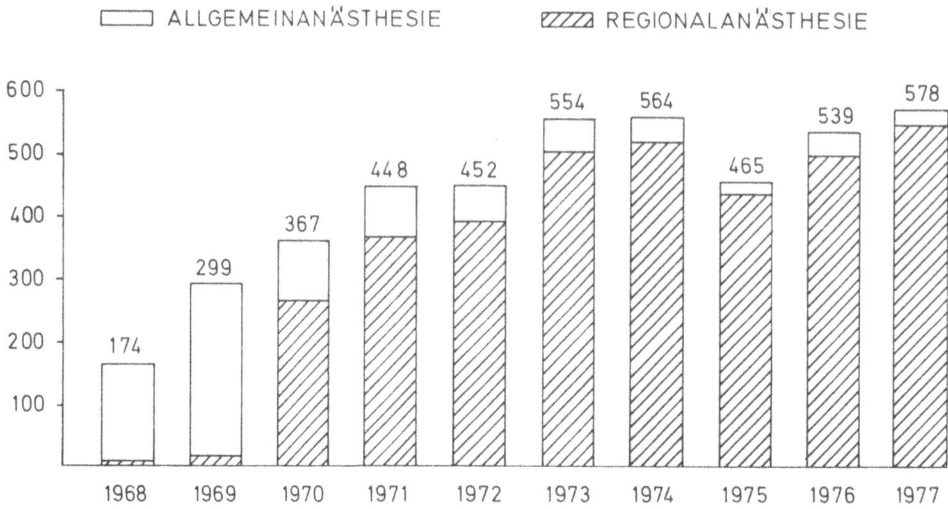

Abb. 2. Die Grafik zeigt die ständige Zunahme der Tätigkeit des Anästhesisten in der Hautklinik

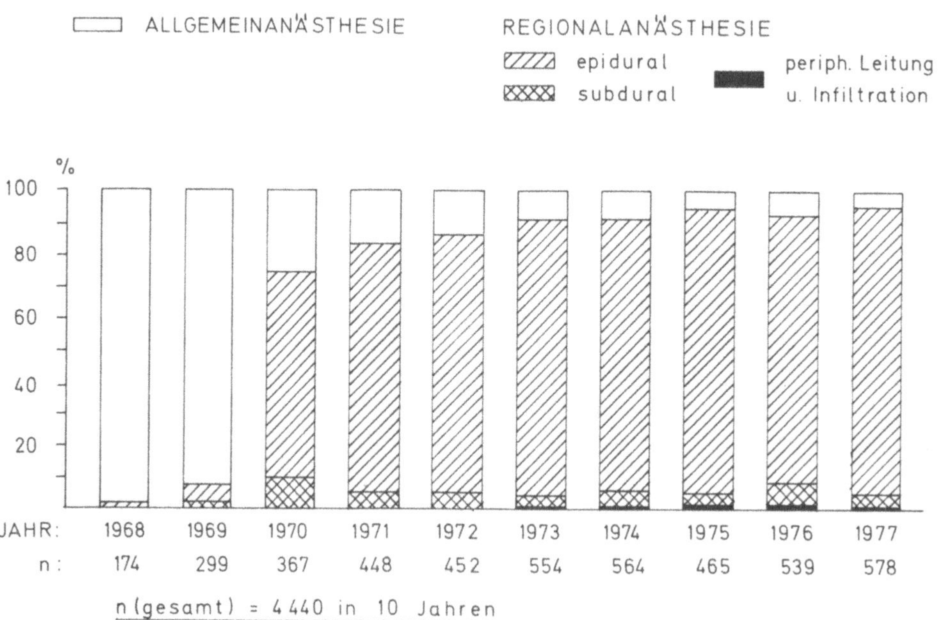

Abb. 3. Zugunsten der regionalen Anästhesieverfahren wir die Allgemeinanästhesie von anfangs fast 100% nur noch in weniger als 10% der Fälle angewendet

Entsprechend den speziellen Gegebenheiten in der Dermatochirurgie verteilen sich die Operationsbereiche auf alle Körperregionen. Bei unseren Patienten wurden in 95% aller Fälle Eingriffe an den unteren Extremitäten durchgeführt, gefolgt von 3% am Stamm, 2% am Kopf und 1% an der oberen Extremität. Während bei Eingriffen am Kopf die Anwendung der Allgemeinanästhesie bei über 90% liegt, geht sie bei Eingriffen am Stamm auf 30%, an der oberen Extremität auf 20% und an der unteren Extremität auf etwa 15% zurück. Damit liegt die Indikation zur Regionalanästhesie in 80—90% der Fälle bei Extremitätenoperationen. Dieses deckt sich mit den klassischen Indikationen für regionale Anästhesieverfahren (Abb. 4).

Bei den Allgemeinanästhesien handelte es sich meist um Verfahren mit endotrachealer Intubation und künstlicher Beatmung. Muskelrelaxanzien kamen nur selten zur Anwendung. Nur bei sehr kurzdauernden Eingriffen unter 15 min wurden die Anästhesien per inhalationem über die Maske bei erhaltener Spontanatmung durchgeführt. Die verwendeten Anästhetika waren in erster Linie Halothan und Enfluran und in seltenen Fällen Opiat-Lachgas-Sauerstoff Kombinationsanästhesien.

Da die Dermatochirurgie sich über die gesamte Körperoberfläche erstreckt, besteht bei der Anwendung der regionalen Anästhesieverfahren eine große Variationsmöglichkeit (Tabelle 1). Wenngleich die rückenmarksnahen Anästhesietechniken — also Peridural- oder Spinalanästhesien — weitaus den größeren Anteil in unserem Patientengut ausmachen, so wird doch deutlich, daß auch die Leitungsanästhesien vom Anästhesisten beherrscht werden müssen, um unter Beachtung der Sicherheit für den Patienten dem Operateur ausreichende Arbeitsmöglichkeiten zu garantieren. Aus der Verteilung der einzelnen Anästhesietechniken ist zu ersehen, daß Infiltrationsanästhesien vom Anästhesisten kaum durch-

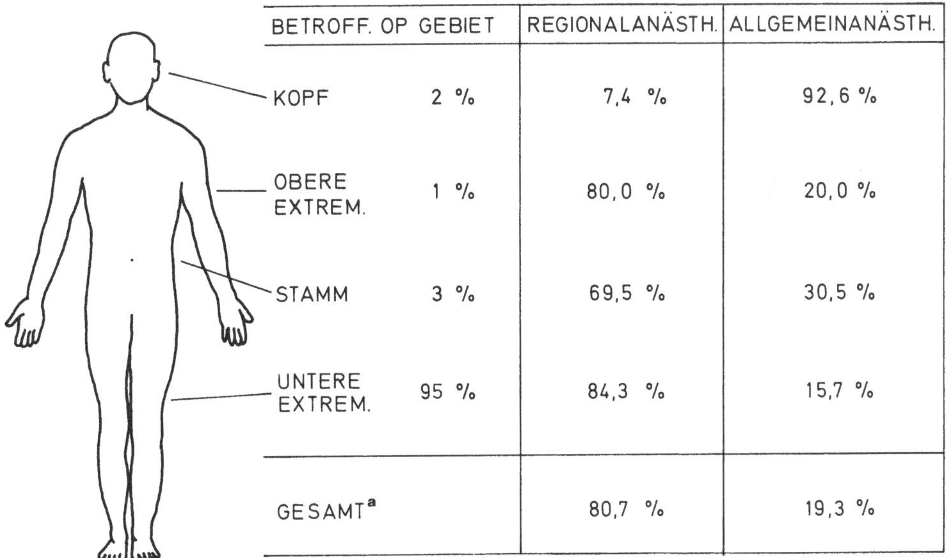

Abb. 4. Die Verteilung der jeweiligen Anästhesieverfahren bezogen auf die Operationstopographie

Tabelle 1. Häufigkeit verschiedener Techniken der Regionalanästhesie in der Dermatochirurgie (1969–1977)

A. Allgemeinanästhesien			857 (19,3%)
B. Regionalanästhesien			3583 (80,7%)
I. Periphere Leitungsanästhesien und Infiltration		26 (0,6%)	
1. Plexus brachialis	5 (0,1 %)		
2. Handgelenk	4 (0,1 %)		
3. Feldblock	1 (0,02%)		
4. Paravertebral	2 (0,05%)		
5. N.Ischiadicus/n.femoralis	7 (0,2 %)		
6. N. V_{1-3}	6 (0,1 %)		
7. Infiltration	1 (0,02%)		
II. Rückenmarksnahe Anästhesien		3557 (80,1%)	
8. Spinalanästhesie	247 (5,6 %)		
9. Sattelblock	1 (0,02%)		
subdural	248 (5,62%)		
10. Periduralanästhesie	3267 (73,6%)		
11. Kaudalanästhesie	42 (0,9%)		
epidural	3309 (74,5%)		
Gesamt			4440 (100%)

geführt werden. Da es sich hier um die Ausschaltung begrenzter Hautbezirke handelt, sollte dieses Verfahren auch in der Hand des Operateurs bleiben. Es sei jedoch darauf hingewiesen, daß der chirurgisch tätige Kollege sich der pharmakodynamischen Eigenschaften des jeweiligen Lokalanästhetikums bewußt sein sollte. Um den gewünschten analgetischen Effekt zu erreichen, sollte man sich der geringsten Konzentration und Menge bedienen, um mögliche toxische Nebenwirkungen zu vermeiden. Für die Infiltrationsanästhesie empfehlen sich nach unserer Erfahrung in erster Linie die mittellang wirkenden Lokalanästhetika vom Amid-Typ (Mepivacain oder Lidocain) in der 0,5%igen Konzentration. Da die empfohlenen Höchstdosierungen bei Zusatz von Adrenalin 1 : 200000 bei 500 mg liegen, können am normalen Erwachsenen bis zu 100 ml des Lokalanästhetikums verwendet werden.

Der Anästhesist wird für die rückenmarksnahen Anästhesien und peripheren Plexusanästhesien meist länger wirkende und potentere Lokalanästhetika vorziehen. Dieses bringt den Vorteil, daß einmal die Anästhesie länger anhält und zum anderen die Nervenblockade ausgeprägter ist.

Jedoch muß bedacht werden, daß diese Vorteile mit einer erhöhten Toxizität der Lokalanästhetika einhergehen. Solche Patienten sollten möglichst nicht ambulant versorgt

Tabelle 2. Lumbale Periduralanästhesien, Hautklinik (1969–1977)
Planung und Durchführung

Planung/Problematik	Anzahl		Vorgehen	
Geplante Periduralanästhien	3542	(100,0%)		
I. Technische Probleme (Arthrosen, Skoliosen etc.)	− 28	(0,8%)	Kaudalanästhien Spinalanästhesien	8 20
II. Akzidentielle Durapunktion	−104	(3,0%)	Spinalanästhesien (Periduralanästhesien	104 27)
III. Ungenügender Effekt (Verteilungsstörung, Analgesie ϕ	−142	(4,0%)	Allgemeinanästhesien Spinalanästhesien	84 58
IV. „Hohe Spinale" (D_3) (akzidentiell)	− 1	(0,03%)	Intubation und Beatmung	1
Durchgeführte Periduralanästhesien	3267	(92,2%)		

werden, da auch durch die Anästhesietechnik unvorhergesehene Schwierigkeiten auftauchen können.

Wie häufig solche Schwierigkeiten auftauchen, zeigt die Tabelle 2. Von 3542 geplanten lumbalen Periduralanästhesien entstanden bei 28, also 0,8%, technische Probleme, die zur Änderung des Anästhesieverfahrens zwangen. Akzidentielle Durapunktionen, die statt der geplanten Periduralanästhesie eine Spinalanästhesie ergaben, wurden in 3% der Fälle beobachtet. Diese Zahl ist gering, wenn man bedenkt, daß ein großer Teil der Anästhesien von Kollegen in der Weiterbildung zum Facharzt durchgeführt wird. Ein ungenügender Anästhesieeffekt auf Grund von Verteilungsstörungen und ähnlichem wurde in 4% beobachtet. Ernsthafte Komplikationen kamen nur in 0,03% der Fälle vor. Somit brachte die Periduralanästhesie in 92,2% der Fälle den gewünschten Effekt.

Betrachtet man die Nebenwirkungen bei Allgemein- und Regionalanästhesie, so läßt sich feststellen, daß die Art der Komplikationen gleich schwer ist. Jedoch weist die Frequenz deutliche Unterschiede auf. Bei 857 Allgemeinanästhesien hatten wir in 0,4% der Fälle schwere Komplikationen, während bei 3583 Regionalanästhesien nur 0,06% schwere Komplikationen beobachtet werden konnten (Tabelle 3). Damit ist nach unseren Erfahrungen die Frequenz schwerer Komplikationen bei Allgemeinanästhesien etwa 7mal höher als bei Regionalanästhesien. Es erübrigt sich zu betonen, daß bei Patienten in der Dermatochirurgie – also solchen mit relativ niedriger Risikogruppe für selektive Eingriffe – eine Mortalität bei insgesamt 4440 Anästhesien nicht beobachtet wurde.

Es kann festgestellt werden, daß für eine suffiziente dermatochirurgische Tätigkeit auf die Mitarbeit des Anästhesisten nicht verzichtet werden kann. Jedoch erlaubt die oft geringe Ausbreitung des Operationsgebietes an der Körperoberfläche die Durchführung von Infiltrationsanästhesien, die dem Operateur überlassen bleiben sollten. Letzteres gilt ganz besonders für die Versorgung ambulanter Patienten. Da die größeren regionalen Leitungsanästhesien eine intensive Ausbildung und auch spezielle pathophysiologische Kenntnisse über Wirkungen und Nebenwirkungen voraussetzen, ist der verant-

Tabelle 3. Nebenwirkungen und Komplikationen, 4440 Anästhesien, Hautklinik 1968–1977

Allgemeinanästhesien (n = 857)		Regionalanästhesien (n = 3 583)	
Nebenwirkungen:			
Blutdruckabfall, Herzrhythmusstörung, anaphyl. Reaktionen, Intubationsprobleme, prolongierte Apnoe		Blutdruckabfall, Bradykardie, mangelhafte Analgesie, Übelkeit, Muskelzittern	
Komplikationen:	0,4%		0,06%
1 anaphyl. Schock nach Barbituratgabe		1 Pneumothorax nach *plexus brachialis* – Blockade	
1 Schulterluxation beim Umlagern		1 „hohe Spinale" (akzidentiell), Beatmung erforderlich	
1 Pseudocholinesterasemangel mit Nachbeatmung			
Mortalität:			
keine		keine	

wortungsbewußte Dermatochirurg gut beraten, wenn er sich der Mitarbeit eines Anästhesisten bedient.

Abschließend sei es erlaubt, noch einen wesentlichen Gedanken anzufügen: Auf Grund der unterschiedlichen Aufgaben des Operateurs und des Anästhesisten ergibt sich auch ein Unterschied in der Beurteilung der Operations- bzw. Anästhesiefähigkeit. Wir alle tuen gut daran, uns zu erinnern, daß Operabilität und Anästhesiefähigkeit nicht immer einander gleichgesetzt werden sollten!

Weiterführende Literatur kann beim Verfassen erfragt werden.

Diskussionsbemerkungen

Herr Konz: Wir beobachten häufig, daß die Patienten nach einer Peridural- oder Spinalanästhesie über Kopfschmerzen klagen. Wie ist dies zu erklären und wie häufig kommt es vor?

Herr Nolte: Man kann bei einer indizierten Spinalanästhesie nicht von einer Komplikation sprechen, wenn der Patient Kopfschmerzen bekommt. Der Kopfschmerz entsteht durch einen Liquorunterdruck, wahrscheinlich durch Abtropfen von Liquor durch die Öffnung in der Dura nach der Punktion. Flachlagerung für 36–48 Std ist die Therapie. Bei Verwendung von dünnen Nadeln ist die Kopfschmerzrate auf Bruchteile von Prozenten beschränkt. Frequenz, Zeitdauer und Intensität des Kopfschmerzes sind auch von der Pflegeklasse abhängig. Wenn der Patient trinken kann, sollte er 3–3 1/2 l Flüssigkeit pro Tag zu sich nehmen, dann erübrigt sich die Infusion. Zusätzlich wäre beispielsweise noch die Bauchpresse anzuführen, durch Leibwickel, damit der Periduralraum eingeengt wird und der Liquor-Abfluß geringer wird.

Herr Friederich: Wir lösen den Fall so, daß jeder, der eine Anästhesie bekommen soll, von der Inneren Klinik auf seine Anästhesiefähigkeit untersucht wird. Schließlich untersucht der Anästhesist nochmals und gibt sein Votum dazu.

Herr Nolte: Ich kenne keinen Internisten, der die Anästhesiefähigkeit eines Patienten beurteilen kann. Dies ist verlorene Zeit.

Herr Friederich: Frau Schmidt-Tintemann hat ausgeführt, daß Patienten gelegentlich bei Vollnarkose Gespräche mithören können. Ist das auch Ihre Meinung?

Herr Nolte: Dies ist bei uns nicht das Problem. Bei Durchführung der Periduralanästhesie werden sich die Ärzte bei Gesprächen vorsehen, weil der Patient ohnehin alles mithören kann. Wenn der Patient bei Vollnarkose etwas hört, war die Anästhesie zu flach!

Herr Friedrich: Ist es Tatsache, daß nach Halotan-Narkosen gelegentlich stärkere Blutungen auftreten wegen der gefäßerweiternden Wirkung des Halotan?

Herr Nolte: Nicht nur nach der Operation, sondern auch während der Operation. Halotan übt eine gefäßerweiternde Wirkung auf das periphere Gefäßstromnetz aus. Allerdings kann die Blutungsneigung während der Operation wegen des Blutdruckabfalls durch Halotan in Grenzen gehalten werden und möglicherweise ist die Nachblutung nach Absetzen der Behandlung wegen des Blutdruckanstiegs größer.

Herr Friederich: Eine letzte Frage zur Melanomtherapie: Ist es möglich, daß bei regionaler Anästhesie postoperative Hyperämie zu einer Aussaat von Melanomzellen in die Umgebung führen kann? Kommt es zu einer nachoperativen Hyperämisierung bei regionaler Anästhesie?

Herr Nolte: Hyperämisierung tritt auf während der Operation, denn Sie haben eine komplette Sympathikusblockade mit maximaler Weitstellung der Gefäßstrombahn, die natürlich mit Abnahme der Anästhesie geringer wird. Die Anästhesie mit langzeitig wirksamen Mitteln hält bis zu 6 Std an. Während dieser Zeit haben Sie eine deutliche Hyperämisierung der entsprechenden anästhesierten Körperteile.

Herr, Name: Muß man vor jedem, auch einen kleinen Eingriff Atropin geben?

Herr Nolte: Sicherlich brauchen Sie nicht für jede Anästhesie Atropin; es hängt ab von dem Anästhesieverfahren, das Sie wählen. Die Meinung ist hier geteilt – ich persönlich möchte nach wie vor bei Allgemeinanästhesie auf die direkte intravenöse Gabe von Atropin vor Anästhesiebeginn nicht verzichten. In der Prämedikation hat Atropin meines Erachtens nichts zu suchen. Wir benutzen, um eine antisalivatorische Wirkung zu erzielen, Scopolamin.

Herr Diem: Haben Sie Erfahrung mit der regionalen intravenösen Anästhesie, insbesondere bei Extremitätenbehandlung?

Herr Nolte: Unsere Erfahrungen mit der intravenösen Regionalanästhesie sind sehr gering. In den letzten Jahren haben wir sie höchstens bei 20–30 Patienten angewandt. Sie ist ambulant empfehlenswert, nur insofern gefährlich, wenn Sie keine verläßliche Person zur Überwachung haben. Die Manschetten können Ihnen unbeobachtet aufgehen und Sie können dann wirklich toxische Nebenwirkungen haben. Das Verfahren selbst ist ausgesprochen gut. Dazu brauchen Sie keine anästhesiologische Ausbildung.

Herr Friederich: Ich habe gehört, daß der Anästhesist nicht mit der nächsten Narkose beginnen darf, solange der vorbehandelte Patient noch nicht wieder voll wach ist. Ist das richtig?

Herr Nolte: Das ist richtig. Das ist aber das Problem aller neu beginnenden operativen Disziplinen, daß die entsprechenden Nebenräume bei den OPs nicht vorgesehen sind. In dem Moment, wo das Problem des Aufwachraumes gelöst ist, brauchen Sie keinerlei weitere Verantwortung zu übernehmen. Ich persönlich würde darauf bestehen, den Patienten mind. 3 Std unter Kontrolle zu haben, nämlich so lange, bis er seine Reflexe vollkommen wiedererlangt hat.

Herr Friederich: Wie haben Sie das Problem in Minden gelöst? Ist einer Ihrer Herren für die Dermatologie abgestellt oder wechseln die?

Herr Nolte: Wir haben in der Anästhesiologie 16 Assistenten, die in einem Rotating-System durch alle Kliniken gehen. Es gibt vielleicht beim Wechsel Anfangsschwierigkeiten, die aber gering sind. Das liegt wahrscheinlich daran, daß unsere täglichen Anästhesiekonferenzen dazu geeignet sind, die entsprechenden Mitarbeiter voll zu informieren, was sie am nächsten Tag zu tun haben.

Herr Happle: Bei dem vorhergehenden dermatochirurgischen Kongreß in München wurde von anästhesistischer Seite die Forderung aufgestellt, daß jeder Eingriff nur bei Anschluß eines Monitors durchgeführt werden sollte. Wie stehen Sie dazu?

Herr Nolte: Wir haben 39 Monitore und 19 klinische OPs, wir haben also keine Probleme, einen Monitor anzuhängen. Für die allgemeinen Anästhesien sollten Monitore angewandt werden, für die regionalen ist es meines Erachtens nicht notwendig. Wir nehmen sie auch bei der regionalen Anästhesie, weil sie eben vorgehalten werden.

Spezielle operative Dermatologie

Defektverschluß im Gesicht durch Vollhauttransplantation aus dem Gesicht

SIGURD WELKE

Summary

Skin defects in the face following surgical treatment of dermatological diseases can be covered optimally with full-thickness skin grafts. The operation is easily performed under local anesthesia on an out-patient basis with low risk and convenience for the patient. Careful surgical planning and procedure achieve functionally and aesthetically satisfactory results comparable to those using flaps.

Areas with cosmetically disturbing folds from peripheric and median parts of the face must be selected as donor sites. The excision of skin grafts should be performed like face-lifting.

Zusammenfassung

Dermatochirurgische Oberflächendefekte im Gesicht können mit freien Vollhauttransplantaten aus dem Gesicht optimal versorgt werden. Das operative Vorgehen ist einfach, die Gefährdung und Belastung des Patienten ist gering, der Eingriff kann ambulant in Lokalanästhesie durchgeführt werden. Die funktionellen und kosmetischen Ergebnisse sind denen von Nahlappenplastiken gleichwertig.

Als Haut-Spendestellen kommen periphere und mediane Gesichtspartien mit vermehrter Faltenbildung (Präaurikular-, Nasenwurzel- und Submentialregion) in Frage. Die Entnahme des Transplantates sollte im Sinne eines Face-liftings erfolgen.

Das Gesicht ist die häufigste Lokalisation pathologischer Hautveränderungen [6], deren Entfernung medizinisch indiziert (z.B. im Rahmen der Tumorbehandlung) oder aus kosmetischen Gründen erwünscht sein kann. Gerade im Gesicht muß neben dem kurativen ein optimal ästhetisches Ergebnis angestrebt werden. Dieses Ziel sollte mit einem möglichst einfachen, den Patienten wenig belastenden und gefährdenden Eingriff erreicht werden. Aus anatomischen und kosmetischen Gründen können größere Operationsdefekte hier nur selten durch eine primäre Wundnaht verschlossen werden. Nahlappenplastiken bieten zwar variationsreiche Verschlußmöglichkeiten [5, 10] sind technisch und zeitlich jedoch aufwendig und durch die oft notwendige Allgemeinnarkose sowohl für bestimmte Patientengruppen [8] als auch für die ambulante Behandlung weniger geeignet. Die freie Hauttransplantation stellt, wenn das Risiko des „Nichteinheilens" und des „Nichtpassens des Transplantates zur Defektumgebung" durch spezielle operative Maßnahmen gering gehalten werden kann, aus folgenden Gründen eine besonders geeignete Möglichkeit der Defektdeckung im Gesicht dar [11, 12]:

1. Belastung und Gefährdung des Patienten sind gering, da in Lokal- oder Leitungsanästhesie unter ambulanten Bedingungen operiert werden kann.

2. Der Entnahmedefekt kann entsprechend der Form der zu exzidierenden Veränderungen so klein wie möglich, der Sicherheitsabstand bei malignen Prozessen so groß wie nötig gehalten werden. Nahlappenplastiken erfordern eine dreieckige Exzision [9] der meist runden oder ovalen Tumoren. Diese nicht tumoranaloge Form des Exzidates birgt die Gefahr, daß der notwendige Sicherheitsabstand zum Tumor an den Seiten des Dreieckes unterschritten wird.

3. Eine großflächige Mobilisation der Haut wie bei Nahlappenplastiken erübrigt sich (keine Belastung des Patienten durch die Applikation größerer Mengen von Lokalanästhetikum und durch stärkere Blutverluste!).

4. Die Defektumgebung kann weder verlagert noch verzogen werden (z.B. stufenartige Verlegung der Stirnhaar- oder der Bartgrenze bzw. Gefahr der postoperativen Asymmetrie durch Verschiebeplastiken).

Das Risiko des „Nichteinheilens" [4] von Vollhauttransplantaten – Spalthauttransplantate sollten trotz der besseren Einheilungstendenz wegen der oft ungünstigen kosmetischen Resultate im Gesicht nur als Ultima ratio verwendet werden! – kann durch folgendes Vorgehen möglichst gering gehalten werden:

Restlose Entfernung des subkutanen Fettgewebes, schonende Präparation und Manipulation des Transplantates, Einnähen in ein blutfreies und ebenes Wundbett, Anlegen eines adäquaten Druckverbandes.

Das Risiko des „Nichtpassens des Transplantates zur Defektumgebung" kann durch die Verwendung von Vollhauttransplantaten aus dem Gesicht vermieden werden. Haut von Abdomen, Oberschenkeln, Oberarmen sowie von retroaurikular, infra- und supraklavikular [3, 4, 9] sind durch den abweichenden anatomischen Aufbau, andersartige Oberflächenstruktur durch unterschiedliche Hautdicke, abweichende Verteilung der Hautanhangsgebilde, unterschiedliche Hautfelderung und spätere Pigmentierungsdifferenzen nicht geeignet.

Die Transplantatentnahme führt zu einem zweiten, primär nicht notwendigen Defekt. Der Eingriff darf daher weder mit einer wesentlichen Gefährdung des Patienten noch mit einer Beeinträchtigung von Funktion und Aussehen der Spenderstelle und deren Umgebung verbunden sein. Aus Gründen der postoperativen Ästhetik kann die Entnahme nur aus der Mediane oder aus der Peripherie des Gesichtes erfolgen. Gesichtspartien mit Stauchungsfalten, die mit zunehmendem Alter in der Präaurikular- und Nasenwurzelregion auftreten, bieten sich als Spendestellen an.

I. Die Präaurikularregion (Abb. 1a–c)

Die Transplantatentnahme aus der Präaurikularregion hat sich aus folgenden Gründen besonders bewährt [11, 12]:

1. Die im Alter häufig starke Faltenbildung vor dem Ohr oder in der Wangenregion ermöglicht die Entnahme von relativ großen Transplantaten.

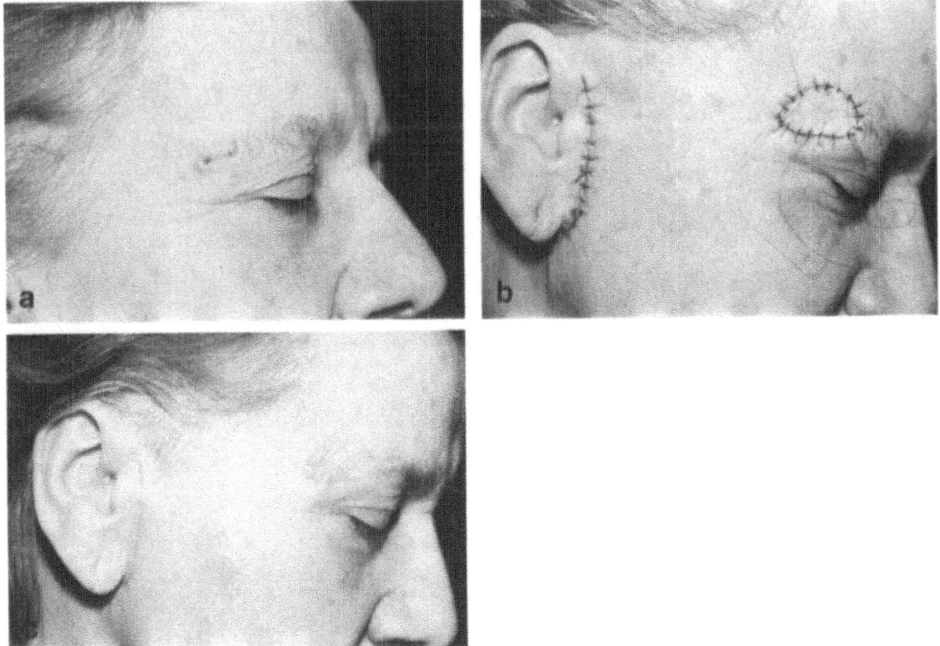

Abb. 1.a Basaliom lateral der rechten Augenbraue. b unmittelbar nach Exzision des Basalioms. Defektverschluß durch ein freies Vollhaut-Transplantat von präaurikulär rechts, jeder 3. Faden für den Kompressionsverband langgelassen. c 3 Wochen nach Operation, Transplantat eingeheilt, keine Farbdifferenz zur Umgebung, Transplantatentnahmestelle noch als strichförmige Narbe vor dem Ohr erkennbar.

2. Sie ist selbst bei Männern mit starkem Haar- und Bartwuchs bei einer Breite von 1,5–2,5 cm und bei Frauen meist völlig haarfrei.
3. Größere Gefäße und Nerven (A. und V. temporalis superficialis, rami temporales superf. n. auriculotemporalis) sind durch eine dicke subkutane Fettschicht geschützt.
4. Bei entsprechender präoperativer Planung läßt sich der Entnahmedefekt ohne nennenswerte Spannung verschließen und die kosmetisch störende Faltenbildung beseitigen.
5. Die Operationswunde heilt stets rasch mit einer strichförmigen Narbe ab, die in den meisten Fällen bereits nach wenigen Monaten kaum mehr erkennbar ist oder durch Kopf- und/oder Barthaar verdeckt werden kann.

II. Nasenwurzelregion (Abb. 2a–c)

Transplantate aus der Nasenwurzelregion eignen sich optimal zur Deckung kleiner und mittlerer Defekte der Nasenspitze und -flügel, des Nasenrückens und der Paranasalregion. Die Entnahme der Haut muß sorgfältig geplant werden, damit die spätere Naht exakt

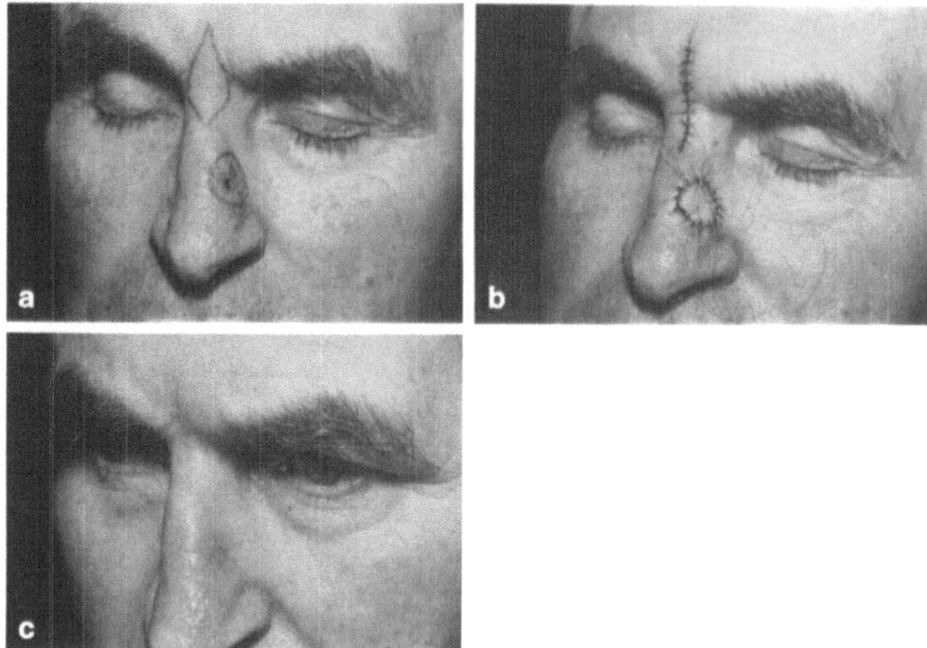

Abb. 2. a Basaliom seitlich auf dem Nasenrücken. Entnahme des Tumors und des Transplantates aus der Nasenwurzelregion eingezeichnet. b Unmittelbar nach Exzision des Tumors und Verschluß durch ein freies Vollhaut-Transplantat von der Nasenwurzel. Mehrere Fäden für den Kompressionsverband lang gelassen. c 13 Tage nach Operation, Transplantat vollkommen eingeheilt, Entnahmestelle kaum mehr sichtbar.

in der Mediane verläuft und als angedeutete Falte imponiert. Bei starker Querfaltung müssen seitlich Burrow-Dreiecke ausgeschnitten, die Wundränder auf 0,5 bis 1 cm Breite mobilisiert und u.U. subkutanes Fettgewebe vorsichtig reseziert werden.

III. Submentalregion

Mit Vollhaut aus der haarfreien Submentalregion bei Frauen lassen sich besonders auf der Stirn und in der Wangenregion gute funktionelle und kosmetische Resultate erzielen. Bei starker Faltenbildung können durch laterale Schnittverlängerung große Transplantate entnommen werden.

IV. Ohrläppchen

Die Hautentnahme aus dem bei manchen Patienten lappenartig vergrößerten Ohrläppchen stellt eine sehr elegante Methode dar, da auch bei großzügiger keilförmiger Exzision die Gewebeverminderung späterhin für den Nichteingeweihten kaum erkennbar ist. Die entnommene Haut hat allerdings den Nachteil, daß sie auf der Rückfläche des Ohrläppchens sehr dünn und die vollkommene Entfernung des bindegewebig fein septierten Fettgewebes außerordentlich schwierig und kaum ohne stärkere Quetschung des Coriums möglich ist. Funktionell verhalten sich diese dünnen Vollhauttransplantate eher wie Spalthaut mit starker Pigmentierungsneigung. Das kosmetische Resultat kann daher nicht immer befriedigen. Mit der Technik der freien autologen Vollhauttransplantation können ästhetisch optimale Resultate erzielt werden, wenn folgende Besonderheiten beachtet werden:

1. Über konvexen Flächen mit harter Unterlage (Nasenrücken, Stirn und evtl. Jochbeinregion) muß das Transplantat mit einer gewissen Spannung eingenäht werden [2, 12]. Es sollte nur 70 bis 80% der Wundfläche bedecken, da einerseits Defekte infolge der Eigenspannung der Haut über konvexen Flächen größer und das Transplantat aufgrund seiner Eigenelastizität geschrumpft erscheinen und andererseits der Wundgrund im Heilungsverlauf eine erhebliche Schrumpfung erfahren kann. Sog. spannungsfrei eingenähte Implantate wölben sich später entweder pflastersteinartig vor oder weisen eine feinfaltige Oberfläche auf.

2. Die störende Stufenbildung am Rand wird vermieden, wenn das Transplantat nur so dick wie der zu deckende Defekt tief ist. Vorhandenes Fettgewebe und evtl. auch der tiefe Anteil des Coriums muß mit einer feinen gebogenen Schere sorgfältig und gleichmäßig entfernt werden, wobei das Transplantat zur besseren taktilen Kontrolle über der Zeigefingerkuppe gehalten wird.

3. Das „zu kleine" Transplantat fixiert man mit feinstem atraumatischen Kunststoffmaterial der Stärke 5/0 oder 6/0 durch gegenüberliegende Einzelknopfnähte. Dadurch erzielt man besonders über konvexen Flächen mit harter Unterlage eine gleichmäßige Flächen- und Andruckspannung [2].

4. Die Wundränder müssen hautschichtengerecht adaptiert, nicht aber durch zu festes Knoten aneinandergepresst werden (Gefahr der Einheilungsverzögerung mit Randnekrosen und unschöner, leiterartiger Narbenbildung).

5. Jeder 2. oder 3. Faden wird lang gelassen und ein saugfähiger transplantatkongruenter Kompressionsverband mit mäßigem Druck aufgeknüpft, damit der Kontakt zwischen Transplantat und Wundbett erhalten bleibt (besonders über planen und konkaven Flächen Gefahr der Transplantatnekrose durch hämatombedingtes Abheben).

6. Die Fäden sollten im Gesicht so früh wie möglich, d.h. jeder 2. Faden mit dem ersten Verbandswechsel 2–3 Tage postoperativ, die Restfäden nach 4–6 Tagen gezogen werden.

7. Bei jedem Verbandswechsel müssen evtl. Krusten sorgfältig und schonend, ohne eine Blutung zu provozieren, entfernt werden, andernfalls können kleine Drucknekrosen und punktförmige Eiterungen zur Närbchenbildung führen.

Ziel jedes chriurgischen Eingriffes im Gesicht muß neben der kurativen Forderung ein möglichst frühzeitig ästhetisch befriedigendes Ergebnis sein, d.h. das Operationsgebiet sollte für den Nichteingeweihten nach 2–3 Wochen nicht mehr ohne weiteres erkennbar sein.

Literatur

1. Andina, F.: Die freien Hauttransplantationen. Berlin, Heidelberg, New York: Springer 1970

2. Georg, H.: Über die Bedeutung der Flächenspannung bei der freien autologen Vollhauttransplantation. Aesthet. Med. *14*, 14–20 (1965)
3. Gonzales-Ulloa, M.: Restauration of the face covering by means of selected skin
   in regional aesthetic units. Brit. J. plast. Surg. *9*, 212–218 (1957)
4. Haar, E.: Plastische Chirurgie im Gesichts-Hals-Bereich. Stuttgart: Thieme 1976
5. Konz, B.: Möglichkeiten zum Wundverschluß im dermatochirurgischen Bereich.
   In: Dermatochirurgie in Klinik und Praxis B. Konz und G. Burg (Hrsg.), Bd. 1,
   S. 20–40. Berlin, Heidelberg, New York: Springer 1977
6. Krause, W., Sole, C.: Altersverteilung und Lokalisation der Hautcarzinome. Z. Haut-
   Geschlechtskr. *44*, 575–580 (1969)
7. Künzing, M., Tritsch, H.: Flächenplastiken mit Unterbauchvollhaut. Hautarzt *28*,
   132–135 (1977)
8. Ott, E.: Anaesthesieprobleme in der Dermatochirurgie. In: Dermatochirurgie in
   Klinik und Praxis B. Konz und G. Burg (Hrsg.), Bd. 1, S. 15–19. Berlin, Heidelberg, New York: Springer 1977
9. Petres, J., Hundeiker, J.: Korrektive Dermatologie. Berlin, Heidelberg, New York:
   Springer 1975
10. Salfeld, K.: Welches Ausmaß operativer Tätigkeit ist an einer Hautklinik vertretbar?
    In: Dermatochirurgie in Klinik und Praxis B. Konz und G. Burg (Hrsg.), Bd.1, S.
    52–56. Berlin, Heidelberg, New York: Springer 1977
11. Welke, S.: Das präaurikuläre Vollhaut-Transplantat zur Defektdeckung im Nasen-
    bereich, eine Methode für die Praxis. Akt. dermatol. *3*, 105–113 (1977)
12. Welke, S.: Über dermato-chirurgische Operationen im Gesicht. Vortrag auf dem
    Homburger Dermatologischen Nachmittag, 24.11.1976 Homburg/Saar

Diskussionsbemerkungen

Herr Walter: Die Entnahmestellen heilen nicht immer so ideal, wie Sie das in einigen
Bildern gezeigt haben. Ich denke da z.B. an die senkrechten Narben an der Stirn. Man
kann das Ergebnis nicht immer genau voraussagen und manchmal wird daraus ein Kains-
mal.

Herr Welke: Wir erhalten manchmal statt einer steilen Falte zwei Falten, wobei die
Operationsnarbe nur aufgrund des strichförmigen Erythems vorübergehend als Falte erscheint. Die Operationsnarben sind in der Regel bereits nach 2–3 Wochen kaum mehr
zu erkennen. Voraussetzung ist selbstverständlich eine subtile Planung und Markierung
der Entnahmestelle unter Berücksichtigung der Bewegungsfunktionen im Nasenwurzel-
bereich; so darf das Ausschneiden von Burrow-Dreiecken seitlich nicht zu einer zu starken
vertikalen Verkürzung der Haut führen, die vom Patienten z.B. beim Stirnrunzeln als
störend empfunden würde. Insbesondere bei sehr adipösen Patienten kann es aus kosmetischen Gründen erforderlich sein, zusätzlich aus der Entnahmestelle im Nasenwurzel-
bereich subkutanes Fettgewebe gleichmäßig zu entfernen, um einen möglichst spannungs-
armen Wundverschluß zu ermöglichen. Der hautschichtengerechte, stufenlose und mit
größter Sorgfalt durchgeführte Wundverschluß mit feinstem monophilen Kunststoffmaterial sollte Selbstverständlichkeit sein. Wenn man diese Kautelen beachtet, werden
Sie Kainsmale nicht sehen.

Herr Friederich: Herr Welke, ich möchte Sie dazu beglückwünschen, daß es Ihnen gelungen ist, aus der nächsten Umgebung Haut für die Defektdeckung zu gewinnen, Haut
also mit der gleichen „Farbe und Textur" wie im Bereich des Defektes. Haben Sie Erfahrungen mit Vollhauttransplantaten, die aus der Ellenbeuge gewonnen wurden?

Herr Welke: Wir haben mit solchen Transplantaten wiederholt gearbeitet. Ich habe diese Haut nicht im Gesicht implantiert, da mich die kosmetischen Ergebnisse außerhalb mit dieser Methode behandelter Patienten nicht zufriedenstellten. Das Problem, Ohrläppchenhaut für Transplantationen zu verwenden, liegt ganz woanders: Vollhauttransplantate aus dem Gesicht (außer vom Ohrläppchen!) weisen so gut wie keine postoperative Schrumpfung auf. Da die Haut des Ohrläppchens jedoch sehr dünn ist, verhält sie sich oft wie Spalthaut mit ihren unangenehmen Schrumpfungs- und Hyperpigmentierungs-eigenschaften. Zur Deckung tieferer Gewebedefekte, wie z.B. auf der Stirn und der Nase, ist sie wenig geeignet, da postoperativ kosmetisch störende Einsenkungen zurückbleiben. Bei Verwendung der dickeren Vollhauttransplantate aus der Präaurikular- und Nasen-wurzelregion ist das nur selten der Fall. Auf einen wichtigen Unterschied zwischen Nahlappenplastiken und der Vollhauttransplantation, insbesondere im Zusammenhang mit dem Vortrag von Diem, möchte ich noch hinweisen: Bei Ihren Plastiken müssen Sie die Lappen möglichst spannungsfrei einnähen, bei den freien Vollhauttransplantaten dagegen muß eine gewisse Spannung, insbesondere über konvexen Partien mit harter Unterlage, vorhanden sein, da andernfalls die Transplantate postoperativ eine störende feine Fälte-lung ihrer Oberfläche aufweisen. Georg hat 1965 genaue Untersuchungen über die Flä-chen- und Andrucksspannung bei freien autologen Vollhauttransplantaten gemacht und dabei herausgefunden, daß optimale Ergebnisse nur dann zu erzielen sind, wenn das Voll-hauttransplantat nach Einnähen in das Wundbett die gleiche Spannung wie die Um-gebung aufweist.

Herr Walter: Zu den schönsten Ergebnissen, die Sie hier vorgelegt haben, möchte ich ein Wort zur Vorsicht anmelden. Bei einem jetzt durchgeführten Kongreß in Amerika haben sowohl Dermatologen als auch Gesichtschirurgen mit der sog. Mohs-Technik eruieren können, daß z.B. Basaliome wesentlich ausgedehnter sein können, als dies dem klinischen Bild entspricht. Vielleicht können Sie dies bei Ihren Überlegungen hinsichtlich der Opera-bilität eines Basalioms berücksichtigen. Ich persönlich neige mehr zur radikalen Entfer-nung und anschließender Lappenplastik, wie dies von Herrn Schwenzer herausgestellt wurde.

Herr Landes: Dies gilt für bestimmte Basaliomformen, das ist allen Dermatologen be-kannt.

Herr Berres: Es ist bekannt, daß Basaliome dann in toto exzidiert werden können, wenn man durch die ganze Kutis hindurchgeht bis in das subkutane Fettgewebe. Nach der Seite hin braucht man nicht mehr als 2 mm Sicherheitsabstand. Die histologische Nach-kontrolle ist obligatorisch. Ich habe noch nie ein Rezidiv eines Basalioms gesehen, wenn eine histologisch gesicherte Totalexstirpation erfolgt war. Dies ist in der Regel mit 2 mm Sicherheitsabstand gegeben. Rezidive sehe ich aber bei vorbestrahlten Basaliomen und bei vorher nicht histologisch kontrollierten.

Herr Hundeiker: Wir müssen histologisch und klinisch differenzieren. Sowohl bei knotigen Basaliomen als auch bei flachwachsenden „Rumpfhautbasaliomen" mit perlsaumartiger Abgrenzung zur Umgebung genügen wenige Millimeter Sicherheitsabstand. Was von Herrn Walter gesagt worden ist, gilt für die sklerodermiformen Basaliome. Bei diesen sollte grundsätzlich nur unter mikroskopischer Kontrolle operiert werden. Hierbei kommt je nach Befund die Schnellschnittmethode oder auch die sog. Mohs-Technik infrage; diese Methoden erfordern großen Zeitaufwand, lohnen sich aber. Wir haben es schon erlebt, daß Operationen bis zu fünfmal erweitert werden mußten, bis schließlich der Tumor entfernt war.

Herr Welke: Ich habe ausdrücklich darauf hingewiesen, daß in Abhängigkeit von Form und Wachstum, Lokalisation, Bestanddauer und Vorbehandlung des Basalioms operiert werden soll. Der Sicherheitsabstand (um das subklinische Wachstum des Basalioms zu erfassen!) beträgt 2—15 mm, wie Burg bereits auf dem 1. Symposium für Dermatochirur-gie in München 1975 mitgeteilt hat. Zu bemerken sei noch, daß es eine sog. Basaliom-haut mit multizentrischem Wachstum der Tumoren gibt, wobei, unabhängig vom exzidierten Basaliom, weitere Basaliome auftreten können, die jedoch nicht als Rezidive zu bewerten sind.

Herr Friederich: Die Dissonanz liegt darin begründet, daß wir Dermatologen frühzeitig kleine, ,,beginnende" Basaliome diagnostizieren und auch exzidieren. Im Marburger und Tübinger Krankengut erreichen wir dabei deshalb Abheilungsquoten von 96%, bei einer Nachbeobachtungszeit von 10 Jahren. Rezidive kommen, wie gesagt, nur bei bestimmten Basaliomformen vor. Hier ist vorsichtiges Vorgehen und exakte Nachbeobachtung am Platze. Sicher werden zu anderen Fächern weiter fortgeschrittene, bereits in Destruktion befindliche Basaliome kommen, die dann radikalere Eingriffe notwendig machen.

Prinzipien der Lappenplastiken im Gesichtsbereich

N. SCHWENZER

Summary

Defects of the face can be covered by local flaps, distant tubed pedicled flaps and free skin grafts. The immediate reconstruction by flaps of tissue from neighbouring areas is preferred after surgical removal of tumors. Advancement flaps, rotation flaps and the Z-plasty-technique are mostly used for coverage. For closure of large defects of the face, tubed pedicled flaps can be employed. The typical surgical techniques for reconstruction are demonstrated.

Zusammenfassung

Im Gesicht kommen zur Defektdeckung gestielte Nahlappen und Fernlappen sowie freie Hauttransplantate in Betracht. Besonders im Zusammenhang mit Tumoroperationen wird der Sofortrekonstruktion mit Nahlappen der Vorzug gegeben.

Hier werden am häufigsten Verschiebelappen, Drehlappen und Z-Plastiken benutzt. In den Fällen, in denen größere Substanzverluste vorhanden sind, wird nach wie vor von der Fernlappenplastik in Form des Rundstiellappens Gebrauch gemacht.

An Hand typischer Beispiele wird das Vorgehen bei den verschiedenen Defektlokalisationen demonstriert.

Unter einer Lappenplastik im klassischen Sinn versteht man bekanntlich die Deckung eines Defektes mit Weichgewebe, dessen Zusammenhang mit dem Organismus durch das Blutgefäßsystem nicht unterbrochen ist. Wir unterscheiden.

1. Lappen aus der Umgebung des Defektes *(Nahlappen),*

2. Lappen von einem anderen Körperteil, welche wandern, indem sie mehrfach verpflanzt werden *(Fernlappen).*

Hinsichtlich des blutgefäßführenden Stieles kann auch eine Unterteilung in

einseitig gestielte Lappen und

zweiseitig gestielte, also *Brückenlappen*

erfolgen.

Außerdem sind noch die *„freien Lappenplastiken"* in Form der Vollhaut- und Spalthauttransplantation, der Schleimhauttransplantation und der kombinierten Haut-Knorpeltransplantation (sog. zusammengesetzte Tranplantate) zu nennen.

Meistens werden Lappenplastiken zur Deckung von Gesichtsdefekten bei Tumorpatienten, mitunter auch nach verletzungsbedingten Substanzverlusten oder bei angeborenen Mißbildungen erforderlich. Die Rekonstruktion kann im Zuge der Defektsetzung in

Form der *Sofortrekonstruktion* oder zu einem späteren Zeitpunkt in Form der *Spätre-konstruktion* erfolgen.

Bei der Sofortrekonstruktion, der heute aus psychologischen und funktionellen Grün-den der Vorzug gegeben wird, ist bei der Planung der Schnittführung zu berücksichtigen, daß

a) radikal operiert werden muß, ggf. mit Ausräumung der regionären Lymphab-flußwege,

b) gleichzeitig geeignete Lappen zur Deckung des Defektes eingeplant werden.

Das bedeutet, daß Resektion und Rekonstruktion sinnvoll aufeinander abgestimmt werden müssen. Der Nahlappenplastik wird bei fast allen tumorbedingten Defekten des Ge-sichtes der Vorzug gegeben, nicht zuletzt deshalb, weil der Lappen aus der unmittel-baren Umgebung keinen Farbunterschied zeigt. Einige Prinzipien des Vorgehens seien anhand typischer Beispiele aus der Vielzahl der Möglichkeiten herausgestellt.

Bei den Nahlappenplastiken unterscheiden wir solche aus der unmittelbaren Umge-bung und der weiteren Umgebung des Defektes. Im einzelnen teilen wir ein in:

1. Verschiebelappenplastiken
2. Drehlappenplastiken
3. Z-Plastiken.

Die *Verschiebung* kann in der *Längsrichtung, seitlich* oder *bogenförmig* (Rotations-lappen) erfolgen. Bei den sog. Drehlappen unterscheidet man solche aus unmittelbarer und entfernterer Defektumgebung, wobei Drehungen um mehr als 90° nur bei schmaler Basis und einem Hauptgefäß möglich sind.

Der Z-förmige Lappenaustausch gehört wegen seiner vielseitigen Anwendbarkeit zu den wichtigsten Elementen der plastischen Chirurgie und ist Grundlage vieler Schnitt-führungen.

Mit einem der vorgenannten Verfahren oder der Kombination mehrerer lassen sich fast sämtliche Probleme der Defektdeckung lösen. Meistens sind mehrere Lösungen mög-lich, wobei neben der Defektausdehnung die Lokalisation und Tiefe des Defektes für die Wahl des Vorgehens eine Rolle spielt. Insbesondere ist die Frage, ob nur Haut oder auch darunterliegende Strukturen zu ersetzen sind, von Bedeutung.

Ausschlaggebend für den Erfolg einer Nahlappenplastik ist die Ernährung des Lappens, die in der Regel dann gewährleistet ist, wenn das Längen-Breiten-Verhältnis 2–2,5:1 nicht überschreitet, es sei denn, der Lappen wird, wie zuvor erwähnt, durch eine Arterie ernährt. Wir konnten durch Untersuchungen des Kohlehydratstoffwechsels bei gestielten Haut-Fettlappen beim Schwein nachweisen, daß diese altbekannten Forderungen zu Recht bestehen (Riediger et al.). Weiterhin muß darauf hingewiesen werden, daß der Lap-pen an seinem Ende nicht dicker sein soll als an seinem Stiel. Nach diesen allgemeinen Vorbemerkungen seien einige typische Lappenplastiken demonstriert.

Defekte im Bereich der *Wange* nach Exzision eines Tumors mit entsprechendem Sicherheitsabstand lassen sich meist durch von dorsal nach ventral verlagerte Rotations-lappen gut decken, besonders dann, wenn die Muskelschicht der Wange nicht betroffen ist (Abb. 1). Diese Rotationslappen eignen sich auch für Defekte, die in die Oberlippe reichen und für solche, die das Unterlid betreffen. Defekte im medialen Unterlidbereich können auch durch eine seitliche Lappenverschiebung unter Ausnutzung der Nasolabial-falte gedeckt werden.

Im *Untergesicht* werden Lappen aus der submandibularen Halsregion bevorzugt. Sie

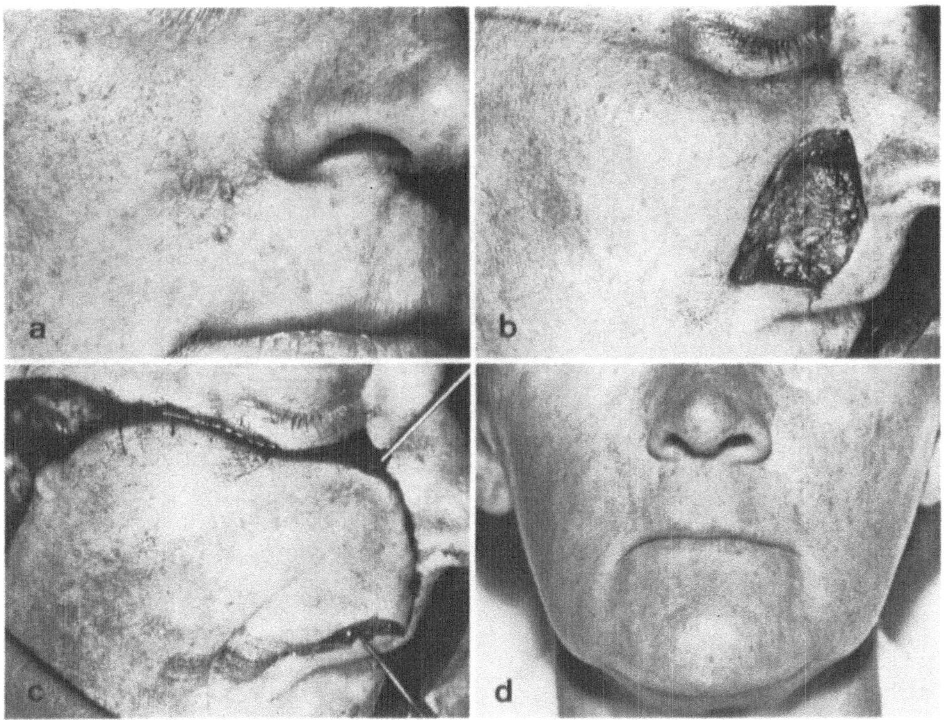

Abb. 1.a Basaliomrezidiv rechte Nasolabiafalte, b Defekt nach radikaler Tumorexzision.
c Defektdeckung durch Wangenrotation. d Postoperativer Befund

haben den Vorteil, daß gleichzeitig auch eine Ausräumung der regionären Lymphwege
möglich ist, und wegen des lockeren Subkutangewebes gute Verschiebungsmöglichkeiten
bestehen. Bei Unterlippenkarzinomen bieten sich, je nach Größe des Tumors, insbesondere auch auf Grund der Lokalisation verschiedene Möglichkeiten an.

Bei kleinen Tumoren im Frühstadium, bei denen eine partielle nicht zu ausgedehnte Lippenresektion erforderlich ist, gelingt es vielfach, durch Vereinigung der mobili-
sierten Wundränder und eine Z-Plastik den Defekt zu schließen. Bei größeren Tumoren,
z.B. ab Stadium T_2, haben wir die Möglichkeit, in Verbindung mit einer Ausräumung der
regionären Lymphwege den Defekt auf verschiedene Weise zu decken: entweder durch
einen Estlander-Lappen aus der Oberlippe, durch eine seitliche Lappenverschiebung nach
Dieffenbach (1845) oder durch eine Unterlippenersatzplastik nach Bernard (1852/53).

Bei *Oberlippendefekten* kann neben einer Abbe- oder Estlander-Plastik aus der Unterlippe auch durch Rotationslappen, wie sie u.a. Lindemann (1931) angegeben hat, Lip-
penweiß ersetzt werden, wobei für den Lippenrotersatz ein gestielter Schleimhautlappen
aus der Unterlippe benutzt werden kann. Die Schwierigkeit bei allen die Mundhöhle er-
öffnenden Resektionen mit Verlust des Lippenrotes ist die Schleimhautauskleidung sowie der Lippenrotersatz. Hier müssen Schleimhautareale der Wangen mit herangezogen
werden.

Für Defekte der *Nase* hängt es von der Lokalisation ab, welche Methode angewandt
werden kann. Defekte an der Nasenwurzel lassen sich durch Verschiebelappen aus der

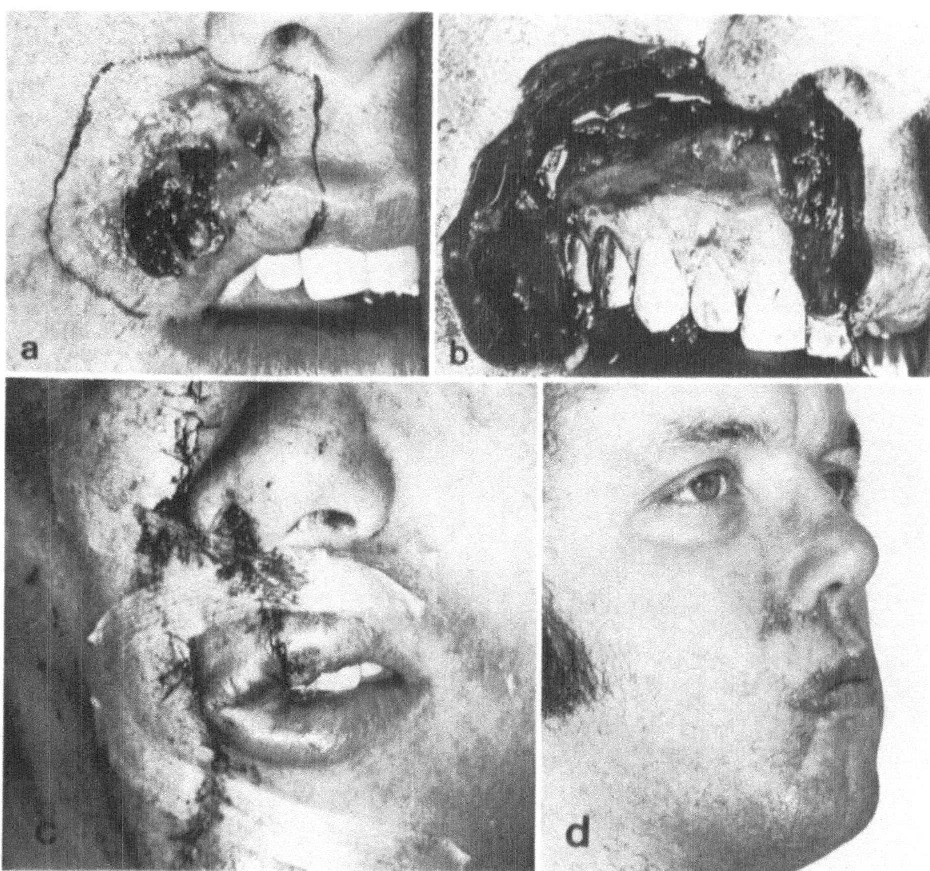

Abb. 2.a Oberlippenbasaliom. b Zustand nach Halbseitenresektion der Oberlippe. c Defektdeckung durch einen Drehlappen aus der Unterlippe. d Befund nach zusätzlicher Mundwinkelkorrektur

Glabella decken. Nasenflügeldefekte erfordern Lappenbildungen aus der Nasolabialfalte. Bei größerer Ausdehnung kommt gegebenenfalls auch ein Drehlappen aus der Stirn in Frage, wobei die Stirn sich insbesondere für größere Nasendefekte als Entnahmestelle eignet. Kleinere Defekte an der Nasenspitze, insbesondere wenn gleichzeitig auch Knorpelanteile verloren gegangen sind, können durch einen Haut-Knorpel-Lappen vom Ohr auch frei gedeckt werden (Abb. 3).

Falls auch die Innenauskleidung der Nasenhöhle fehlt, muß die Rekonstruktion in mehreren Schritten erfolgen, da meistens ein Stirnlappen zuerst umschnitten und mit Spalthaut unterfüttert werden muß, um die Innenauskleidung herstellen zu können (Abb. 4). Der nicht benutzte, nur Transportfunktion ausübende Stiel wird wieder zurückverlagert.

Zu den schwierigsten Plastiken gehören die Ersatzplastiken bei *Oberlidverlust*. Hier bietet sich bei medialen Defekten ein Stirnlappen an. Ist die Mitte oder der laterale Lidanteil betroffen, können auch gestielte Lappen aus dem Unterlid, wie von Mustarde

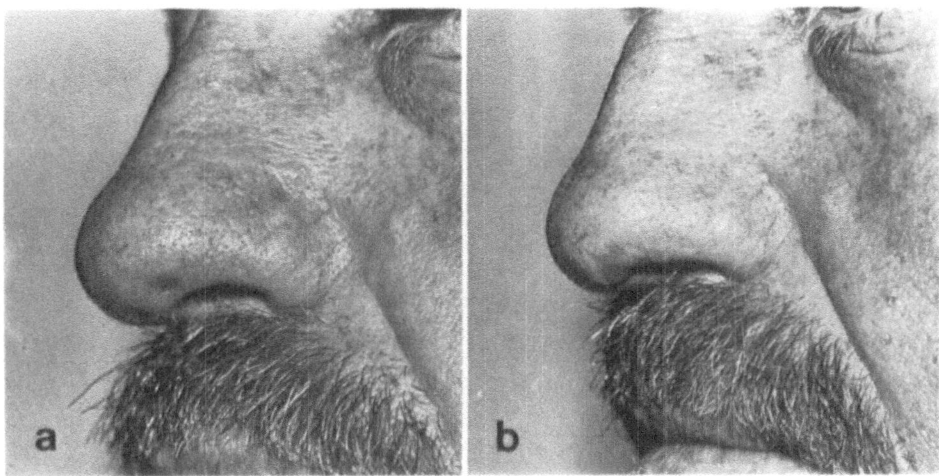

Abb. 3.a Basaliom des Nasenflügels. b Zustand nach Exzision und Defektdeckung durch ein Haut-Knorpeltransplantat von der linken Ohrmuschel

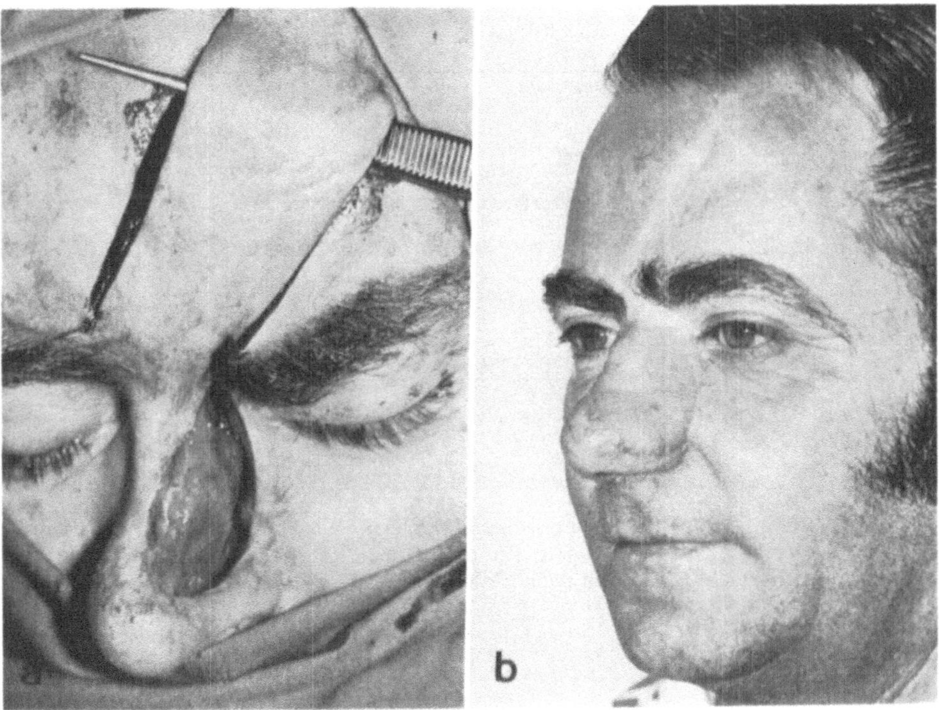

Abb. 4.a Seitlicher Nasendefekt nach Basaliomexzision. Vorbereitung eines Stirnlappens in Brückenlappensituation, der mit Spalthaut unterfüttert wird, die der Innenauskleidung der Nasenhöhle dient. b Postoperativer Befund

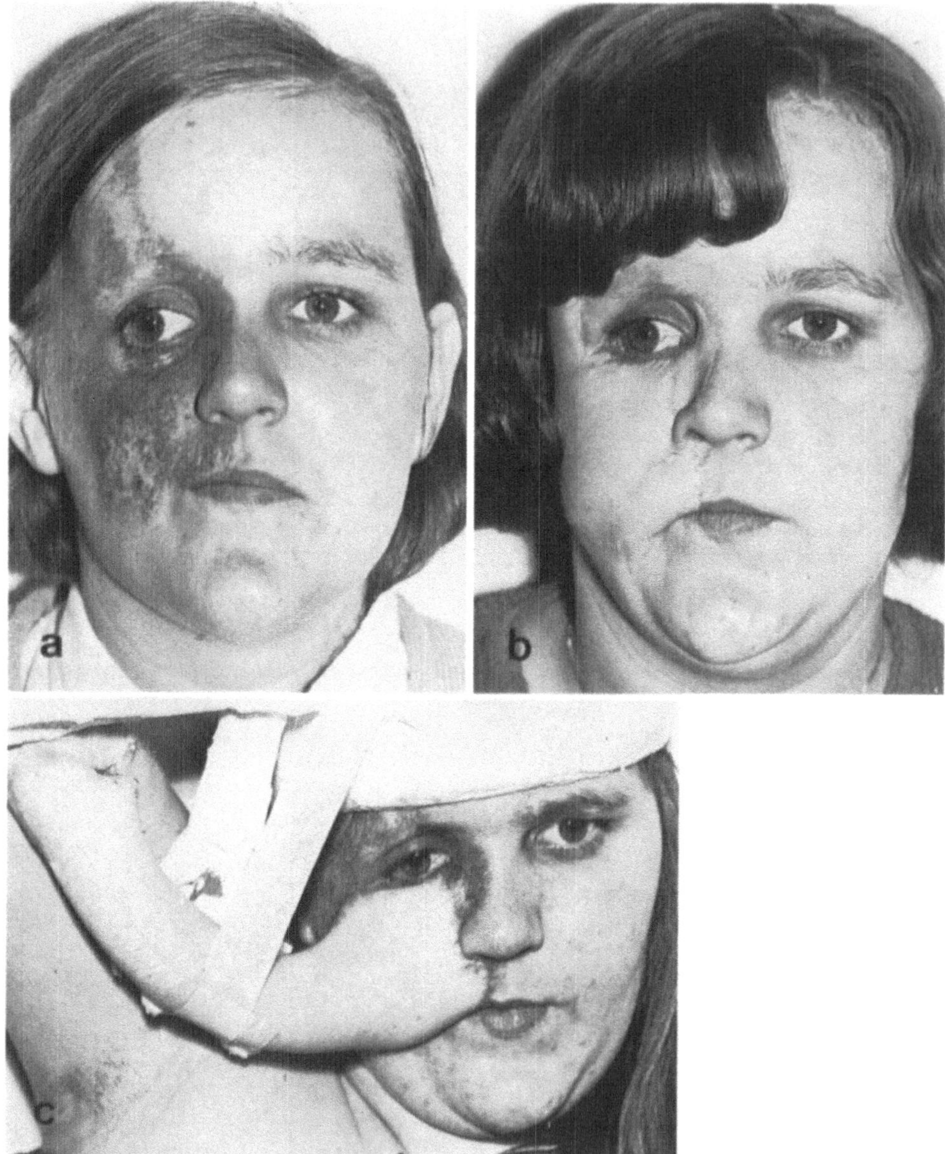

Abb. 5.a Bestrahltes Hämangiom der rechten Wange mit Wachstumsstörung des Gesichts-
skelettes. b Defektdeckung mit einem Rundstiellappen von der Flanke. Der Lappen ist
in den Defekt eingenäht. c Zustand nach Einheilung des Lappens

(1968) angegeben, zur Anwendung kommen, wobei gewisse Parallelen zum Lippenersatz bestehen.

Schließlich wären noch die Defekte im *Stirnbereich* zu nennen, die sich insbesondere dann, wenn sie in der Nähe der behaarten Haut liegen, durch eine Rotationsplastik aus der behaarten Kopfhaut unauffällig decken lassen, wobei allerdings eine Verschiebung der Haargrenze in Kauf genommen werden muß.

Als weitere Möglichkeit einer raschen Defektdeckung bietet sich, besonders dann, wenn eine Rekonstruktion auf operativem Wege sehr aufwendig ist, ein operatives Vorgehen mit epithetischer Versorgung an. Das Prinzip dieser Kombination besteht darin, daß funktionell wichtige Gesichtsanteile im Zuge der Tumorresektion sofort gedeckt werden, und daß die aufwendig zu rekonstruierenden Anteile durch Epithesen versorgt werden (Schwenzer, 1978).

Fernlappenplastiken, z.B. mit Rundstiellappen aus der Flanke oder von der Brust bzw. vom Arm kommen nur bei großen Defekten in Frage bzw. bei solchen Defekten, bei denen das Material aus der Defektumgebung nicht ausreicht. Insbesondere wird man eine Rundstiellappenplastik in Erwägung ziehen, wenn auch Fett ersetzt werden muß (Abb. 5). Jedoch sind wir heute bereits in der Lage, gefäßgestielte Fettlappen mit mikrochirurgischen Gefäßanastomosen frei zu transplantieren. Die Vorteile des Rundstiellappens, bei dem ein Längen-Breiten-Verhältnis von 3:1 besteht, können wie folgt zusammengefaßt werden:

1. Der Rundstiellappen besteht aus bereits geschrumpftem Gewebe, das keinen weiteren wesentlichen Schrumpfungen mehr ausgesetzt ist,

2. die Vitalität des Gewebes ist kaum beeinträchtigt,

3. es fehlen granulierende Wundflächen. Dadurch entfallen Verbände und die Infektionsgefährdung ist äußerst gering,

4. die gut ernährten Rundstiellappen sind unempfindlich gegen Torsion und Knickung.

Als Nachteil muß der Farbunterschied in Kauf genommen werden.

Obwohl es mir nicht möglich war, sämtliche Formen der Lappenplastiken im Gesichtsbereich darzustellen — so konnte ich z.B. auf Insellappen, Visierlappen und dergl. nicht eingehen — hoffe ich jedoch, daß es mir gelungen ist, einige wichtige Prinzipien der Lappenplastiken darzustellen. Ihre Beherrschung ist für die erfolgreiche Defektdeckung im Gesichtsbereich mit dem Ziel der Wiederherstellung von Form und Funktion unumgänglich.

Literatur

Abbe, R.: A new plastic operation for the relief of deformity due to double harelip. Med. Rec. (N.Y.) *53,* 477 (1898)

Bernard, C.: Cancer de la lèvre inferieure restauration à l'aide de lambeaux quadrilataires — latereaux querison. Scalpel (Liege) *5,* 162 (1852/53)

Dieffenbach, J.F.: Die operative Chirurgie. Leipzig: Brockhaus, 1845

Estlander, J.A.: Eine Methode aus der einen Lippe Substanzverluste der anderen zu ersetzen. Arch. klin. Chir. *14,* 622 (1872)

Lindemann, A.: Neue Gesichtspunkte zur plastischen Deckung angeborener und erworbener Defekte. Chirurg *3,* 358, 414 (1931)

Mustarde, J.C.B.: Reconstruction of the upper lid and the use of nasal mucosal grafts.
    Br. J. Plast. Surg. *21*, 367 (1968)
Riediger, D., Schmelzle, R., Heller, W., Schmidt, K.-H., Schwenzer, N.: Stoffwechselun-
    tersuchungen an gestielten Haut-Fettlappen am Göttinger Miniaturschwein. Dtsch. Z.
    Mund-Kiefer-Gesichtschir. (im Druck)
Schwenzer, N.: Indikation zur chirurgischen und epithetischen Deckung von Gesichtsde-
    fekten. Fortschr. Kiefer- Gesichtschir. *23*, 21 (1978)

Diskussionsbemerkungen

Herr Berres: An Herrn Schwenzer hätte ich gern drei Fragen gestellt: Wieviel sind nach
der dargestellten Methode operiert worden? In wieviel Prozent der Fälle kommt es nach
gleichzeitiger Ausräumung der Lymphknoten und histologischer Kontrolle zu Rezidiven
und Metastasen? Wie groß soll nach ihrer Meinung der Sicherheitsabstand sein und wie
legen Sie ihn fest?

Herr Schwenzer: Mein Thema heißt „Prinzipien der Lappenplastik" und nicht „Prinzipien
der Operationstechniken maligner Hauttumoren". Ich bin aber gern bereit, auf Ihre Fragen zu antworten. Die hier gezeigten Tumoren waren entweder vorbestrahlt oder insuffizient operativ angegangen worden. Ich muß jetzt Herrn Friedrich zitieren und feststellen,
daß unser Krankengut sich wesentlich von dem Ihren unterscheidet; natürlich kommen
aufgrund unserer Klinikbezeichnung auch zahlreiche Patienten primär zu uns. Zur Frage
des Rezidivs: Vor 2 Jahren habe ich 100 Basaliomoperierte nachuntersuchen lassen. Es
handelte sich dabei um Zeiträume nach der Operation von 5—7 Jahren. Ich glaube, wir
hatten damals drei Rezidive. Es waren natürlich nicht bei allen Patienten 7 Jahre nach der
Operation vergangen, aber wir wissen andererseits, daß sich die meisten Rezidive schon
innerhalb des ersten und zweiten Jahres nach der Operation einstellen. Wir operieren
mit Lupe oder unter dem Mikroskop und können dadurch besser entscheiden, wie weit
wir den Tumor im Gesunden entfernen müssen. Der Abstand beträgt mind. 5 mm. Bezüglich der Lymphabflußwege bei Unterlippenkarzinomen haben wir uns im Laufe der Jahre
folgenden Standpunkt zu eigen gemacht: Spinaliome im T1-Stadium, die keine tastbaren
Lymphknotenveränderungen haben, operieren wir lokal radikal. Tumoren im T2 und T3-
Stadium der Unterlippe ohne nachweisbare Metastasen operieren wir so, daß wir eine
suprahyoidale und submentale Lymphknotenausräumung gleichzeitig vornehmen. Diese
Technik dauert bei perfekter Beherrschung nicht länger als zusätzlich eine 3/4 Std. bds.
Man kann sie deshalb auch bei älteren Menschen anwenden. Bei den Unterlippenkarzino-
men haben wir bessere Ergebnisse als bei Mundhöhlenkarzinomen. Ich kann aber nicht die
genauen Rezidivzahlen angeben.

Herr Welge-Lüßen: Eine Frage zu lyophilisierter Bindehaut. Wir haben beim Pemphigus
der Bindehaut oder anderen Defekten der Bindehaut mit gutem Effekt lyophilisierte Bindehaut verwendet. Haben Sie irgendwelche Erfahrungen damit?

Herr Schwenzer: Die Technik mit der lyophilisierten Bindehaut kennen wir, aber wir verwenden diese Technik nicht. Wir nehmen, wenn Bindehaut notwendig ist, Schleimhaut
aus dem Planum buccale. Sie können mit ortsständiger Mundschleimhaut quasi die gesamte Bindehautrekonstruktion eines Auges durchführen. Es gibt eine weitere Möglichkeit,
nämlich, daß man ein Schleimhautknorpel-Transplantat aus dem Septum nasi nimmt.

Herr Schwenzer (Hamburg): Fällt die sog. Wanderlappenplastik zahlenmäßig so ins Gewicht?

Herr Schwenzer: Ich möchte schon sagen, daß sie ein großes Gewicht hat, zumindest,
seitdem Schuchardt in Hamburg die Rundstiel-Lappenplastik salonfähig gemacht und die
entsprechenden Indikationen angegeben hat. Eine Rolle spielt sie bei Defekten, bei denen

Haut und Hautfettgewebe fehlen. Wir nehmen solche Rundstiellappen auch zur Deckung von intraoralen Defekten, beispielsweise nach Oberkieferresektionen. Hier gibt es nicht genügend ortsständiges Gewebe zur Herstellung des Gaumens. Dann noch eine Bemerkung zur gestielten Fettlappentransplantation: Wir führen sie durch mit einem entsprechenden Gefäßstiel. Es handelt sich also um einen geschälten Rundstiellappen.

Herr Dietrich: Welche Bedeutung hat die Mikrochirurgie in der plastischen Chirurgie? Werden bereits Rundstiellappen mikrochirurgisch angeschlossen?

Herr Schwenzer: Was wir z.Z. machen können, ist eine gestielte Fett-Transplantation aus der Inguinalgegend mit Anschluß an die Arteria facialis. Die Mikrochirurgie ist für Nahlappen nicht erforderlich. Wir haben aber schon eine Abbe-Plastik mit mikrochirurgischem Gefäßanschluß durchgeführt. In dem Fall können die Stieldurchtrennungen, die sonst nach 2−3 Wochen erfolgen sollen, schon nach 8 Tagen erfolgen. Für die Abbe-Plastiken braucht man mit mikrochirurgischen Maßnahmen 1 Std. länger. Die Indikationsstellung wird sich sicherlich nach einiger Zeit einpendeln, und ich erwarte von dem internationalen Kongreß für Mikrochirurgie in Bonn in diesem Jahr schon einige klare Richtlinien.

Herr Rassner: Ich fühle mich im guten Sinn provoziert, auf die gute Kooperation zwischen Ihrer Abteilung und der Hautklinik hinzuweisen. Aus meiner Sicht sind wir uns doch der operationstechnischen Grenzen durchaus bewußt. Auf der anderen Seite, und das möchte ich hier besonders herausstellen, ist es so, daß die Kenntnisse der einzelnen Krankheitsbilder, ihr biologischer Wert, ihre Wachstumsgeschwindigkeit, so vorhanden sind, daß wir eine differenzierte Therapie betreiben können, und so auf der anderen Seite unnötige radikale Operationen eliminieren können. Das gilt ganz besonders für die Basaliome. Diese beiden Gesichtspunkte stellen meiner Meinung nach eine gute Basis für die Kooperation dar.

Subkutan gestielte Lappenplastik zur Defektdeckung im Gesichtsbereich

EDGAR DIEM

Summary

A subcutaneous pedicled flap for closing excisional skin defects is presented. Designing these type of flaps and their operative managing is referred to in this paper.

Zusammenfassung

Der vorgestellte sukutan gestielte Lappen eignet sich durch seine einfache Planung zur Deckung operativ gesetzter Defekte im Gesichtsbereich, vor allem beim alten Menschen. Er verbindet die Vorteile einer gestielten Nahlappenplastik mit Vorteilen einfacher Präparation, die bei kleineren Defekten auch in Lokalanästhesie erfolgen kann.

Besondere Bedingungen und Anforderungen sind an die kosmetisch befriedigende Wiederherstellung nach operativ gesetzten Defekten im Gesichtsbereich zu stellen.

Einer der wichtigsten Diskussionspunkte stellt die Wahl von Nah- oder Fernlappen dar. Auf keinen Fall darf eine Wunde im Gesichtsbereich unter Spannung verschlossen werden, da dies in der Regel kosmetisch unbefriedigende Ergebnisse erbringt — und gerade dies wünscht der Patient am wenigsten. Wesentliche in der operativen Planung zu berücksichtigende Punkte sind: Angleichung von Kontur und Farbe der Haut sowie der unterschiedlichen Pigmentierungsgrade, Berücksichtigung der Linienführung (relaxed skin tension lines) und vor allem der durch die Mimik im Gesichtsbereich entstehenden ästhetischen Einheiten.

Die Ausdehnung und Natur des Tumors sowie seine Lokalisation stellen die Grundlagen für die Auswahl der optimale Ergebnisse ermöglichenden Rekonstruktionsverfahren dar.

Möglichkeiten, ohne weitere Nachkorrektur die Rekonstruktion — nicht nur farb- und konturmäßig — sondern auch in weitgehender Angleichung an die anatomischen Gegebenheiten des Gesichts-Schädelbereiches durchzuführen, müssen voll ausgeschöpft werden. In jedem einzelnen Fall muß die Entscheidung über die Anwendbarkeit einer der vielen in der Literatur angegebenen Lappenarten zur Gesichtsrekonstruktion neu getroffen werden.

Um begrenzte Defekte — etwa bis zu einer Ausdehnung von 5 x 3 cm, in Einzelfällen darüber — im Bereiche der Stirne, Nasolabialfalte, Nasen-Wangenübergang, Schläfengegend und Nasenbereich zu decken, haben wir in Zusammenarbeit mit dem plastisch-chirurgischen Department der I. Chir. Univ.-Klinik in den letzten 3 Jahren bei über 40

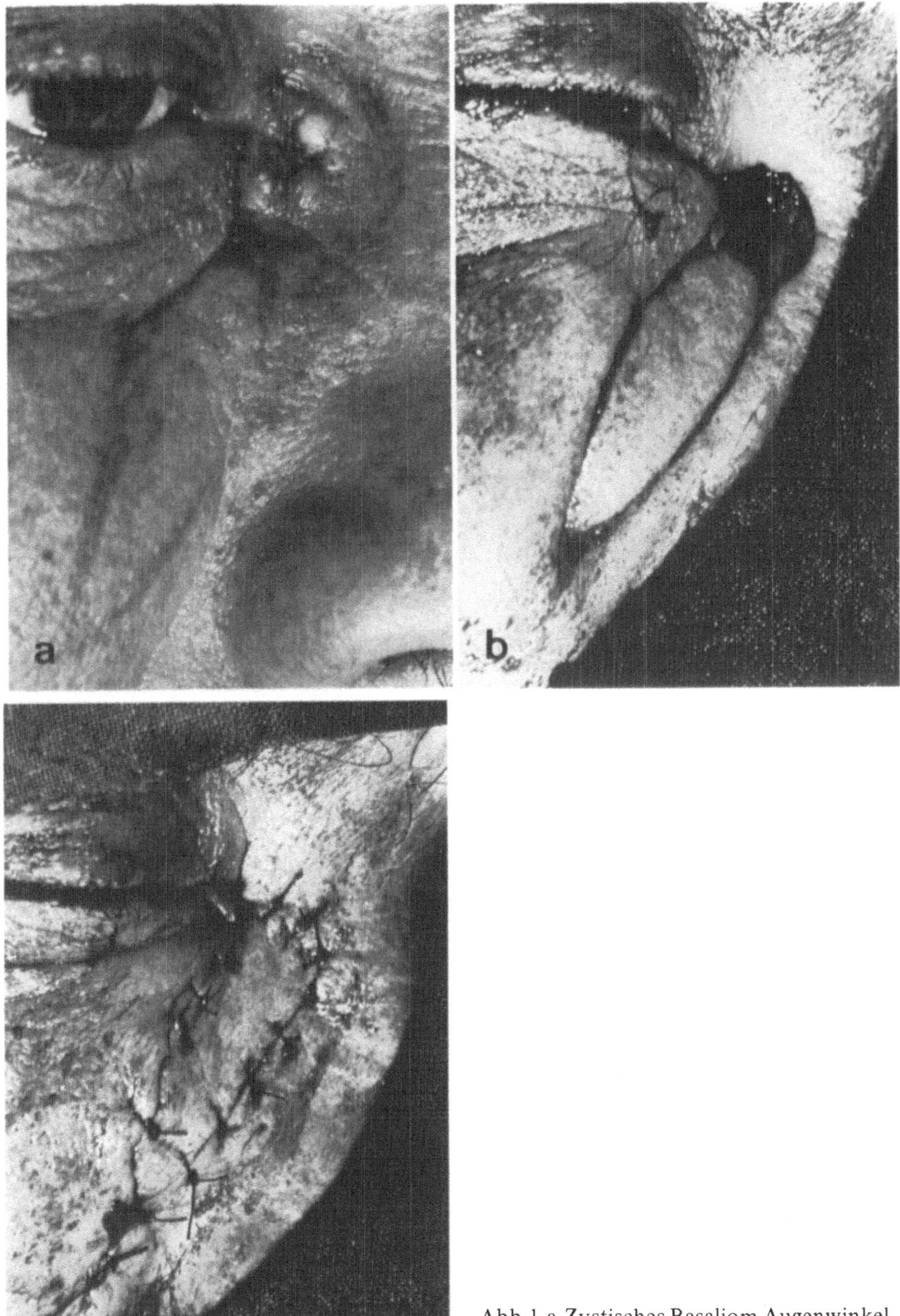

Abb 1.a Zystisches Basaliom Augenwinkel.
Exzisionsgrenzen und subkutan gestielter
Lappen eingezeichnet. b Tumor exzidiert,
Lappen umschnitten. c Lappen eingenäht

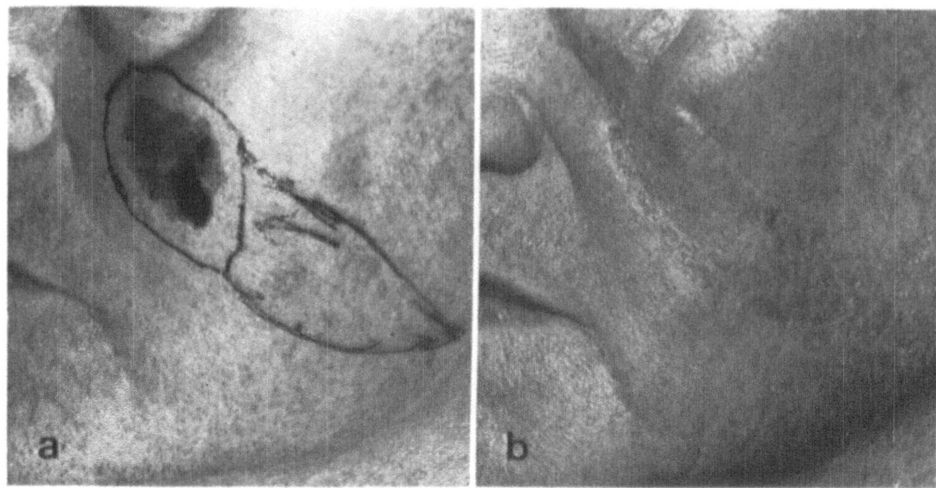

Abb. 2. a Lentigo maligna Melanom Wange. Exzisionsgrenzen und Lappenform eingezeichnet. b Ergebnis 3 Monate postoperativ

Patienten ein einseitiges Lappenverfahren angewendet, über dessen methodische Grundlagen und Ergebnisse hier berichtet werden soll (Berger et al., 1977).

Die Domäne der sog. subkutan gestielten Haut-Subkutis-Lappen sind rundliche bis
ovale Defekte von Mittelgesicht und Nase in der erwähnten Ausdehnung von etwa 5 x 3
cm. Voraussetzung zur Bildung dieser Lappen ist die gute Verschieblichkeit der Subkutis,
die als Stiel Fett-Muskelgefäße, Lymphgefäße sowie nervale Anteile enthält. Hier liegt
auch der Unterschied zum Insellappen, dessen Versorgung über definierte Gefäße erfolgt.
Operationstechnisch wird folgendermaßen vorgegangen: Nach Exzision des Tumors im
Gesunden und Kontrolle der Radikalität, hier z.B. im Bereich des Nasenrücken-Augen-
winkels, wird ein in diesem Fall von der Nasolabialfalte der Form eines gleichschenkeli-
gen Dreiecks entsprechender Lappen umschnitten. Die Inzision wird durch die Haut und
Subkutis bis zur darunterliegenden Muskulatur erweitert.

Der so umschnittene Lappen darf jedoch nicht unterminiert werden, dann dadurch
würde ja der versorgende Stiel durchtrennt werden. Es muß vielmehr in schonender
Weise der entstandene Lappen sorgfältig von allen Seiten freipräpariert werden und kann
dann meist ohne Schwierigkeiten auf seiner Unterlage in Richtung des Defektes verschoben werden. Bei guter Planung „gleitet" der Lappen geradezu in den Defekt hinein. Spannungen im Bereiche der Nähte vom Lappen zum Defektrand sollen möglichst vermieden
werden. Da es sich in der Mehrzahl unserer Patienten um ältere Menschen handelte, war
eine besonders gute Verschieblichkeit der Gesichtshaut an der Fettschicht möglich, so
daß in einzelnen Fällen auch die Verlagerung größerer Lappen, wie 5 x 3 cm durchgeführt wurde. Die Lappen wurden zweischichtig eingenäht; die Entnahmestellen ließen sich
ohne Komplikationen durch laterale Unterminierung primär schließen. Ein zweiter Eingriff ist in der Regel nicht notwendig, lediglich im Falle der Verwendung besonders großer
subkutan gestielter Lappen im Nasenbereich ist zur Verbesserung der Konturen ein derartiger sekundärer Eingriff zu diskutieren.

Die Zugabe von Vasokonstriktoren bei Anwendung von Lokalanästhesie ist zu vermeiden; ebenso wegen der Gefahr der Ausbildung eines Ektropiums die Anwendung dieses Lappenverfahrens zur partiellen Rekonstruktion des Unterlides durch Lappenbildung aus dem Wangenanteil.

Selbstverständlich lassen sich derartige subkutan gestielte Verschiebelappen in der ursprünglich konzipierten Form triangulärer — teilweise mit Hautbrücken (kommaförmige Lappen, sog. hatched flaps) zur Vermeidung zirkulärer Narben belassenen — Lappenformen modifizieren. Ihre Anwendung beschränkt sich nicht nur auf den Gesichtsbereich (Emmett, 1977).

An Komplikationen haben wir in drei Fällen wegen zu starker Verlagerung Lappenrandnekrosen gesehen und in zwei Fällen unschöne leiterartige Nahtmarken wegen fehlender Entlastung durch subkutikuläre Nähte.

Zusammengefaßt läßt sich sagen, daß der subkutan gestielte Lappen zur Deckung operativer Defekte im Gesichtsbereich durch seine einfache Planung, besonders beim alten Menschen interessant erscheint. Er verbindet die Vorteile einer gestielten Nahlappenplastik mit Vorteilen einfacher Präparation, die bei kleineren Defekten auch in Lokalanästhesie erfolgen kann.

Literatur

Berger, A., Millesi, H., Diem, E.: Ein subkutan gestielter Lappen zur Wiederherstellung des Hautmantels nach Tumorexzision im Gesichtsbereich. Hautarzt *28*, 89–91, 1977

Emmett, A.J.J.: The closure of defects by using adjacent triangular flaps with subcutaneous pedicles. Plast. Reconstr. Surg. *59*, 45–52, 1977

Diskussionsbemerkungen

Herr Friederich: Welche Erfahrungen haben Sie mit den bipolaren, subkutangestielten Lappenplastiken? Wie steht es mit der Unterminierung des Stiels?

Herr Diem: Die bipedicled flap-Operation haben wir praktisch nur im Stirnbereich durchgeführt, wo die Mobilisation wirklich nicht so gut vonstatten geht. Bei allen Wangenlappen kann man auf eine derartige Technik (two triangular flaps with subcutaneous pedicles), glaube ich, verzichten.

Narbenkontrakturen und Narbenhypertrophien nach Verbrennungen an Gesicht, Hals und Brust Behandlung und Nachsorge

HUBERT DREPPER

Zusammenfassung

Anhand klinischer Beispiele werden die typischen Rekonstruktionsprobleme bei Narbenwucherungen und Kontrakturen nach III.gradigen Verbrennungen an Gesicht, Hals und Brust erörtet. Narbenwucherungen im Gesicht sollten, sofern die mimische Muskulatur noch funktionstüchtig ist, eher konservativ behandelt werden. Die Kontrakturen werfen besondere konstruktive Probleme auf, wenn sie an den Körperöffnungen (Lider, Mund, Nase) sowie an den konkaven Oberflächenkrümmungen der Haut an Hals und Achsel gelegen sind. Kontrakturen im Wachstumsalter an Kiefer und Schultergürtel beeinträchtigen oft die Körperentwicklung. Sie müssen rechtzeitig mobilisiert werden. Zur Rekonstruktion genügen meistens freie Hauttransplantate. Bei großflächigen Verbrennungen ist die Wahl geeigneter Spenderregionen manchmal schwierig.

Für die Rehabilitation der Patienten ist es wichtig, daß diese frühzeitig auf voraussehbare Dauerschäden aufmerksam gemacht werden und sich rechtzeitig darauf einstellen können.

Narbenwucherungen, Kontrakturen und andere Defekte nach III.gradigen Verbrennungen sieht der operativ tätige Dermatologe in seiner Praxis häufig, wenn auch nicht immer gern. Einen besonderen Rang an Zahl und Schwierigkeitsgrad nehmen dabei die Patienten ein, bei denen Gesicht, Hals und/oder Brust betroffen sind. Das liegt nicht nur daran, daß bei Explosionsunfällen vorzugsweise Gesicht und Hals, bei kindlichen Verbrühungen am häufigsten Brust und Schulter verletzt werden. Diese Regionen sind auch für den Aufbau sozialer Beziehungen und eines gesunden, körperbezogenen Selbstwertgefühls von besonderer Bedeutung. Die emotionale Belastung der versehrten Patienten erschwert dem Arzt eine sachgerechte Stellungnahme.

Außerdem weisen die genannten Lokalisationen auf Grund anatomischer Besonderheiten spezifische Wiederherstellungsprobleme auf, die hier erörtert werden sollen.

Zunächst aber wollen wir uns einen kurzen Überblick über die Folgen nach III.gradigen Verbrennungen verschaffen:

Innerhalb weniger Wochen wuchern die anfangs zarten Verbrennungsnarben zu manchmal grotesken, mehr als zentimeterdicken Strängen und Narbenbrettern. Im Gesicht durchdringen diese oft die mimische Muskulatur, am übrigen Körper gelegentlich die Faszie oder die darunter gelegene Skelettmuskulatur.

Mit diesen Narbenwucherungen geht eine starke horizontale Schrumpfung einher, die häufig zu bewegungseinschränkenden und manchmal zu entwicklungshemmenden Kontrakturen führt. Der Zug ist nicht selten so stark, daß bei Kindern der Gesichtsschädel und vor allem der Schultergürtel oder gar Thorax und Wirbelsäule deformiert werden.

Nach Jahren kommen nicht selten indirekte Folgen hinzu, so Allergiesierungen gegen

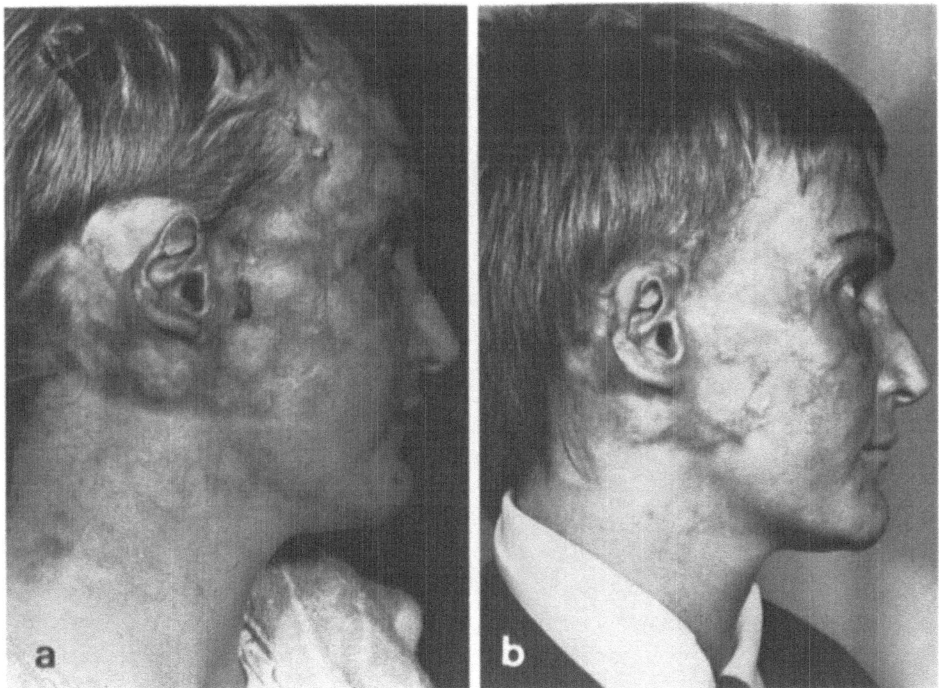

Abb. 1.a 19jähriges Mädchen mit III.gradiger Gesichtsverbrennung. Narbenhypertrophien nach Spalthautplastiken. *b* Narbenrückbildung 1 1/2 Jahre nach Ohrmuschelkorrektur

die verschiedenen Externa, welche an den frischen Narben eher Antikörperreaktionen auslösen können als auf gesunder Haut. Spätere Präkanzerosen- und Tumorbildung seien nur am Rande erwähnt.

Betrachten wir die Narbenwucherungen genauer: Für die Behandlung ist es wichtig zu wissen, daß es sich auch bei den massiven Knotenbildungen fast immer um reversible keloidartige Narbenhypertrophien handelt und nicht um echte Keloide. Der auslösende Reiz und seine Wirkungsdauer hängen unter anderem vom Ausmaß und der Tiefe der Verbrennung ab.

Die Wuchertendenz beschränkt sich nicht nur auf die verbrannten Körperstellen. Das zeigen die überdurchschnittlich häufigen Hypertrophien an den Spalthautentnahmestellen bei frühen Plastiken nach Verbrennungen. Mit der spontanen Narbenrückbildung geht auch die Tendenz zu sekundärer Wucherung der Plastiken und der Spalthautentnahmestellen zurück.

Das Warten auf die spontane Rückbildung ist allerdings oft eine Geduldsprobe. Bei einem 19jährigen Mädchen (Abb. 1a) sind frische Narben nach III.gradiger Verbrennung zu sehen, die mit einzelnen Spalthautstücken gedeckt waren. Die Narbenwucherung nahm zunächst noch weiter zu.

Wir beschränkten uns auf eine Wiederherstellung der Ohrmuschel und warteten im übrigen ab. Nach 1 1/2 Jahren war ein tolerabler Zustand erreicht, so daß die Patientin

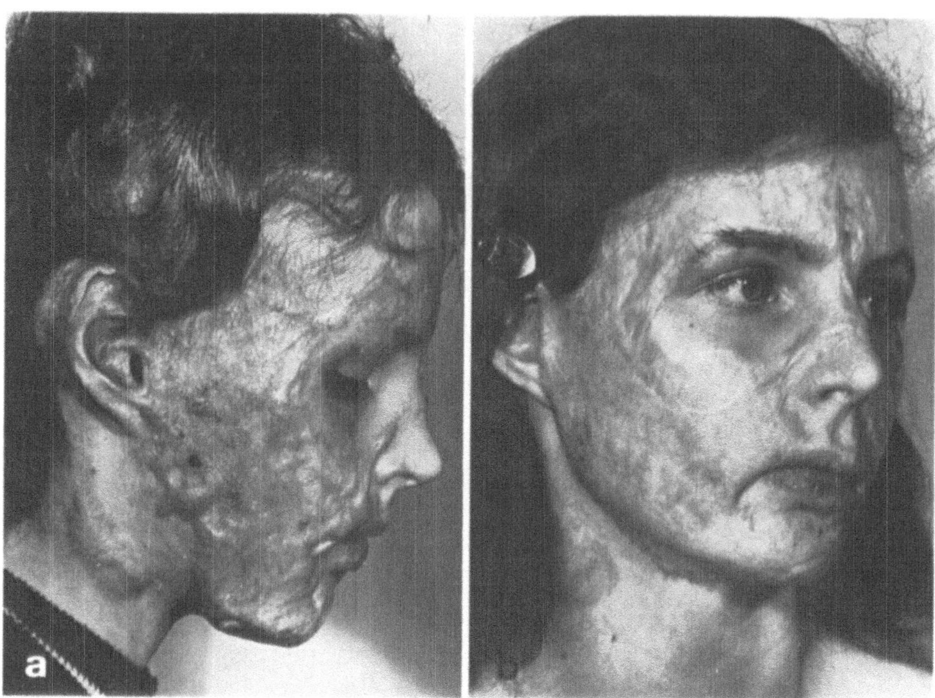

Abb. 2.a 13jähriges Mädchen mit großflächigen III.gradigen Gesichtsverbrennungen im Stadium der Narbenwucherungen. b Zustand nach Narbenexzision, Mobilisation und freier Hautplastik

keine weiteren Korrekturen wünschte (Abb. 1b). Meist dauert es 3—5 Jahre, bis die Narben sich gut zurückgebildet haben.

Schwieriger ist die therapeutische Entscheidung, wenn massive Narbenplatten die mimische Bewegung behindern oder gar aufheben. Bei der in Abbildung 2a u. b gezeigten Patientin war eine tiefe Narbenexzision bis in die mimische Muskulatur und freie Vollhauttransplantation erforderlich. Das führte zu einer wesentlichen Besserung, wenn auch das Hautrelief nach der Transplantation nicht voll befriedigte.

Im folgenden Fall (Abb. 3a u. b) entschlossen wir uns — ich muß sagen: leider — zu einer Exzision der an sich gar nicht so schlimmen Verbrennungsnarben, weil gleichzeitig das linke Oberlid sehr verzogen war. Besser hätten wir uns damals auf eine kleinere Exzision und Mobilisation der Lidhaut beschränkt; denn nach der Transplantation kam es zu einer sekundären Wucherung und Schrumpfung, weil der Vernarbungsprozeß noch nicht abgeschlossen war. Wir mußten noch zwei weitere Operationen vornehmen, bis wir ein einigermaßen befriedigendes Resultat erreichten. Aber auch jetzt weicht die eingepflanzte Haut in Farbe und Muster noch zu sehr von der gesunden Gesichtshaut ab.

Es ist oft sehr schwer, Hauttransplantate zu finden, deren Farbe und Struktur der Gesichtshaut einigermaßen adäquat ist. Die günstigsten Spenderregionen sind bei Verbrennungskranken vielfach versehrt. Oft sind die Betroffenen auch wegen der schon großflächigen Vernarbung verständlicherweise nicht mehr bereit, zusätzliche Narben an sicht-

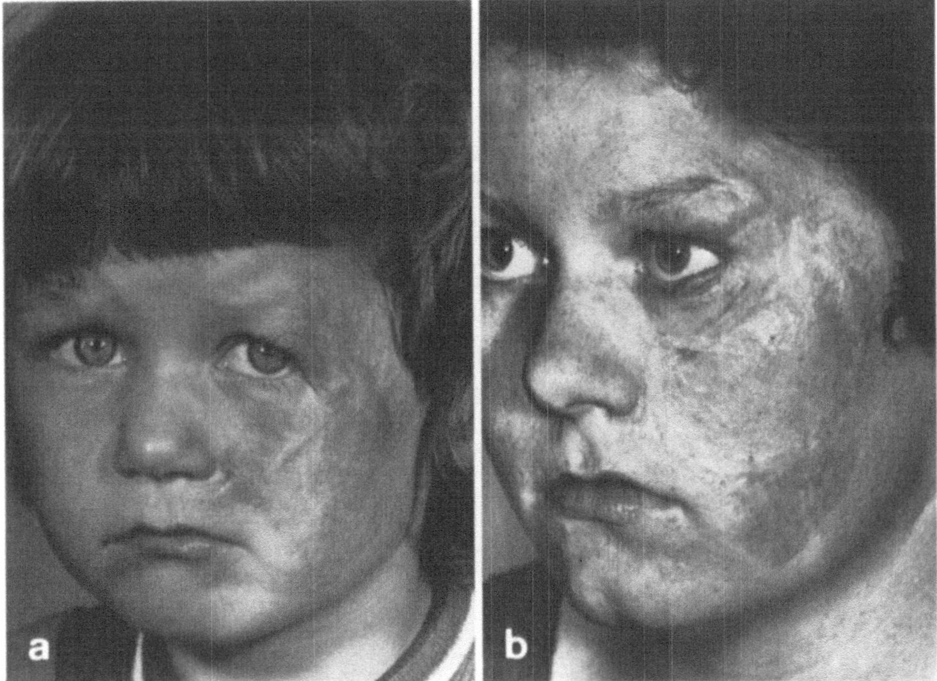

Abb. 3. a Narbenkontraktur in der linken Wangen-, Joch- und Lidgegend nach III.gradiger Verbrennung. b Zustand nach mehrfacher Narbenmobilisation und freier Hautplastik

baren Körperstellen in Kauf zu nehmen. Darum stehen uns zum Hautersatz im Gesicht nach Verbrennungen oft nur weniger geeignete Spenderregionen zur Verfügung.

Bei dem Jungen in Abbildung 4a u. b mit großflächigen Verbrennungsnarben und massiver Narbenhypertrophie des Untergesichtes, der Hals- und Brustregion, haben wir uns, der Not gehorchend, auf die Mobilisation der Halskontraktur beschränkt und eine Spalthautplastik vorgenommen. 1 Jahr nach dem Eingriff sehen Sie, daß die Narbenhypertrophien größtenteils geschwunden sind. Die auffälligste Region ist jetzt die transplantierte Haut, welche sich in den nächsten Jahren noch mehr der Umgebung angleichen wird.

Die *Kontraktur* der wuchernden Narbe beginnt schon sehr frühzeitig, wie Bittar an unserer Klinik durch Messung an Hauttransplantaten ermitteln konnte. Die Untersuchung brachte zwei für die Behandlung von Verbrennungsnarben wichtige Erkenntnisse:
1. Frische Narben schrumpfen in den ersten 14 Tagen am stärksten. Im Laufe der Narbenrückbildung ist eine nachträgliche Dehnung der Narben durch natürliche Hautspannung oder Übung möglich.
2. Die Schrumpfungsneigung ist im Gesicht und am Hals doppelt so stark wie an den Extremitäten.

Darüber hinaus bestätigen die Untersuchungen von Bittar klinische Erfahrungen: die Kontraktur ist da am stärksten, wo die natürliche Spannung der Haut am gerinsten ist.

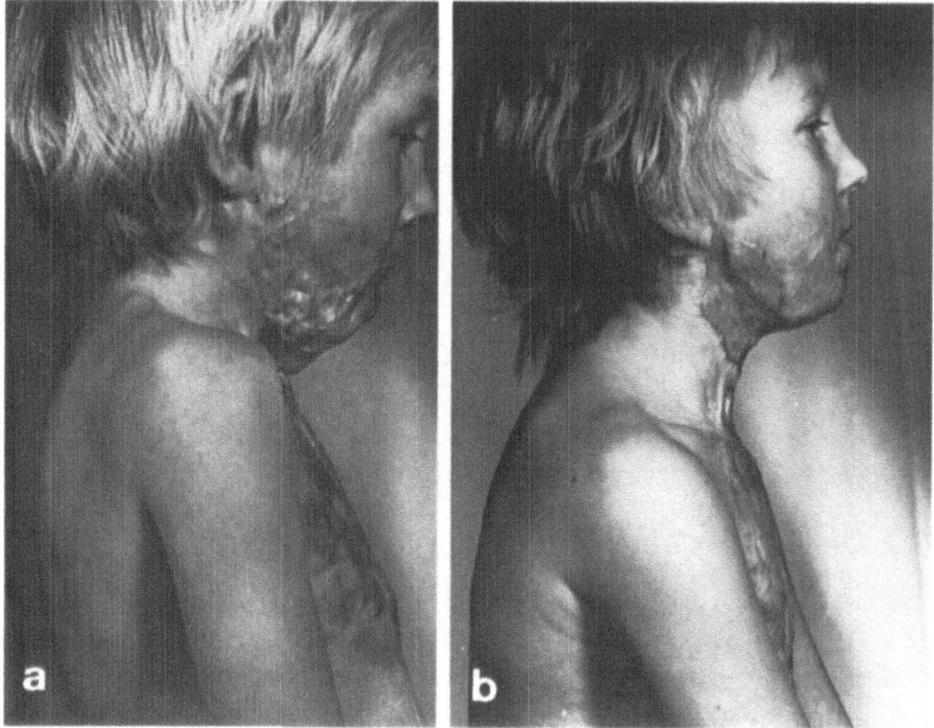

Abb. 4.a 7jähriger Junge mit schweren Verbrennungsnarbenhypertrophien an Untergesicht, Hals und Brust. b Zustand nach Mobilisation, freier Hautplastik und Narbenrückbildung

Im *Gesicht* ist das insbesondere an den Augenlidern, speziell am Unterlid der Fall,
wie wir in Abbildung 5a u. b sehen. Um einer sekundären Schrumpfung entgegenzuwirken, muß man die Plastik an beiden Lidwinkeln nach stirnwärts ausdehnen, so daß das
Transplantat zwischen diesen beiden Extensionsstellen aufgehängt wird.

Außerdem extendieren wir den Rand der Plastik durch Operationsnähte und Pflaster-
zügel für 3 Wochen post operationem. So verhindern wir die Narbenschrumpfung während
des wichtigsten Zeitraumes.

Bei einem Jungen mit starkem Narbenektropium der Unterlippe nach Verbrennung
wurden die Narben tief exzidiert, die Lippen mobilisiert und der Defekt durch retroauri-
kuläre Vollhaut gedeckt (Abb. 6a u. b). Es ist darauf zu achten, daß der Lippenrotsaum
ganz schmal gestaltet wird. Er verbreitet sich später ohnehin durch eine unvermeidliche
geringe Schrumpfung des Transplantates.

An der Nase führen Verbrennungen leicht zum Verlust der Nasenflügel. Durch sorg-
fältiges Lösen der äußeren Narbenhaut und Umschlagen dieser Haut nasenflügelwärts
kann man die äußere Nase so verlängern, daß sie ausschließlich durch freie Hauttransplantate neu geformt wird (Abb. 7a u. b). Die so neu geformte Nase wächst auch mit. Bleiben
dennoch kleinere Nasenflügeldefekte zurück, können diese später durch Composite-grafts
aus der Ohrmuschel aufgefüllt werden.

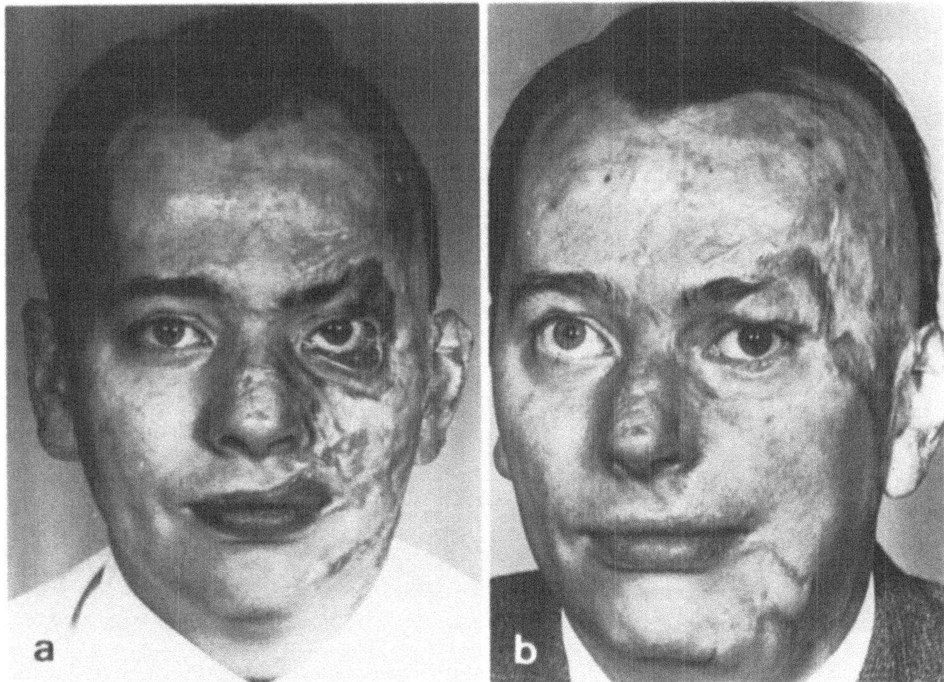

Abb. 5.a Narbenkontrakturen an den unter der der geringsten Spannung stehenden Haut-arealen des Gesichtes: an Lidern und Lippen. b Zustand nach freier Lid- und Wangenplastik

Das nächste Kind (Abb. 8) hatte einen Nasenflügeldefekt und weitgehenden Substanz-defekt der Augenlider nach schwerer Gesichtsverätzung. Auch hier konnte durch Ausklap-pen der Narbenhaut und 3/4-Haut-grafts die Nase in mehreren Schritten wiederherge-stellt werden. Nach Lidplastik wurde das erblindete Auge durch ein Kunstauge ersetzt.

Wenden wir uns den Narbendeformierungen am *Hals* zu. An konkaven Wölbungen der Hautoberfläche ist die Flächenspannung der Haut stets gering. Dies gilt besonders für den Hals. Hier wirken sich Narbenkontrakturen daher besonders stark aus und führen zu ganz massiven Narbensträngen. Das erschwert die chirurgische Behandlung und führt leider leicht zu Rezidiven.

Diesen sekundären Schrumpfungen können wir heute am besten vorbeugen, indem wir nach der Operation eine Dehungs- und Kompressionsplatte anpassen, welche die Haut-plastik so unter Spannung hält, daß eine sekundäre Schrumpfung verhindert wird.

Solche Halsstützen fertigen wir aus Kunststoff an, und zwar neuerdings aus Poly-form, einem reversibel-thermoplastischen Kunststoff, der bei 60—70°C auf dem Modell oder sogar am Patienten direkt geformt werden kann (Abb 9a u. b). Diese Platten werden während der ersten 4—8 Wochen nach der Operation ganztägig, dann noch 1/2 Jahr nachts getragen.

Der Halsformer erspart dem plastischen Chirurgen aber nicht die Notwendigkeit, die

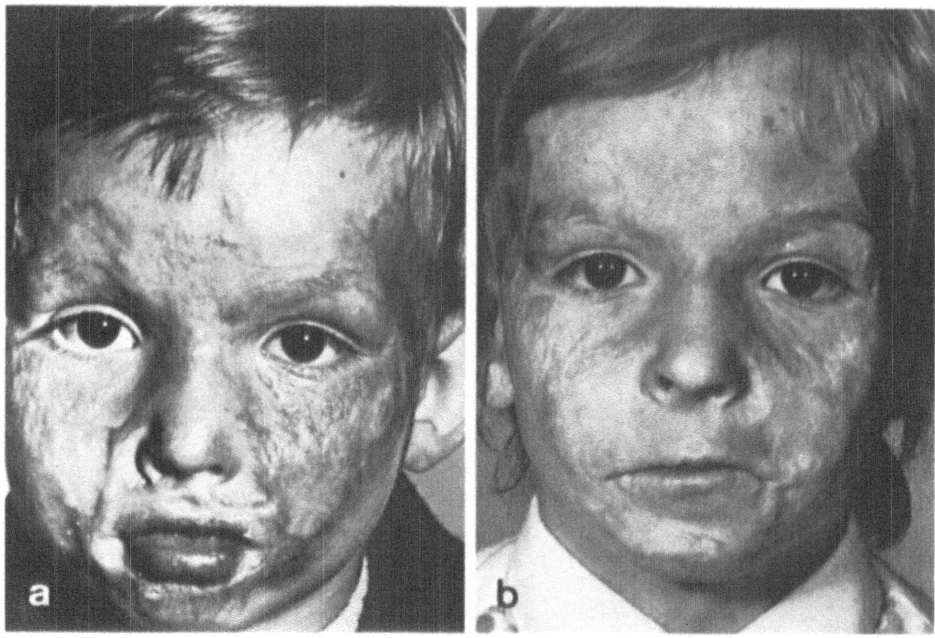

Abb. 6.a Narbenektropium der Unterlippe durch Narbenkontraktur in der Mentolabial-
gegend. b Formung eines ansprechenden Lippenprofils durch Vollhautplastik

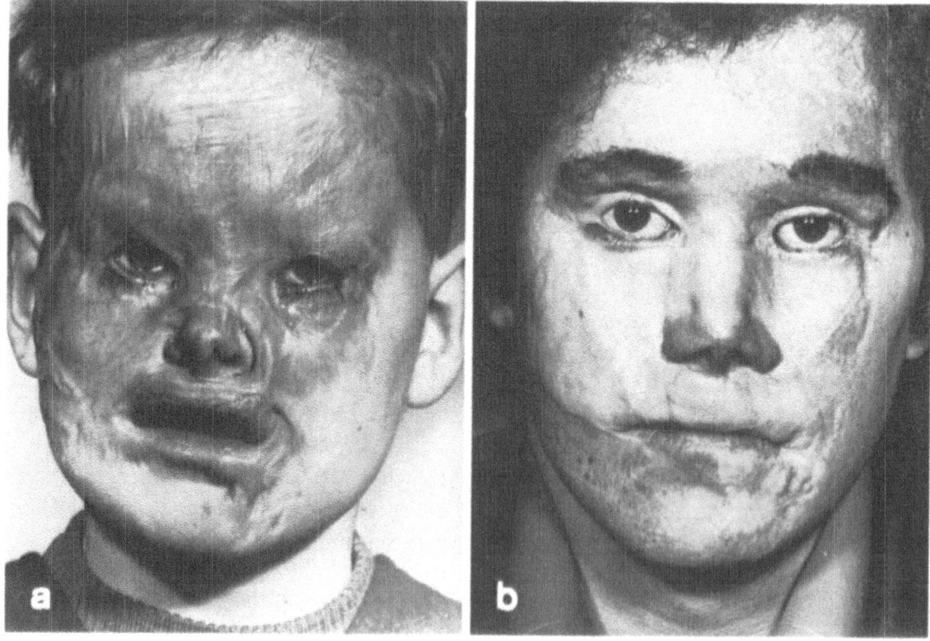

Abb. 7.a Nasen-, Lippen- und Liddefekte durch III.gradige Verbrennungen. b Substanzauf-
bau der Nase ausschließlich durch Mobilisation und Einschlagen der Nasenflügelhaut mit
anschließender freier Hautplastik

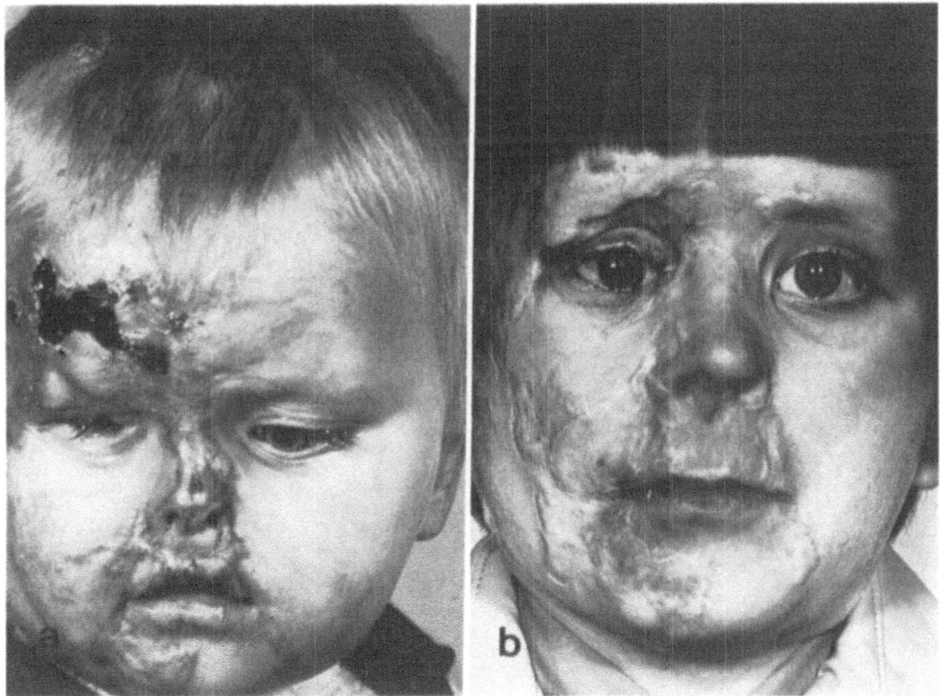

Abb. 8.a Substanzdefekt der Nasenflügel und rechten Oberlides nach III.gradiger Verätzung. b Rekonstruktion ausschließlich mit Hilfe von freien Hauttransplantaten

zu transplantierende Haut so zuzuschneiden, daß sie sich dem Hals mit seinen vielerlei Krümmungen in drei Ebenen allseits unmittelbar anschmiegt.

Dazu müssen die oberen Transplantatdecken beiderseits in der wenig verschieblichen Warzenfortsatz-Region so aufgehängt werden, daß das Transplantat in der submandibulär-hyoidalen Furche faltenfrei der Unterlage anliegt. Bestehen in der Kopfwendegegend trotzdem noch Spannungen, so wird die Spalthaut hier zusätzlich geschlitzt.

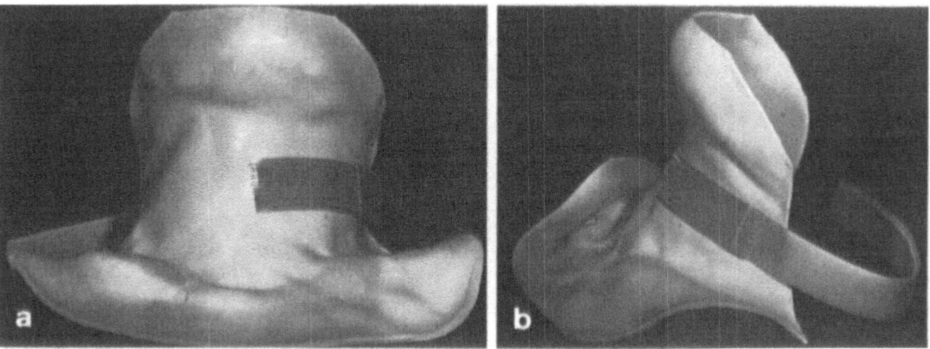

Abb. 9.a Halsstütze aus Polyform Vorderansicht. b Seitenansicht

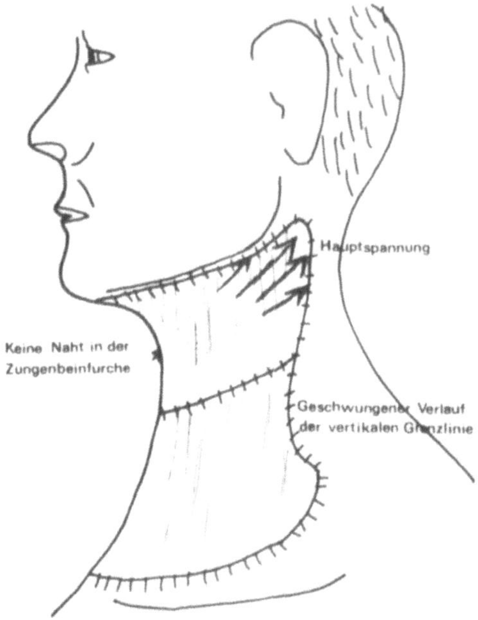

Abb. 10. Adaptation eines freien Hauttransplantates am Hals

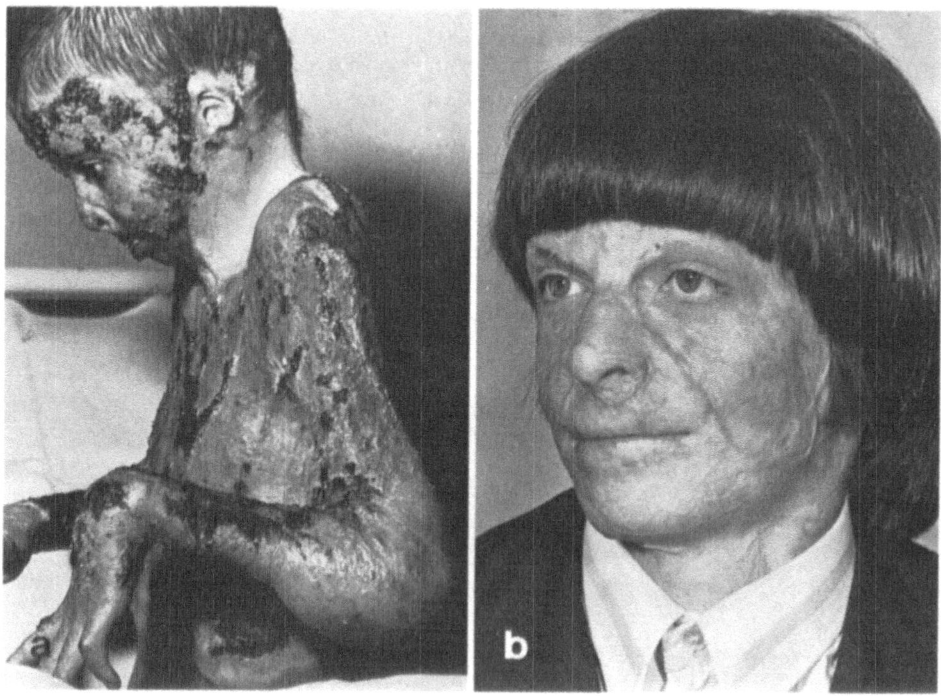

Abb. 11.a Stark ausgeprägte Narbenkontrakturen nach III.gradiger Verbrennung am Mittel- und Untergesicht, Hals, Achsel, Ellbeugen und Handgelenken. b Neuformung von Hals und Mittelgesicht durch Mobilisation und großflächige freie Hautplastiken

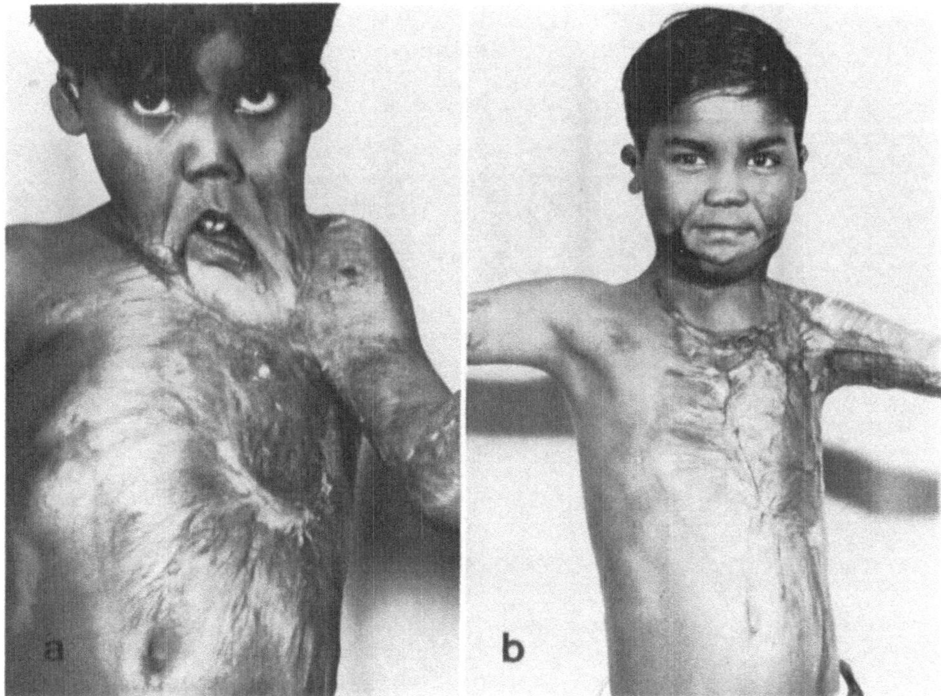

Abb. 12.a 5jähriger Pakistanerjunge mit Totalverlust der vorderen Halsweichteile durch Verbrennung und Verwachsen des Unterkiefers mit dem Brustbein. b Wiederaufbau des Halses durch Rundstiellappenplastik

Werden mehrere Transplantatstücke benötigt, so werden sie so übereinandergelegt, daß die Nahtlinie nicht in die hyoidale Furche zu liegen kommt und hier später eine häßliche Narbeneinziehung hervorruft (Abb. 10).

In Abbildung 11a u. b sehen Sie einen Jungen mit besonders schwerer Versehrung bei dem mehrmals nacheinander Narbenmobilisationen vorgenommen werden mußten. So gelang es auch hier, allein mit freien Transplantaten schließlich ein für die Schwere der Versehrung annehmbares Ergebnis zu erreichen.

Bei einem 5jährigen Pakistani (Abb. 12a u. b), der in ein brennendes Kerosinfaß gefallen war, wurden die Halsweichteile allerdings so tief zerstört, daß der Hals durch großflächige Rundstielplastiken vom Rücken in mühsamer Arbeit und in vielen Sitzungen aufgebaut werden mußte. Der Unterkiefer war durch den starken Narbenzug nach unten ausgebuchtet und mit dem Brustbein verwachsen. Außer der plastisch chirurgischen Behandlung war hier eine kieferorthopädische Behandlung erforderlich.

Bei den Kontrakturen am *Schultergürtel* ist zu beachten, daß dieser aus einer frei beweglichen, nur muskulär gehaltenen, hinten offenen Knochenkette gebildet ist. Er ist nur punktuell am übrigen Skelett aufgehängt. Das schwächste Glied dieser Kette ist das leicht verletzliche und verformbare Schlüsselbein, das zugleich das Bindeglied zwischen Brustbein und Schultergelenk bildet. Kein Wunder also, daß Narbenspannungen im Brust- und Schulterbereich leicht zu Verziehungen des Schultergürtels und Verkrümmung der Schlüs-

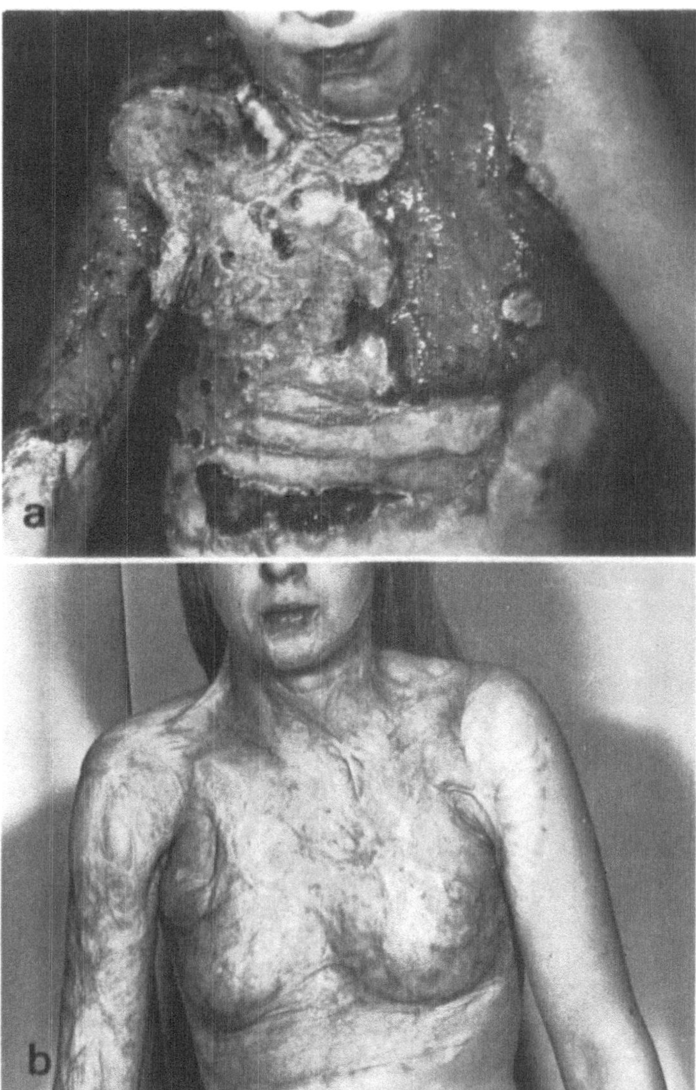

Abb. 13.a Narbenkontraktur an Hals und Schultergürtel mit Anteflexion des Kopfes und
nach vorn gezogenen Schultergelenken. b Entfaltung von Schultergürtel und Hals durch
ausgiebige Narbenmobilisation und freie Hautplastiken

selbeine führen. Typische Folge flächenhafter Verbrennungen ist die Verlagerung des
Schultergelenkes nach vorn mit Hoch- und Seitenstand des Schulterblattes.

Nur eine rechzeitige, ausgiebige Narbenmobilisation mit Einfügen großer Transplantate und anschließende intensive medico-mechanische Nachbehandlung kann den Schultergürtel wieder ausreichend entfalten (Abb. 13a u. b).

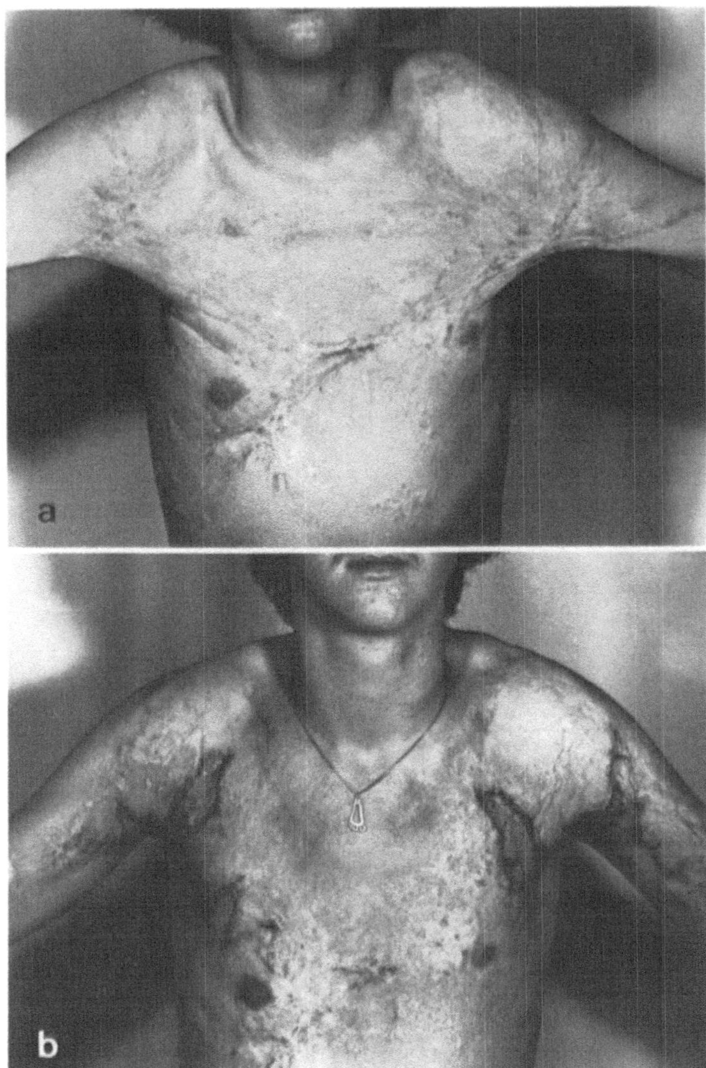

Abb. 14.a Flügelfellbildung durch Narbenkontrakturen an der Brust mit Verformung des Schultergürtels und asymmetrischen Brustwarzen. b Teilweise Korrektur durch Narbenmobilisation, freie Haut- und Verschiebeplastik

Dabei ist nicht nur auf eine volle Abduktion des Armes, sondern auch auf den symmetrischen Stand der Schultergelenke zu achten.

Die Flügelfellbildungen in Abbildung 14a u. b zeigen nicht nur, wie der ganze Oberkörper durch solche Narbenkontrakturen entstellt wird. Es wird auch die Asymmetrie der Brustwarzen deutlich sowie die Verkrümmung der Schlüsselbeine, die sich in der tiefen Supraklavikularrinne zeigt (Abb. 14a).

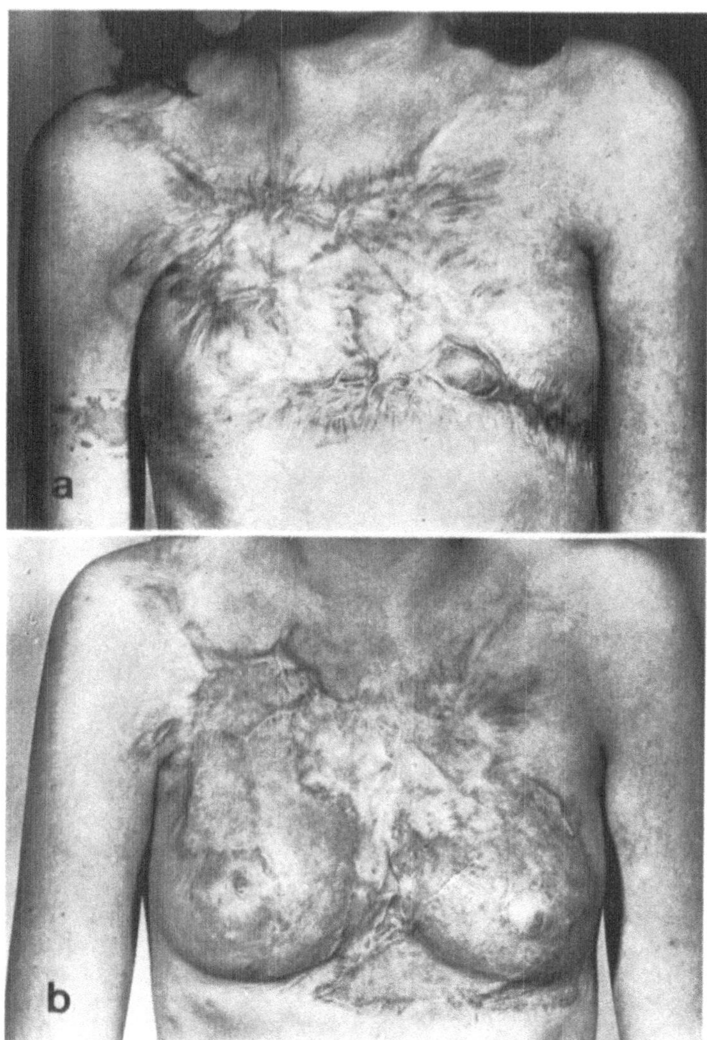

Abb. 15.a Defektheilung nach III.gradiger Verbrennung an der Brust mit scheinbarem
Verlust der rechten Brustwarze vor der Pubertät. b Formung der Brüste durch Narbenmobilisation und freie Hautplastiken während der pubertären Brustentwicklung

Wie der Schultergürtel wird auch die *Brust,* vor allem bei Verbrühungen im Kleinkin-
desalter betroffen. Dabei bleiben allerdings die verhältnismäßig tiefen, unter die Haut
ragenden Epithelsprossen der Brustanlage auch bei III.gradigen Verbrennungen sehr oft
ganz oder teilweise erhalten und entwicklungsfähig, so daß die Brust sich später noch relativ gut entfalten kann, wenn jene Brustanlagen nicht früheren Operationen zum Opfer
gefallen sind. So blieben auch bei dem in Abbildung 13 gezeigten Mädchen die Brustanlagen erhalten, wie die spätere Brustentwicklung (Abb. 13b) zeigt.

Ein weiteres eindrucksvolles Beispiel zeigt Abbildung 15a u. b. Bei diesem Mädchen war vor der Pubertät rechts keine Brustwarze zu sehen. Dann entwickelten sich die Brüste rudimentär, und als wir die Hautkontrakturen beseitigten und mit großen Hauttransplantaten Raum für die Brustentwicklung schafften, entwickelten sich die Brüste weitgehend symmetrisch.

Ich habe Ihnen eine Reihe von versehrten und wiederhergestellten Patienten gezeigt. Manches hätte man gewiß besser machen können und einiges wird in Zukunft wohl noch erfolgreicher korrigiert werden können. Eines läßt sich aber nicht ändern: der größte Teil der schwer versehrten Patienten wird trotz aller Korrektur versehrt bleiben. Nur wenn wir den Mut haben, diese Grenzen unserer ärztlichen Leistungsfähigkeit den Patienten offen zu gestehen, können wir späteren schweren Enttäuschungen vorbeugen und den Patienten helfen, sich als Versehrte in ihrer Umwelt zurechtzufinden und so doch Glück und Erfolg im Leben zu realisieren.

Diskussionsbemerkungen

Welchen Zeitraum sollte man abwarten, ehe man zu therapeutischen Eingriffen bei Keloiden rät?

Herr Drepper: Die keloidartigen Narbenwucherungen gehen normalerweise innerhalb von 1 1/2 −3 Jahren zurück. Bei Haftpflichtfällen drängen die Versicherungen oft auf einen früheren Abschluß. Wir raten Eltern und Verletzten aber sehr dazu, eine möglichst weitgehende Narbenrückbildung abzuwarten, da dann auch die Neigung zu sekundärer Narbenwucherung geringer wird. Bei Minderjährigen mit relativer Indikation zu Korrekturen versuchen wir auch, die Entscheidung hinauszuziehen bis die Verletzten selbst die Entscheidung mitverantworten können.

Herr Walter: Sie verwenden Dreiviertel- und Vollhauttransplantate. Wie ist die Indikationsstellung für diese?

Herr Drepper: An Gesicht und Hals sind Vollhauttransplantate vorzuziehen, sofern noch ausreichend gute Spenderregionen zur Verfügung stehen. Bei Hautentnahme an Gesäß oder Oberschenkel bietet Vollhaut gegenüber der Dreiviertelhaut keine solchen Vorteile, daß die größere Versehrung an der Entnahmestelle in Kauf zu nehmen wäre. Gute Haut für Tranplantate im Gesicht kann man manchmal am Fußrücken gewinnen.

Ästhetische Eingriffe im Gesichts- und Halsbereich

C. WALTER

Summary

The author discusses in a general survey the broad spectrum of plastic surgical operations for aesthetic reasons.

This includes the preop. work up including detailed information of the patient, the description of rhino- and otoplasties, face and eye lid operations and a brief mention of dermabrasion and hairtransplantation.

Einleitung

Warum ästhetische Chirurgie?

Es gibt hierfür verschiedene Gründe:

1. Soziale Gründe, z.B. Angst, alt zu werden und damit der mögliche Verlust des Arbeitsplatzes.

2. Zur Beseitigung von Unfallfolgen.

3. Beeinflussung der Laien durch die Presse; es werden Wunschbilder geweckt. Die Menschen haben mehr Zeit, sich mit sich selbst zu beschäftigten und unterliegen einer zunehmenden Beeinflussung z.B. durch geschickte Pressereferenten der Kosmetikfirmen (z.B. im Urlaub, alle müssen braun sein! Massensuggestion).

Zu unterscheiden sind Korrekturen an der Nase, an der Gesichtshaut, an den Haaren und Ohren und schließlich durch Behandlung von Nervenläsionen mittels Transplantaten zur Beseitigung von funktionell und ästhetisch störenden Lähmungen.

Aufklärung

Grundsätzlich allen Eingriffen gemeinsam ist die Notwendigkeit einer eingehenden Aufklärung, die sich aufgliedert in eine Richtlinie für die direkte prä- und postoperative Phase, wobei präoperative Medikationen zur Herabsetzung der Blutungsneigung verordnet werden können.

Kontraindikationen, wie z.B. innere Erkrankungen, sollten anamnestisch erfragt werden. Die Verordnungen von postoperativen Verhaltensweisen ist u.E. ein wichtiger Hinweis für die Patienten, da sie ihre berufliche Tätigkeit, Urlaubspläne, das Tragen einer Brille etc. danach einrichten können.

Die Liste der aufzuzählenden und — wenn möglich — schriftlich festzuhaltenden Komplikationen, die vom Patienten unterschrieben werden sollte, erspart postoperativen Ärger, desgleichen die schriftliche Verabredung des Honorars.

Hauttyp, Turgor und Alter des Patienten müssen präoperativ einer kritischen Beleuchtung unterzogen werden. Manchmal empfiehlt sich hier die freundliche Überweisung an den Kollegen von nebenan, wenn man ihn in einigen Fällen für erfahrener hält.

Nach der eingehenden Untersuchung, ggf. unter Einschluß von Röntgenaufnahmen und Rhinomanometrie, die für viele aus Zeit- und Kostengründen m.E. nicht in allen Fällen angewendet zu werden braucht, verlangt die Beschaffenheit der Haut besondere Aufmerksamkeit, da dieses wichtige Organ entscheidenden Einfluß auf die Heilung und das spätere Ergebnis hat.

Der Dokumentation und für die operative Planung dienen die photographischen Darstellungen, gelegentlich auch Rö.-Fernaufnahmen und die Xeroradiographie.

Es gibt drei Standardaufnahmerichtungen: en face, im Profil und schräg von unten auf die Basis der Nase. Anhand dieser Fotoaufnahmen läßt sich das Gesicht in Segmente aufteilen. Die Frankfurter Horizontale bildet dabei die Basis, auf der sich alle weiteren Linien aufbauen.

Eine exakte Unterteilung des Gesichtes, wie es die Ärzte der plastischen und Kiefer-Chirurgie vornehmen, erlaubt die weitergehende präoperative Planung im Hinblick auf die sog. Profilplastik.

Man sollte sich jedoch davor hüten, Patienten anhand von Zeichnungen klar definierte Erfolgsversprechungen durch den Vermerk „so wird es werden" mitzugeben. Es können dadurch unliebsame juristische Konsequenzen aus der Umwandlung eines Dienstvertrages in einen Werkvertrag die Folge sein. Im letzteren Fall haftet der Operateur für das zugesagte Ergebnis und kann bei Nichterfüllung auf Schadensersatz verklagt werden, während im ersten Fall nur ein festgestellter Kunstfehler Regressansprüche des Patienten rechtfertigt.

Wir unterscheiden im Bereich ästhetischer Korrekturen die Nasenchirurgie, die Hautspannungen, Kiefer- und Ohroperationen.

Zur Nase ist grundsätzlich zu sagen, daß korrektive Eingriffe nicht vor dem 14. Lebensjahr, günstiger noch nicht vor dem 15.–16. Lebensjahr, ausgeführt werden dürfen. Die Korrektur der kindlichen Hasenschartennase (außer einer vorsichtigen und der physiologischen Funktionswiederherstellung dienenden Operation), wie z.B. an den Nasenknorpeln, ist m.E. falsch.

Bei Korrekturen an der Gesichtshaut sollte man für die allgemeine Gesichtshautspannung als unterste Grenze 40 Jahre ansetzen, während man bei umschriebenen Korrekturen an den Lidern auch unter diese Grenze gehen darf. Gerade bei diesen Patienten sollten aber die Fragen nach dem Hormonstatus und den Funktionen von Schilddrüse, Leber und Nieren nicht unterbleiben, da man hier z.B. gerade bei Lidkorrekturen Überraschungen aus fehlerhafter Schilddrüsenfunktion etc. erleben kann.

Wenden wir uns nun zuerst der Nase zu. Die korrigierende Rhinoplastik ist eine der am häufigsten ausgeführten Operation unter den kosmetisch korrigierenden Eingriffen. Sie ist m.E. eine der schwierigsten Operationen und verlangt sehr viel Einfühlungsvermögen in die Psyche der Menschen, aber auch ein ästhetisches Schönheitsgefühl und ein großes Verantwortungsbewußtsein des Operateurs. In seinen Händen liegt es, ob der Patient durch diesen Eingriff glücklicher gemacht wird, als er vor der Operation war.

                                                                                                    C. Walter

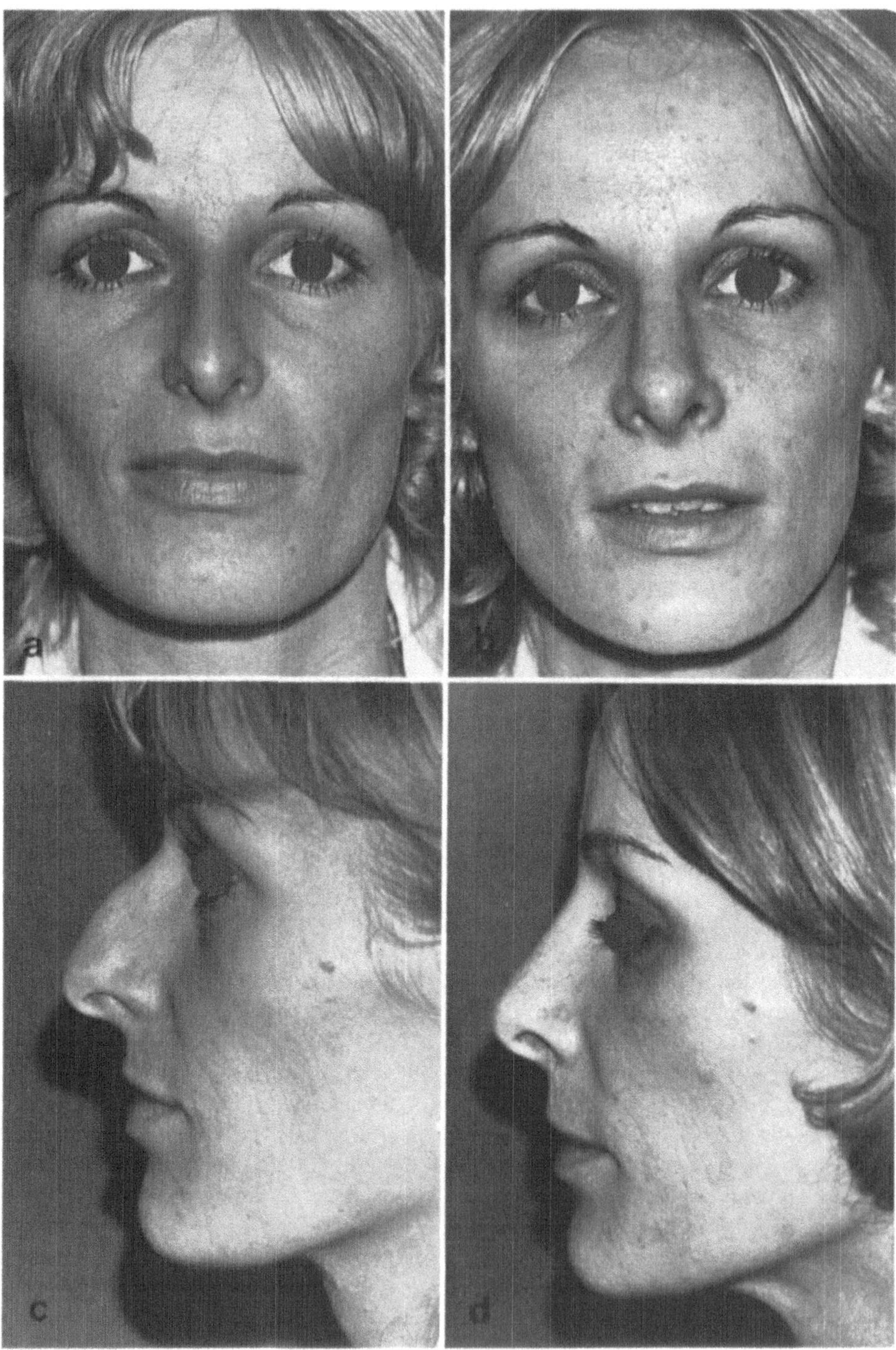

Abb. 1 a—d

Die Schwierigkeit bei all diesen Eingriffen liegt ja darin, daß unser Tun und Wirken sehr der Laienkritik ausgesetzt sind, einer Kritik, die teils unachtsam, teils mit Bedacht von den eigenen Mitgliedern des gleichen Geschlechtes nur zu gern erhoben wird. Eine gewisse psychologische Vorbereitung durch den Operateur auf die Schwierigkeiten in der postoperativen Phase erscheint hier von besonderer Wichtigkeit. Die Patienten müssen auf die postoperativ auftretenden und länger anhaltenden Schwellungen hingewiesen werden und auf die Tatsache, daß das Endergebnis erst Monate oder fast ein Jahr später zu erwarten ist. Dies wird ihnen helfen, der Kritik der Umwelt zu begegnen.

Anästhesie und Operation stehen in einem direkten Verhältnis. Die Operation wird nur so gut sein, wie sie, durch die Prämedikation und die lokale Schmerzfreiheit verursacht, dem Operateur ein exaktes Arbeiten zuläßt. Es ergeben sich die Möglichkeiten der lokalen Anästhesie nach entsprechender medikamentöser Vorbereitung. Wir bevorzugen in letzter Zeit Valium-Infusionen mit zusätzlicher lokaler Anästhesie eines 2%igen Medikaments mit Epinephrin-Zusatz oder die Intubationsnarkose, bei der man dann aber eine Hypotension anstreben sollte, die das Arbeiten erleichtert. In vielen Fällen stört aber bei der Durchführung einer sog. Profilplastik der orale Tubus.

Bei der korrektiven Rhinoplastik kennen wir grundsätzlich die Abbau- und die Aufbauoperationen.

Zur ersteren zählen wir die Verkleinerung der Nase als Ganzes, oder von Teilen derselben, in einigen Fällen verbunden mit der Korrektur der Nasenscheidewand; im anderen Fall geschieht der Aufbau einer zu kleinen Nase mittels freier Stücke. Der Eingriff sollte grundsätzlich endonasal ausgeführt werden. Von den die Columella spaltenden Inzisionen, die heute erneut propagiert werden, halten wir gar nichts. Die einzige Ausnahme dieser Forderung liegt in der Beseitigung einer zu breiten Nasenbasis und zu langer Nasenflügel.

Zur Mobilisierung des Nasengerüstes wählen wir fast immer den Transfixionsschnitt, der mehr oder weniger weit auch in das membranöse Septum nach kaudal hinein verlängert werden muß. Von hier gelingt es auch, Korrekturen an der Nasenscheidewand gleichzeitig mit vorzunehmen. Der nächste Schnitt variiert bereits. Hier haben wir die Möglichkeiten, von einem interkartilaginären Schnitt oder von einem intrakartilaginären Schnitt, welcher den kranialen Teil der Flügelknorpel gleich mit vom kaudalen Bereich durchtrennt, das Decollement des Nasenrückens auszuführen. Der Operateur sollte etwas vorsichtig bei den Inzisionen im Vestibulum sein, um nicht die innere Nasenklappe zu sehr zu traumatisieren. Die Nase ist nicht ein Tummelplatz chirurgischer Ambitionen, sondern primär ein Atmungs- und Riechorgan, dessen Funktion im wesentlichen auch bei korrigierenden Eingriffen erhalten bleiben sollte.

Je nach der Größe der Nase wird sich das weitere Vorgehen richten. In Konkurrenz stehen für die Höckerbeseitigung die Sägen verschiedenster Bauart und die Osteotomie verschiedener Größe. Die Höckerentfernung mittels Säge oder Meißel wird mehr vom Geschmack des Operateurs abhängen, zum anderen aber auch darauf beruhen, ob es gilt, ein hohes Nasion zu beseitigen oder ein griechisches Profil auszukehlen.

Mediane sowie laterale Osteotomien dienen dann der Verschmälerung des Nasengerüstes, wobei wir persönlich nicht zögern, noch paramediane oder paralaterale Osteotomien auszuführen, wenn es die extreme Breitnase verlangt.

Die notwendige Verkürzung der Nase und die Korrektur der Nasenspitze hängen weitgehend vom ästhetischen Gefühl des Operateurs ab, und hier liegen die besonderen

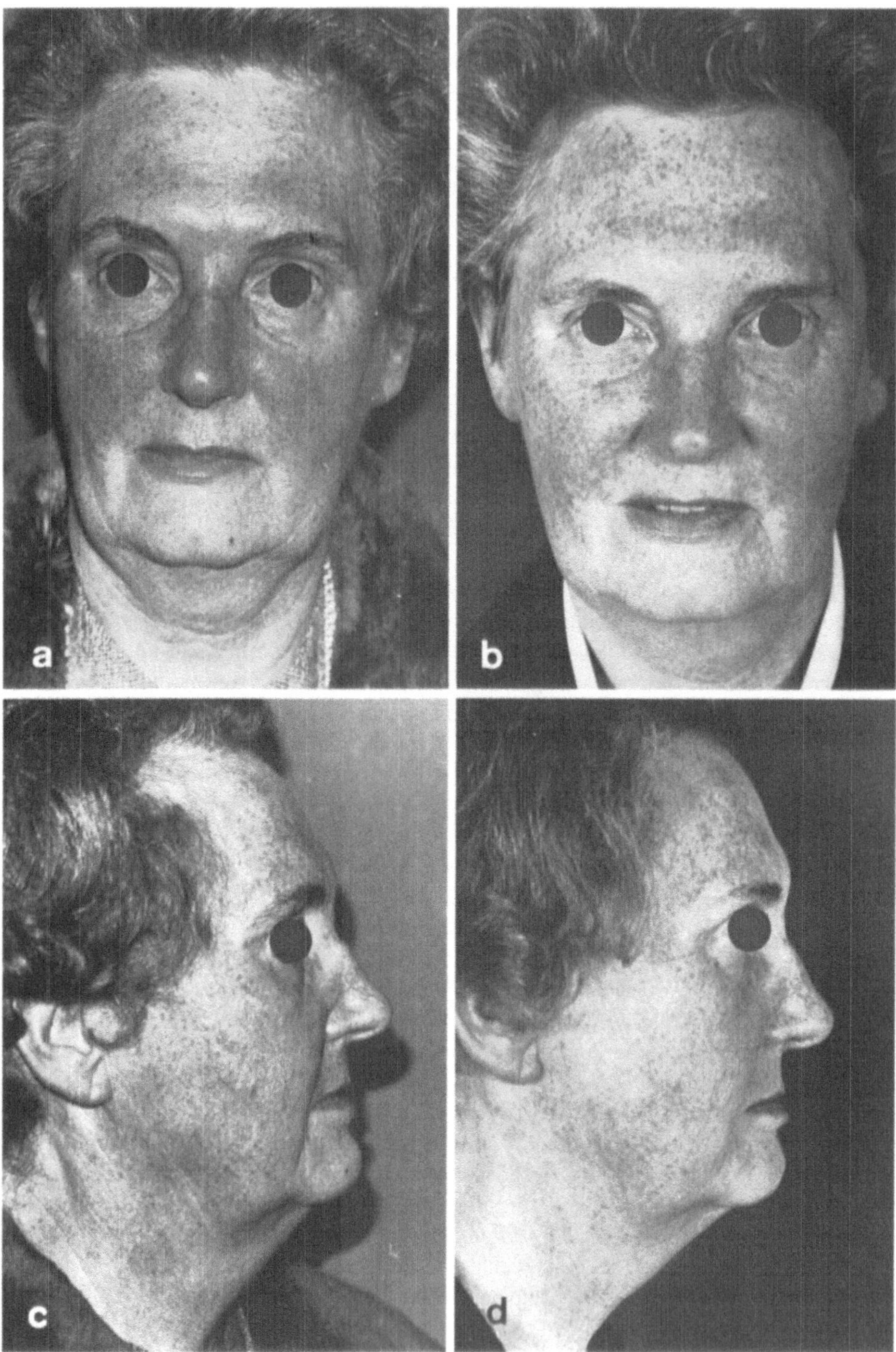

Abb. 2 a–d

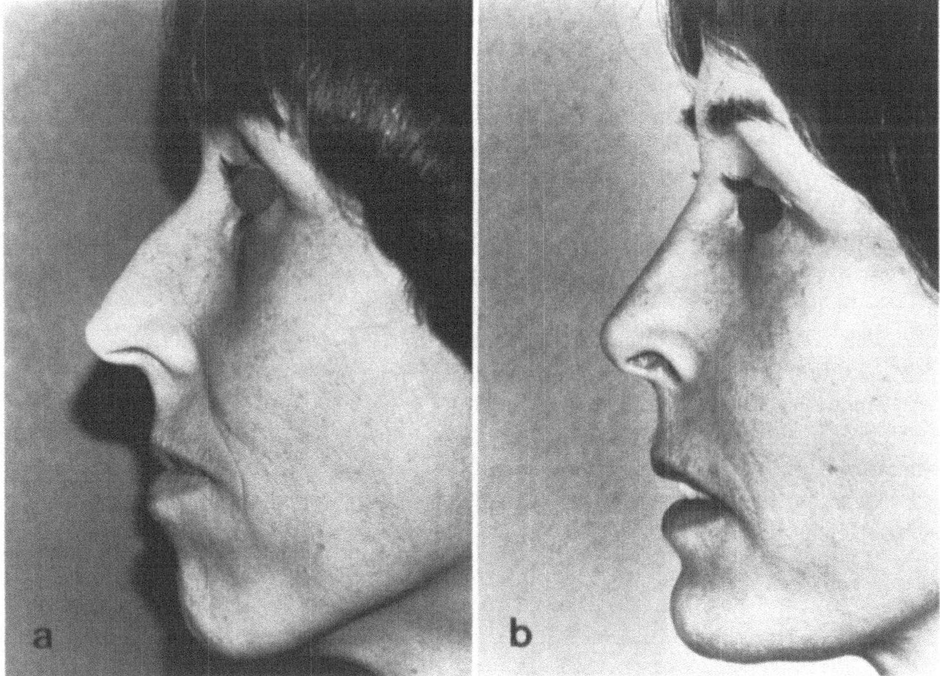

Abb. 3 a u. b

Schwierigkeiten dieser Chirurgie. Wer will ein gemeinsames und ein durch alle Schichten der Bevölkerung gehendes Gleichmaß an ästhetischem Gefühl und Schönheitsempfinden voraussetzen oder fordern? In jedem Fall sollte sich der Operateur hüten, dem Phänotypus eines Menschen nicht Rechnung zu tragen, und auch den Genotyp außer Acht zu lassen. Da viele Patienten sehr unterschiedliche Wohnsitze haben, sollte der Operateur nie die rassenmäßig charakterisierte Gesetzmäßigkeit vollständig beseitigen. Solche Menschen werden in einigen Fällen nicht mehr in ihrer Umgebung akzeptiert und werden plötzlich zu Aussätzigen. Die katastrophalen psychischen Folgen, die daraus resultieren können, leuchten jedermann ein.

Die zweite große Gruppe der Nasenkorrekturen beinhaltet den Ausgleich von Einsattelungen im Bereich des Nasenrückens oder auch der Nasenspitze.

Der Aufbau der Nase kann aus nasen- und körpereigenem Material erfolgen. Auch Kunststoff wird verwendet, er erscheint z.Z. noch nicht empfehlenswert.

Knochentransplantationen in Form von Spongiosaknochenspänen, autogene Rippenknorpelteile, sind die Materialien unserer Wahl. Für Bankknorpel ist die Feststellung zu treffen, daß sich dieser unter Belastung sehr viel stärker verbiegt und sich leichter auflöst.

Andere Kunststoffe, wie Silikonplatten oder festere Materialien, sind u.E. in der Nasenchirurgie als ungeeignet anzusehen. Alle Inzisionen sollten im allgemeinen äußerlich nicht sichtbar sein.

In Erweiterung der einfachen Rhinoplastik dient die sog. Profilplastik der Beseitigung zusätzlicher Mängel im Gesichtsbereich, wie z.B. ein zu fliehendes oder überlanges Kinn, zu tiefe Nasolabialfalten oder eine zu flache Stirn.

Nachdem die Auswertung der Profilfotographie und en face-Fotographie unter Zugrundelegung entsprechender Einteilungslinien die Fehler aufgedeckt hat, gilt es bei der Operation, die einzelnen Gesichtskomponenten zu einem harmonischen Ganzen zusammenzufügen. Hierbei kann man einmal vom Mund aus Korrekturen am Unterkiefer vornehmen oder durch Auflagen eine Betonung der Unterkieferpartie erreichen. Handelt es sich nur um eine Aufbaukorrektur, so hat sich uns der kleine submentale Schnitt besser bewährt, um Kunststoffe oder auch körpereigenes Material einzusetzen, als die Inzision vom Mundvorhof aus, die immer mit einem gewissen Gefahrenmoment bezüglich Extrusion und Infektion verbunden ist. Tiefe Nasolabialfalten kann man von dem Vestibulum nasi aus durch Unterminierung und Implantation entsprechender Materialien ausgleichen. Stirnkorrekturen durch Knorpel- oder Knochenauflage oder Kunststoffeinlagen sind ebenfalls möglich, sie verlangen aber meistens ein Herunterklappen der Stirnhaut vom Unterberger Schnitt aus.

Soviel zu den plastisch-orientierten Eingriffen im knorpeligen und knöchernen Gesichtsbereich.

Hautplastik

Das Altwerden ist nicht schön, und so kann man sehr gut verstehen, daß Patienten Korrekturen an der Haut erbitten, um dadurch frischer und jünger zu wirken.

Wir unterscheiden einmal die unblutigen Verfahren von den Maßnahmen, bei denen auf chirurgischem Wege versucht wird, den Alterungsprozeß der Haut um einige Jahre zurückzudrehen. Zu den unblutigen Maßnahmen zählt die sogenannte Schälkur, welche aus einer gepufferten Phenollösung besteht und nicht ganz ungefährlich ist. Die Methode soll m.E. nur unter stationärer Beobachtung erfolgen, da Untersuchungen ergeben haben, daß temporäre Eiweißausscheidungen im Urin feststellbar sind. Vor einer solchen Behandlung sollten daher Leber- und Nierenstatus frei von pathologischen Veränderungen sein.

Dieses Verfahren dient der Glättung oberflächlich feiner Hautfältchen, die auf chirurgischem Weg nicht zu beseitigen sind. Allerdings muß die Patientin auf Komplikationsmöglichkeiten, wie lang anhaltende Rötung, Pigmentveränderungen und auch oberflächliche Narben, die auftreten können, hingewiesen werden.

Zu der Gruppe der sog. blutigen Korrekturen zählen 1. die Dermabrasio, 2. die Korrekturen im Bereich der Lider, 3. die Korrekturen an der Gesichts- und Wangenhaut, an der Wangen- und Halspartie sowie im Stirnbereich.

Zu 1.: Über die Dermabrasio wird von anderer Seite im Laufe des Kongresses zu sprechen sein. Die Behandlung erfolgt mittels schnellrotierender Bürsten oder Schmirgelzylinder.

Zu 2.: Hier unterscheiden wir die Ober- und Unterlidkorrekturen oder die Kombination von beiden, wobei nach unserer Erfahrung der beste Zugang in der Lidumschlagfalte am Oberlid an der kranialen Begrenzung des Tarsus liegen sollte. Von diesem Schnitt aus wird die Haut soweit als möglich von der Unterlage abpräpariert und nach entsprechendem Abmessen der Überschuß reseziert. Der Operateur muß anschließend darauf achten, ob in den zwei im Oberlidbereich befindlichen sog. Fettaschen ein Überschuß zu bemerken ist, der reseziert werden muß. Bei der Exstirpation eines Teils des median gelegenes Fettes ist auf den Verlauf der Arteria ethmoidalis anterior zu achten, die man unter keinen Umständen verletzen sollte, weil es sonst zu bedrohlichen Blutungen in die Tenonsche Kapsel kommen kann und Erblindung die Folge eines zu großen Staues des N. opticus durch das einschießende Blut sein kann.

Das Prinzip der Unterlidoperation ist etwa das gleiche. Hier wird subziliar allerdings inzidiert, die Haut von der Unterlage abgehoben und aus den im Unterlid befindlichen drei Fettaschen der Überschuß entfernt. Den Abschluß der Operation bildet die Resektion der überschüssigen Hautpartie, wobei man außerordentlich vorsichtig den Hautüberschuß abmessen und resezieren sollte, weil es sonst zu sehr unschönen Retraktionen im Unterlidbereich kommen kann. Die Maximalkomplikation würde dann in einem Ektropion enden.

Zu 3.: Neben den reinen Lidkorrekturen klagen die Patienten auch über die erschlafften Wangen- und Halspartien und erbitten die Operation, die in Illustrierten nur zu oft unter dem Schlagwort „Face lift oder Wangenabnäher" zu finden ist. Es handelt sich hierbei um die Straffung der Hals- und Wangenpartie nach unterschiedlich ausgedehnter Unterminierung und der anschließenden Spannung, wobei man entweder nur die Haut oder Unterhautfettgewebe und Hautpartien resezieren und anschließend vernähen kann.

Wenn auch einige Autoren der Ansicht sind, daß es nicht notwendig ist, die Unterhautgewebepartie zu straffen, so halten wir eine vorsichtige Resektion des Fettgewebes über der Parotiskapsel doch für günstiger, um auch in dem subkutanen Bereich eine gewisse Straffung zu erreichen. Von den weit ausgedehnten Unterminierungen selbst des Gebietes unterhalb des Platysma und der daran anschließenden Gewebestraffungen halten wir nicht viel, grundlegende Verbesserungen der Ergebnisse durch diese Technik haben sich auch nicht verifizieren lassen.

Nach Unterminierung der Gesichtshaut, die einmal in einem Umkreis von etwa 4–5 cm um die Ohrmuschel erfolgen kann, oder sich aber bis in den submentalen Bereich erweitern läßt, reicht die Palette der chirurgischen Möglichkeiten bis zu den Kombinationsoperationen, wie z.B. Spannung der Hals- und Gesichtshaut in Kombination mit Lidkorrekturen und oder Rhinoplastik.

Ohne eine entsprechende Unterminierung im submentalen Bereich wird es nicht möglich sein, den sog. Schildkrötenhals zu beseitigen, denn seitliche Straffungen ohne Korrektur im submentalen Bereich reichen nicht aus, den submentalen Bereich zu straffen. Wir wählen dafür eine kleine submentale Inzision und unterminieren die Haut in einem umschriebenen Bezirk mit vorsichtiger Fettgewebeentfernung. Die Einlage von Mini-Redondrainagen hat sich für diesen Bereich gut bewährt. Die Hautpartien im Halsbereich pflegen wir nicht mit einem Drain zu versehen, da die Erfolge oder auftretenden Blutungen auch mit Redondrainagen nicht absolut auszuschließen sind. Man kann bei der Verbandabnahme am ersten postoperativen Tag schnell feststellen, ob ein Hämatom vorhanden ist und dieses dann exprimieren.

Als Einzeloperation oder in Kombination mit dem bereits erwähnten Verfahren dient die Hautellipsenexzision oberhalb der Augenbraue der Anhebung derselben, um damit eine Vergrößerung der Augen zu erreichen. Mit dem Alter setzt nämlich eine Erschlaffung des Muskeltonus im Stirnbereich ein, so daß die Augenbrauen etwas absinken und damit die Blepharochalasis der Oberlider verstärken. Eine vorsichtige Resektion läßt hier auch eine zusätzliche Verjüngung eintreten. Die sog. Schläfenlifts sind in ihrer Wirkung sehr viel begrenzter.

In Kombination mit der Hals- und Gesichtshautspannung dient die sog. Stirnkorrektur der Beseitigung der mimischen Stirnfalten, besonders des Corrugator glabellae. Nach Herunterklappen der Stirnhaut wird eine partielle Myektomie vorgenommen. Man erreicht damit gleichzeitig eine Glättung der Stirnhaut nach vorsichtiger Resektion ohne zu große Spannung, da es sonst zu einem Haarausfall kommen kann.

Zum Problem der ästhetischen Korrekturen im Gesichts- und Halsbereich läßt sich noch sehr viel mehr sagen — viele Bücher sind darüber schon geschrieben worden —, so daß wir uns hier nur auf das Aufzählen gewisser Möglichkeiten beschränken wollen.

Eine der häufigsten Operationen im Gesichtsbereich ist die Korrektur abstehender Ohren. Gerade diese Deformität gibt ihren Träger der Lächerlichkeit preis und setzt ihn doch häufig Hänseleien aus. Man unterscheidet bei den verschiedenen operativen Verfahren zur Korrektur der Ohrmuschel die sog. Naht- von der Schnitt- oder der Schnitt-Naht-Technik.

Das Prinzip dieser verschiedenen operativen Möglichkeiten liegt in folgendem:

Die Nahttechnik besteht darin, daß man mittels nicht resorbierbaren Nahtmaterials durch Anlegen bestimmter Matratzennähte den Knorpel in eine gewünschte Richtung ziehen kann und damit in der Lage ist, das Abstehen des Ohrmuschelknorpels zu beseitigen. Das sog. abstehende Ohr beruht ja fast immer darauf, daß der Anthelix nicht genügend ausgebildet ist.

Von dieser sog. Nahttechnik, die einmal perkutan erfolgen kann oder mit einer vorsichtigen Hautresektion im postaurikulären Bereich verbunden ist, unterscheidet man die sog. Schnitt-Technik.

Diese besteht darin, daß man nach entsprechender Ablösung und Unterminierung der Haut durch Inzision und partielle Exzision von Knorpel eine Nachbildung der Natur zu erreichen versucht. Oftmals müssen bestimmte Knorpelpartien durch Ausdünnung des Knorpels modellierbar gemacht werden. Es gibt verschiedene Schnittführungen und Arten, den Knorpel zu bearbeiten. Das entsprechende Vorgehen wird der Operateur aus der Vielzahl der Möglichkeiten anhand des lokalen Befundes auswählen. Die Schnittnahttechnik ist eine Kombination dieser beiden Verfahren. Als unterste Grenze für die Durchführung einer solchen Operation wird im allgemeinen das 6. Lebensjahr angesehen. Nach oben steht der Durchführung der Operation keine Altersgrenze entgegen.

Haartransplantation

Nachdem durch die Jahrtausende volles Haar als Ausdruck für Kraft und Schönheit gilt — ich erinnere an Samson und Dalila —, sind Versuche nur zu verständlich, auf irgendeine Weise zu dem verlorengegangenen Image wieder zu kommen. Da das Tragen von Toupets in mancher Beziehung lästig ist, wurden auch auf diesem Sektor operative Wege beschritten, um dem Patienten zu neuem Haupthaar zu verhelfen. Man unterscheidet grundsätzlich zwei Verfahren: Die sog. Stanzmethode, bei der etwa 3–4 mm im Durchmesser große und haartragende Hautzylinder aus dem Hinterhauptbereich ausgestanzt und in die vorderen Stirn- und Schläfenpartien übertragen werden. Es ist möglich, bei ausreichendem

Hinterhaupthaar bis zu 500 Zylinder in mehreren Sitzungen zu übertragen. Davon zu unterscheiden ist die sog. Skalplappentechnik, bei der man nach Umschneidung im Scheitel- und Hinterhauptbereich Skalplappen bildet, die durch Drehung in den Stirnbereich verlagert werden. Das auswachsende Haar überdeckt dann im Mittelbereich des Kopfes die kahlen Stellen. Durch zusätzliche Skalpexzision versucht man den haartragenden Bezirk soweit als möglich über den Kopfbereich auszudehnen.

Wenn es auch nicht gelingt, alle Fehler der Natur oder alle Unterlassungen des Schöpferwillens auszubügeln, lassen die geschilderten Methoden doch noch einen genügend großen Spielraum, um vielen Wünschen von Patienten gerecht zu werden. Der Operateur sollte sich aber jederzeit der Verantwortung bewußt sein, die ihm obliegt, denn Hoffnung und Erwartung sowie Enttäuschung liegen nahe beieinander und gerade bei dieser Art des Patientengutes, in dem eine große Zahl psychisch sehr labiler Menschen zu finden ist, erscheint die Auswahl der Patienten besonders wichtig, um Schäden von ihnen, aber auch Kümmernisse von sich selbst als Operateur fernzuhalten.

Komplikationen sind auch hier nicht selten, so daß der Anfänger nur unter strenger Überwachung eines Erfahrenen mit dieser Chirurgie beginnen sollte und der Erfahrene jederzeit selbstkritisch das eigene Tun beobachten und nach Verbesserungen der eigenen chirurgischen Technik streben sollte, zum Wohle der Patienten.

Literatur

Converse, J.M.: Reconstructive Plastic Surgery. Philadelphia, London: W.B. Saunders
Goldwyn, M: The Unfaroable Result in Plastic Surgery. New York: Little Brown 1972
Walter, C.: Ästhetische Nasenchirurgie. Arch. Otol.-Rhinol.-Laryngol. *216*, 251–350
  (1977)
Walter, C.: Äußere Nase und Profilplastik. Z. Laryngol Rhinolotol. Ihre Grenzgeb. *52*,
  409–416 (1973)

Dermatochirurgische Eingriffe an der Nase

KLAUS KÖLMEL und GUSTAV MAHRLE

Summary

234 patients with lesions of the nose were treated in our department in 1976/77. Basaliomas prevailed in 57%. Greater tumors were treated by cryosurgery or by excision. Cryosurgery was preferentially performed in superficial, well delineated tumors in aged patients. The defects after excision were best closed by local flaps. Adequate methods for dermato-surgery in relation to the localization of the defect were described.

Zusammenfassung

An der Göttinger Universitäts-Hautklinik wurden 1976/77 234 Eingriffe an der Nase durchgeführt. Die häufigste Indikation waren Basaliome (57%). Diese wurden entweder kryochirurgisch behandelt oder exzidiert. Bevorzugt kryochirurgisch wurden flache, gut abgrenzbare Tumoren bei älteren Patienten behandelt. Der Anteil der kryochirurgisch behandelten Basaliome ist mit zunehmender Erfahrung gestiegen und liegt z.Z. in unserer Klinik bei 50%. Nach dermatochirurgischen Eingriffen scheinen sich die Nahlappenplastiken zum Defektverschluß besonders zu eignen. Ein arealabhängiges Vorgehen wird empfohlen und beschrieben.

Bei dermatochirurgischen Eingriffen an der Nase sollen, wie bei anderen Eingriffen auch, die Veränderungen sicher im Gesunden entfernt werden. Dies sollte inbesondere bei malignen Prozessen möglichst histologisch belegt werden. Die Methode soll einfach sein und zu einem kosmetisch befriedigenden Resultat führen.

In den Jahren 1976/77 führten wir 234 Eingriffe an der Nase durch. Dabei handelte es sich in 57% der Fälle um Basaliome und in 15% um Naevi. Der restliche Prozentsatz verteilte sich auf verschiedene Diagnosen, wobei die Keratosen überwogen. Von den Basaliomen hatten 37% ihren Sitz im Nasen-Augenwinkel, 12% auf dem Nasenrücken, 7% an der Nasenspitze und 54% an den Nasenflügeln und in der Paranasalregion. Diese Verteilung ist weitgehend identisch mit der von anderen Autoren angegebenen [4].

Neben Kürettage, Elektrodesiccation und Chlorzink-Ätzung, Methoden, die ausschließlich oberflächlichen Prozessen vorbehalten bleiben, werden derzeit an unserer Klinik Kryochirurgie und Exzision angewandt. Die *Kryochirurgie* mit flüssigem Stickstoff hat ihre eigenen Indikationen, da z.Z. noch zu wenig über die Gefriertiefe bekannt ist. Wir behandeln mit dieser Methode nur flache Tumoren, die deutlich abgegrenzt sind. Rezidive scheiden aus, da bei ihnen die Abgrenzung befallener, tieferer Schichten schwierig ist. Be-

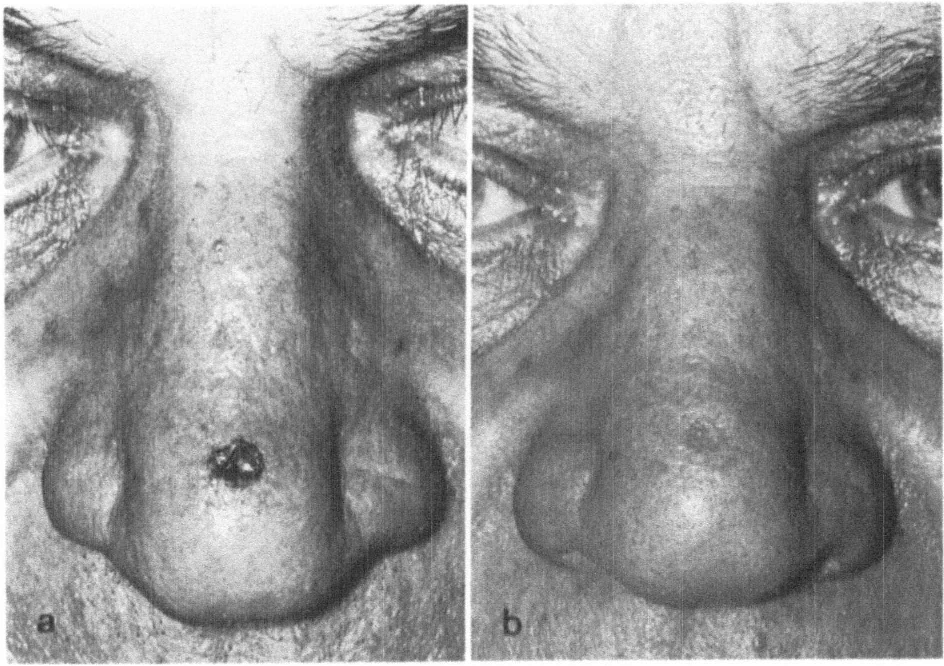

Abb. 1 a u. b. Kryochirurgische Behandlung eines Basalioms der Nasenspitze. a Ausgangsbefund. b Zustand 2 Monate nach der Operation

vorzugt werden ältere Patienten behandelt, da die Belastung durch diesen Eingriff vergleichsweise gering ist. Die kosmetischen Ergebnisse sind überwiegend gut (s. Abb. 1a u.
b).

Bei der *plastischen Deckung* des Exzisionsdefektes sind drei Verfahren üblich: Freihauttransplantate, Nahlappen- und Fernlappenplastik. Bedingt durch die besonderen anatomischen Verhältnisse an der Nase ist in den Fällen, in denen der Tumor eine gewisse
Größe überschreitet, ein primärer Wundverschluß nicht möglich [2, 3]. Epidermokutane
Transplantate sind grundsätzlich überall in der Nasenregion anwendbar, sie sind dann indiziert, wenn die Vollständigkeit der Tumorexzision nicht sicher ist oder eine straffe Haut
keine andere Defektdeckung zuläßt. Der Nachteil bei diesem Verfahren ist eine häufig zu
beobachtende postoperative Farbänderung, in der Regel eine Depigmentierung. Spalthautlappen eignen sich allenfalls zur provisorischen Defektdeckung. Fernlappenplastiken sind
überwiegend bei größeren Defekten der Nasenspitze und des Nasenrückens indiziert. Sie
spielen hinsichtlich der Zahl in unserem Krankengut keine wesentliche Rolle. Vorwiegend
verwenden wir Nahlappenplastiken, auf die wir im folgenden eingehen wollen.

Das Material für eine Nahlappenplastik im Nasenbereich stammt entweder von der
Stirn oder aus der paranasalen Wangenregion. Im *Nasen-Augenwinkel* decken wir den Defekt durch Verschiebeplastiken von kranial, d.h. aus der Haut der Glabella oder durch solche von kaudal, aus der Wangenhaut. Die Kombination von beiden ermöglicht die Dek-
kung größerer Defekte (s. Abb.2a—d). Ein Defekt im oberen Teil des Nasen-Augenwinkels
läßt sich auch gut durch einen gestielten Insellappen aus der Glabella verschließen. Der In-

Tabelle 1. Nahlappenplastiken im Bereich der Nase

Areal	Methode	Indikationen	Nachteile
Nasenwurzel und Nasen-Augenwinkel	1. Verschiebeplastik	Haut ausreichend mobilisierbar	keine
	2. Inselplastik	Defekt im oberen inneren Lidwinkel	keine
	3. Schwenklappen	Defekt im oberen inneren Lidwinkel	keine
Nasenrücken und -spitze	1. Verschiebeplastik [a]nach Burow	Haut der Glabella ausreichend mobilisierbar	Nekrose des distalen Lappenteils
	2. Beidseitige paranasale Verschiebeplastik	Haut der Paranasalregion ausreichend mobilisierbar	Abflachung der paranasalen Kavität
Nasenflügel und Paranasalregion	1. Verschiebeplastik	Defekt lateral	Abflachung der paranasalen Kavität
	2. Schwenkplastik	Defekt medial	Lappenhyperplasie
	3. Subkutan gestielte Plastik	Defekt laterokranial	Lappenhyperplasie

[a] U-förmig

sellappen wird durch einen subkutanen Tunnel in Position gebracht. Eine einfachere Methode ist die Schwenklappenplastik von der Stirn.

Defekte des *Nasenrückens* und der *Nasenspitze* lassen sich ebenfalls von der Glabella her durch Rotations- oder U-förmige Plastiken verschließen. Je größer allerdings die Entfernung zwischen Defekt und Glabella wird, desto eher muß man mit einer Nekrosezone am distalen Ende des Lappens rechnen (s. Abb. 3a—c). Wir bevorzugen deshalb bei Defekten im apikalen Nasenbereich eine beidseitige paranasale Verschiebeplastik mit Burow'schen Dreiecken in den Nasenwinkeln [5].

Am *Nasenflügel* verwenden wir Schwenklappen und Verschiebeplastiken. Der Schwenklappen wird als Sichellappen aus der paranasalen Region gebildet, so daß die Naht des Entnahmedefektes in der Nasolabialfalte liegt. Von Vorteil ist, daß bei diesem Verfahren auch gelegentlich ein penetrierender Defekt des Nasenflügels rekonstruiert werden kann. Bei ausreichend langem Lappen wird der Defekt mit Hilfe einer Duplikatur der Lappenspitze verschlossen. Entsteht ein größerer Defekt an der Entnahmestelle des Schwenklappens, so wird dieser durch eine zusätzliche Verschiebeplastik von der Wange gedeckt (s. Abb. 4a—d). Nicht selten beeinträchtigt eine Hyperplasie des Schwenklappens das postoperative Ergebnis bei dieser Methode. Als Alternative bietet sich bei Nasenflügeldefekten die Burowsche Verschiebeplastik von der Wange an. In Einzelfällen legen wir diese so großzügig an, daß das Entlastungsdreieck lateral von der Nasolabialfalte liegt. Durch diese Pla-

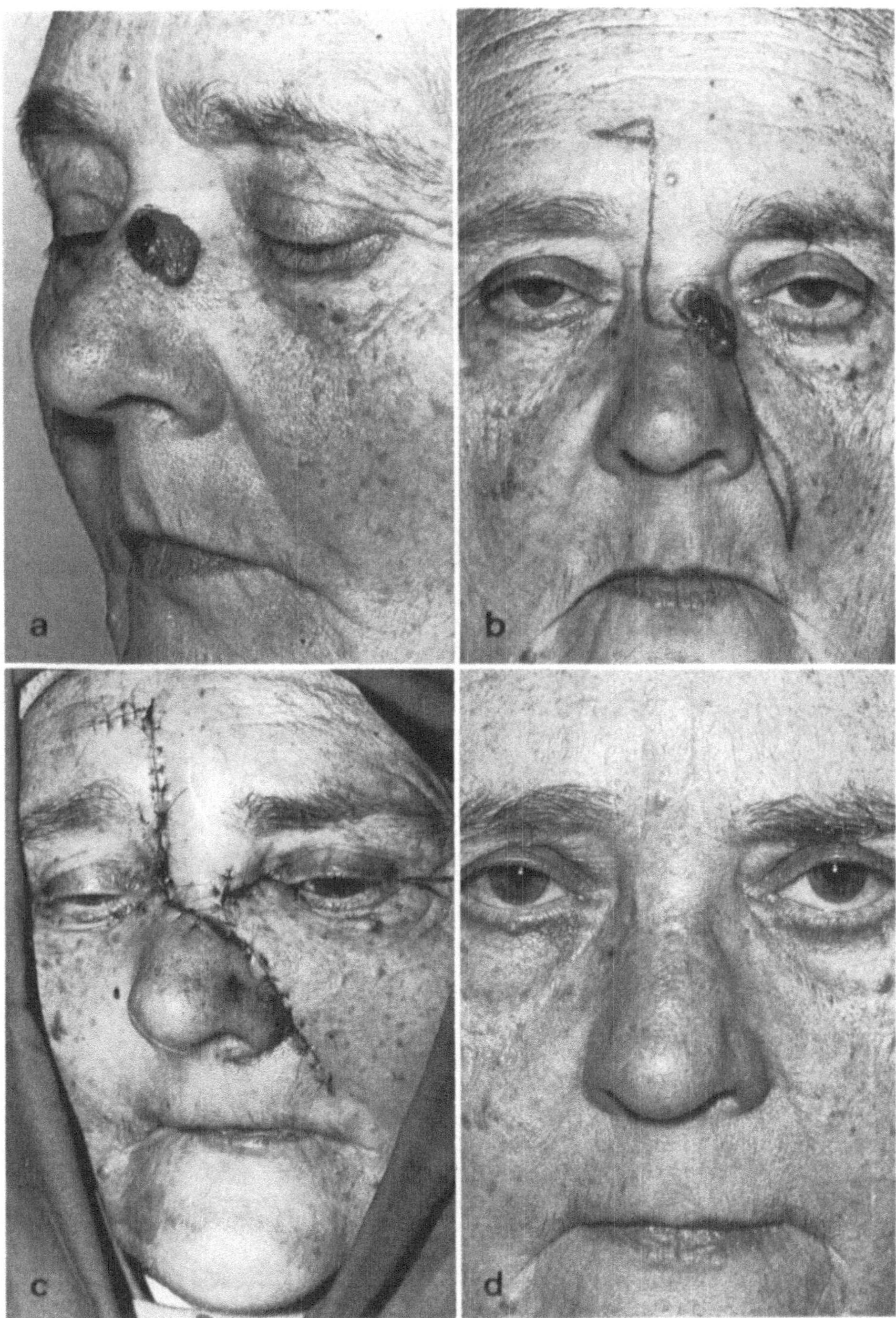

Abb. 2 a–d. Defektverschluß im Nasen-Augenwinkel durch kombinierte Plastik aus Haut der Glabella und Wange. a Ausgangsbefund. b Schnittlinien eingezeichnet. c Zustand bei Beendigung der Operaton. d Zustand 6 Monate nach der Operation

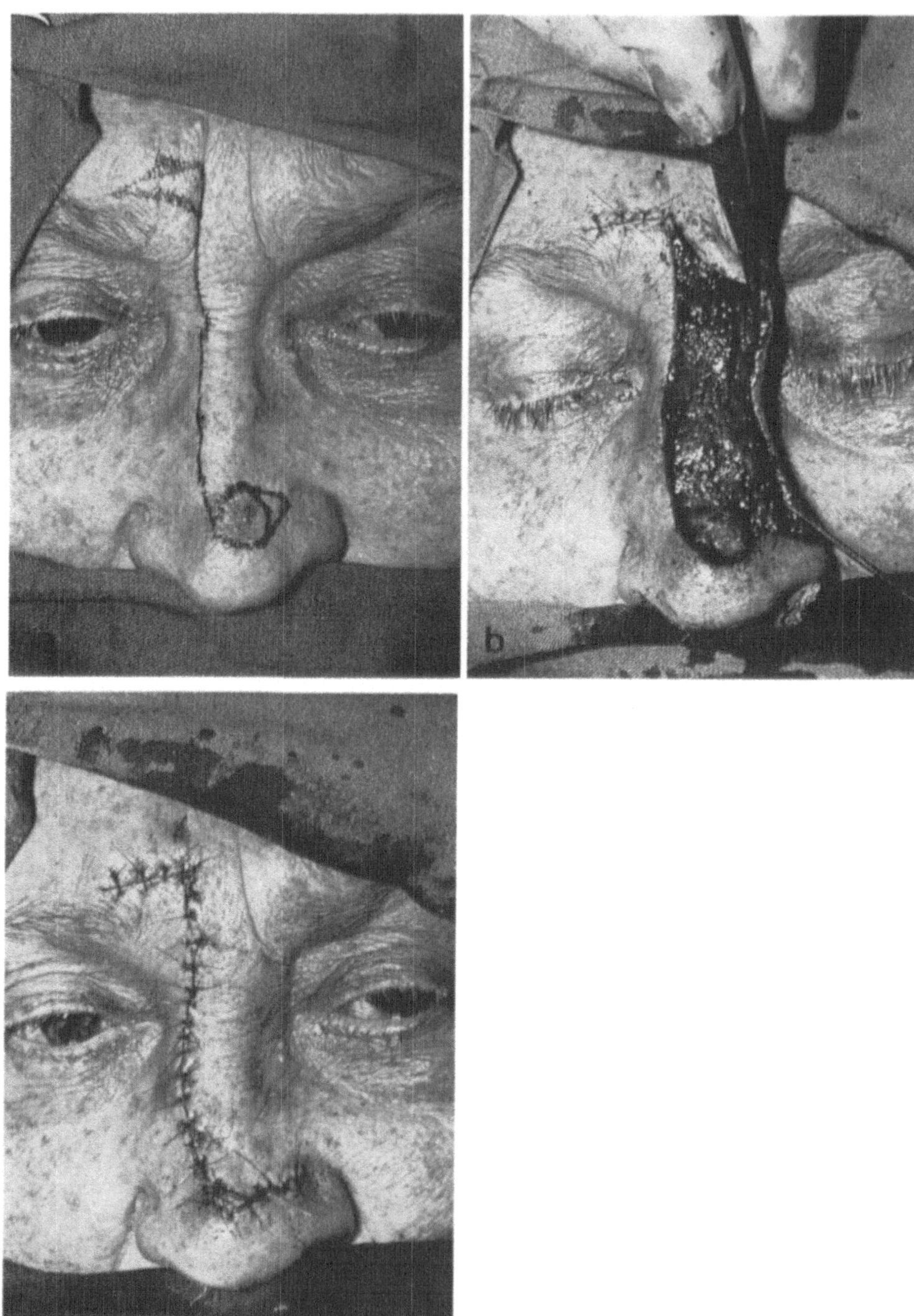

Abb. 3 a—c. Verschluß eines Defektes der Nasenspitze durch Verschiebeplastik von kranial. a Schnittlinien eingezeichnet. b Tumor und Burowsches Dreieck entfernt, Haut des
Nasenrückens mobilisiert. c Zustand nach Beendigung der Operation

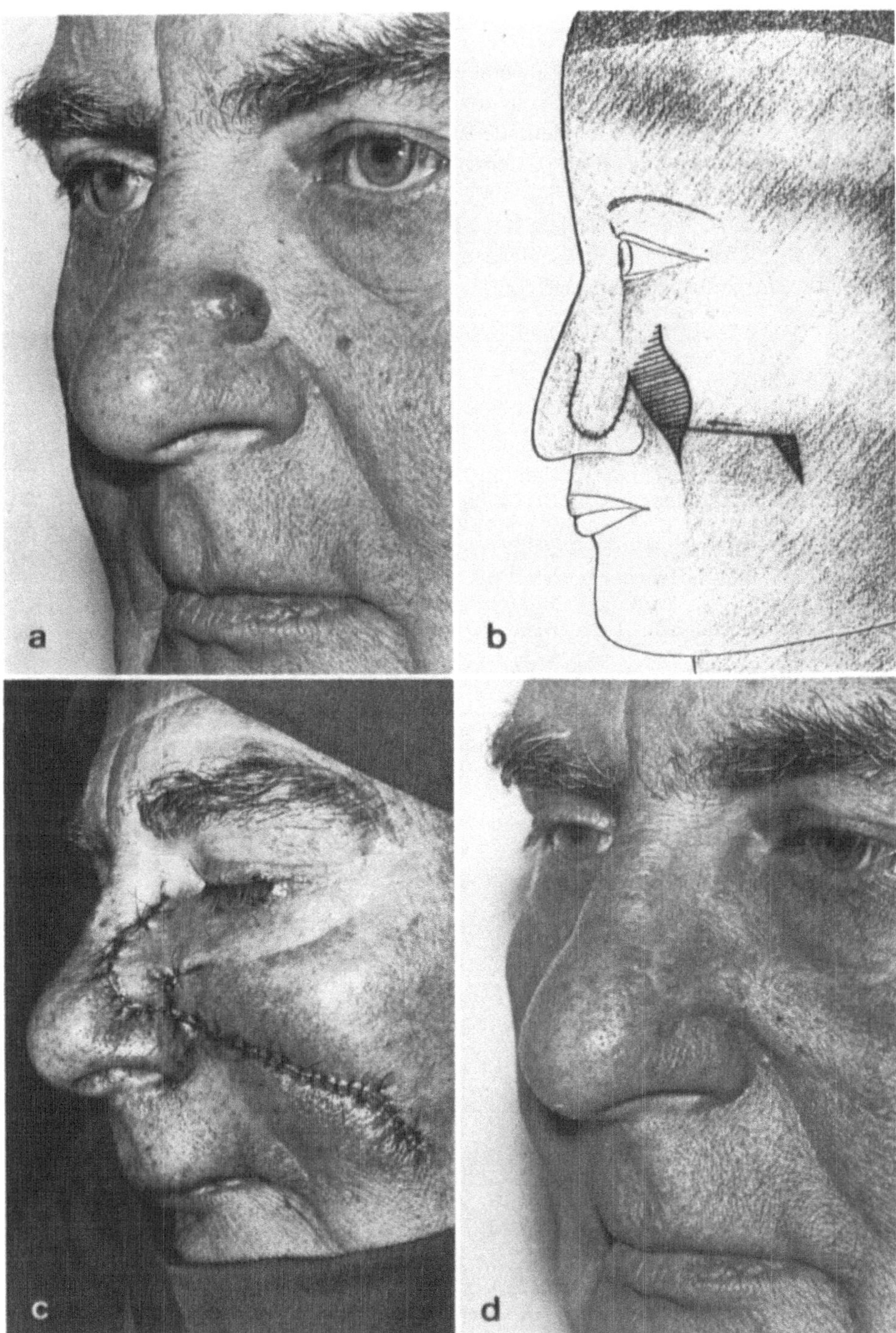

Abb. 4 a–d. Schwenklappenplastik am Nasenflügel, Deckung des Entnahmedefekts mit Burowscher Verschiebeplastik aus Wangenhaut. a Ausgangsbefund. b Operationsschema. c Zustand bei Beendigung der Operation. d Zustand 6 Monate nach der Operation

stik kann die Kavität der Paranasalregion etwas abgeflacht werden. Der querverlaufende Wangenschnitt wird im allgemeinen als weniger störend empfunden als eine Schwenklappenhypertrophie. Eine elegante Methode ist der Verschluß von Defekten der Paranasalregion und des lateralen Nasenflügels durch subkutan gestielte Lappen aus der Wange [1].

Insgesamt wird man die jeweiligen Methoden den anatomischen Verhältnissen anpassen müssen. Die Nahlappenplastiken sind die Methode der Wahl bei dermatochirurgischen Eingriffen. Indikationen und Nachteile der angeführten Techniken sind abschließend nochmals schematisch zusammengefaßt (Tab. 1).

Literatur

Berger, A., Millesi, H., Diem, E.: Ein subcutan gestielter Lappen zur Wiederherstellung des Hautmantels nach Tumorexcision im Gesichtsbereich. Hautarzt *28*, 89–91 (1977)
Brock, J. M.: Maps, Flaps, and Grafts on the Nose. J. Dermatol. Surg. *2*, 222–232 (1976)
Haas, E., Meyer, R.: Konstruktive und rekostruktive Chirurgie der Nase. Handbuch der Plastischen Chirurgie. Gohrbrandt, E., Gabka, J., Berndorfer, A. (Hrsg.), Bd. 2/2/33 S. 1–66, Berlin, Heidelberg, New York: Springer 1973
Mora, R. G., Robins, P.: Basal-Cell Carcinomas in the Center of the Face: Special Diagnostic, Prognostic, and Therapeutic Considerations. J. Dermatol. Surg. *4*, 315–321 (1978)
Petres, J., Hundeiker, M.: Korrektive Dermatologie, Operationen an der Haut. Berlin, Heidelberg, New York: Springer 1975

Ausgedehnte Lappenplastiken im Nasenbereich

MANFRED HAGEDORN, ROLAND MÜLLER, MICHAEL HARTMANN und
JOHANNES PETRES

Summary

Combined local skin flaps, subcutaneously pedicled flaps and medial or lateral frontal
flaps are valuable additions to the range of therapeutic techniques for reconstructing mo-
derate to large skin defects in the nasal region. These techniques are relatively complica-
ted to perform and require special experience on the part of the surgeon.

Zusammenfassung

Die kombinierten lokalen Lappenplastiken, der subkutan gestielte Lappen sowie der
mediale oder laterale Stirnlappen sind wertvolle Ergänzungen der therapeutischen Möglichkeiten bei mittleren und großen Hautdefekten im Nasenbereich. Die Methoden sind
technisch relativ aufwendig und erfordern vom Operateur eine besondere Erfahrung.

Einleitung

Die Problematik der Rekonstruktion der Nasenform nach Tumorresektion im dermatochirurgischen Bereich wurde von uns bereits mehrfach aufgezeigt (u.a. Petres, 1969; Hagedorn et al., 1977, Petres und Hagedorn, 1978). Dabei haben wir stets auf die ästhetischen und funktionellen Vorteile der lokalen Lappenplastik (Verschiebelappen, Transpositionslappen etc.) hingewiesen. Wir möchten hier speziell über Techniken berichten,
die zur Versorgung größerer Hautdefekte im Nasenbereich herangezogen werden können.

Operationstechniken

(vgl. Einzelheiten bei Denecke u. Meyer, 1964; Petres u. Hundeiker, 1975; Burian, 1978).
a) *Schwenklappen aus der Nasolabialfalte*
   Bei Nasenrückenläsionen wird der primäre Defekt durch einen Transpositionslappen
   vom Nasenflügel und dessen Entnahmestelle durch einen Nasolabiallappen gedeckt
   (vgl. Abb. 1a–f).
   Bei penetrierenden Nasenflügeldefekten erfolgt die Rekonstruktion der ala nasi durch
   einen entsprechend groß geschnittenen Nasolabiallappen. Das distale Lappenende wird
   als Schleimhautersatz nach innen geschlagen (vgl. Abb. 2a–f).

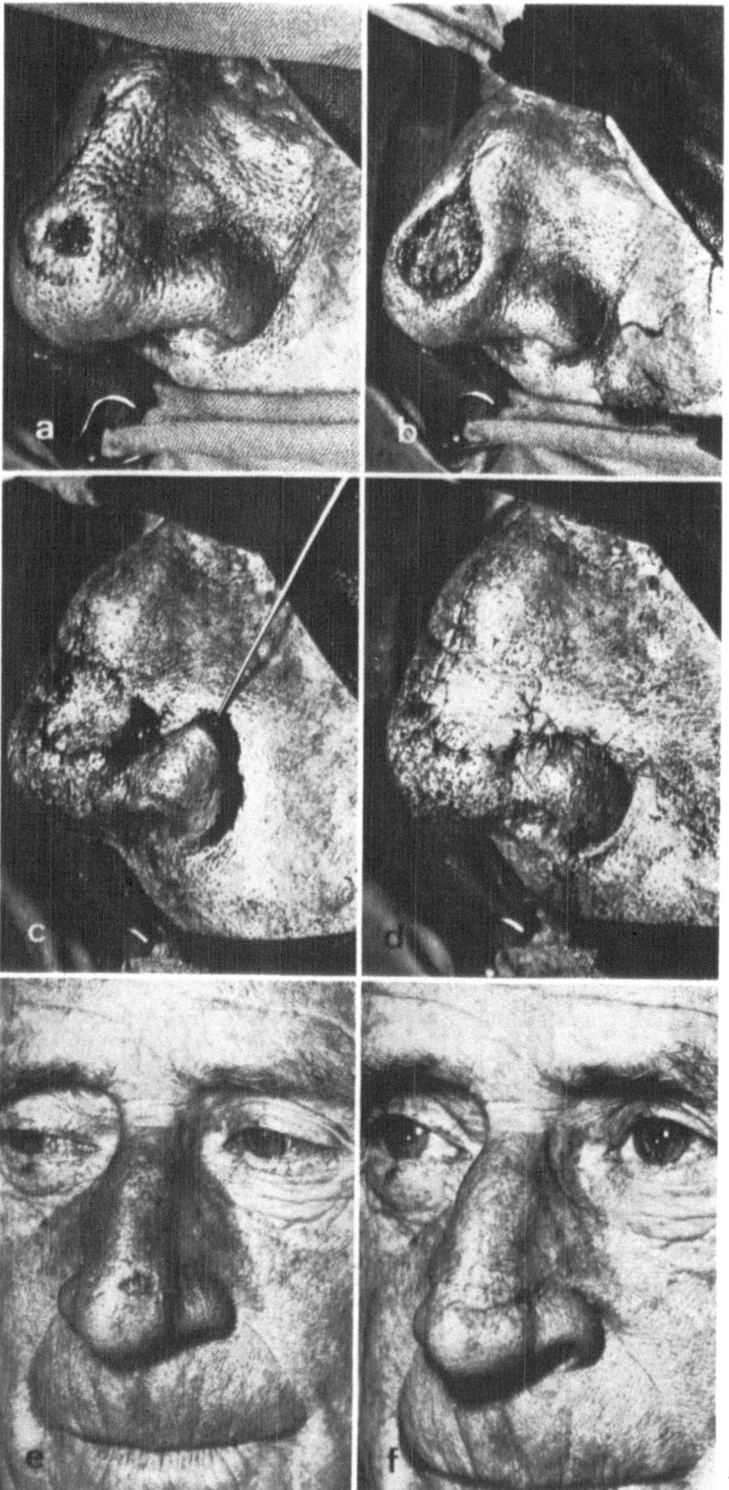

Abb. 1a–f

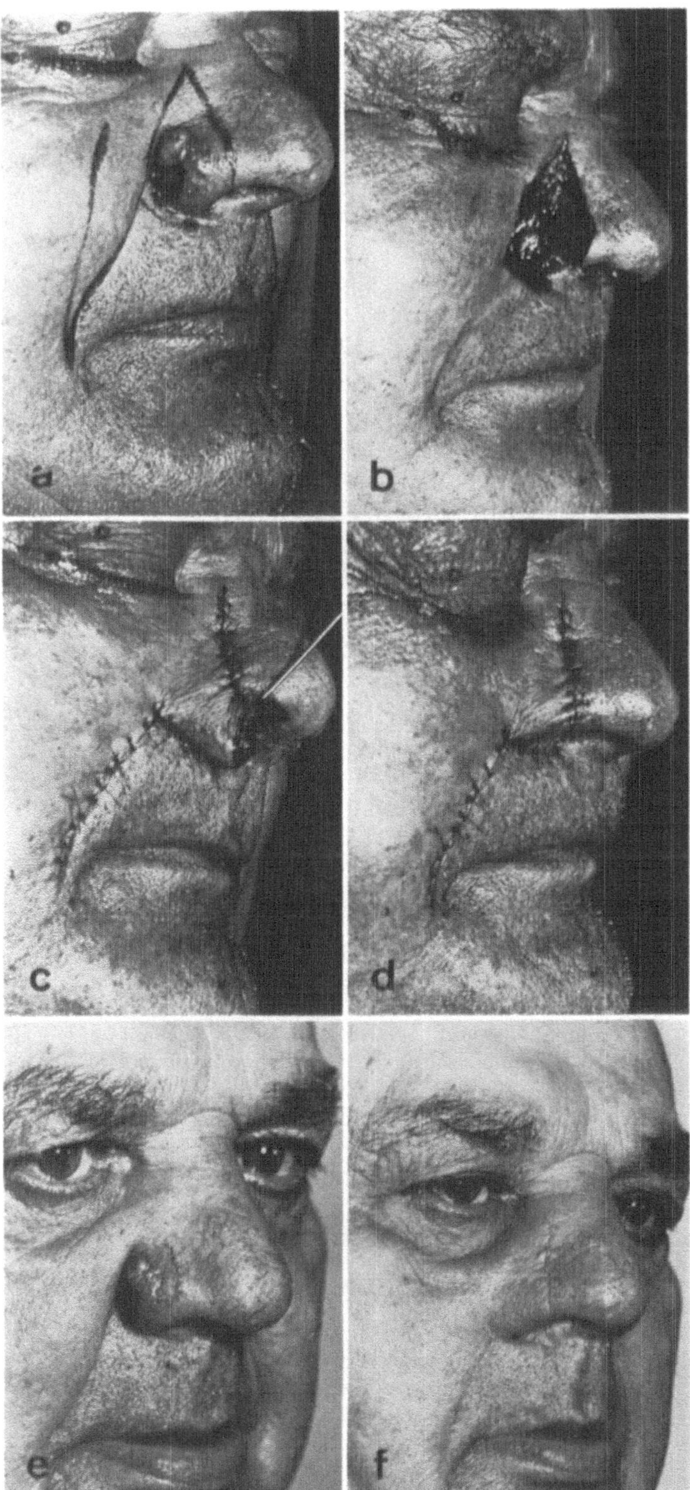

Abb. 2a–f

b) *Subkutan gestielte Lappenplastik* (Tunnel-Lappen)
Hierbei handelt es sich um eine lokale bzw. regionale Plastik. Nach Unterminierung der zwischen Tumorexzisionsstelle und Lappenentnahmestelle liegenden Hautpartie wird ein gefäßgestielter Lappen aus der Umgebung (Stirnregion oder Nasolabialfalte) durch diesen „Tunnel" in den primären Operationsdefekt verbracht. Die Lappenentnahmestelle kann in der Regel durch eine primäre Wundnaht (Dehnungsplastik) verschlossen werden.

c) *Kombinierte Verschiebe-Rotations-Plastik*
Größere Operationsdefekte im oberen Nasendrittel (Abb. 3a–f) und am Nasenflügel (Abb. 4a–h) können durch eine kaudale Verschiebeplastik, kombiniert mit einer Hautrotation von der Glabella gedeckt werden. Verbleibende Restdefekte sind ggf. durch eine weitere lokale Lappenplastik zu versorgen.

d) *Der gestielte Stirnlappen*
ist eine regionale Lappenplastik. Damit werden ausgedehnte Hautdefekte versorgt. Entsprechend der Größe des primären Operationsdefektes wird ein medialer oder lateraler Stirnlappen vorbereitet, der über die Arteria und Vena frontalis medialis versorgt wird. Dieser Lappen kann bis zu 180° gedreht und anschließend spannungsfrei in den Operationsdefekt eingenäht werden. Die Lappenentnahmestelle wird mit einem Spalthauttransplantat versorgt. Nach Einheilen des Lappens wird der Lappenstiel in einer zweiten Sitzung abgetrennt und rückverlagert. In einer dritten Sitzung erfolgt dann bei Bedarf noch eine Feinkorrektur der Nasenkonturen (vgl. Abb. 5a–f und 6a–c).

Abb. 1a–f. Basaliom der Nasenspitze bei 66 jährigem Mann. a Operationsskizze: Doppelte Schwenklappenplastik vom Nasenflügel und Nasolabialfalte. b Operationsdefekt. c Schwenklappen vom Nasenflügel im primären Operationsdefekt fixiert. Nasolabiallappen in den sekundären Defekt am Nasenflügel verlagert. d Zustand bei Operationsende. Entnahmestelle des Nasolabial-Lappens primär vernäht („Dehnungsplastik").e Präoperativer Befund. f Zustand 1 Jahr p.op.

Abb. 2a–f. Basaliom-Rezidiv des rechten Nasenflügels bei 78 jährigem Mann. a Operationsskizze: Schwenklappenplastik aus der Nasolabialfalte. b Penetrierender Operationsdefekt. Schleimhautersatz und partielle Rekonstruktion des Nasenbodens erforderlich. c Nasolabiallappen in den primären Operationsdefekt verbracht. Distales Lappenende nach innen geschlagen – als Schleimhaut- und Nasenbodenersatz. d Zustand bei Operationsende. e Befund vor operativem Eingriff. f Zustand 8 Wochen p.op.

Abb. 3a–f. Basaliom der Nasenwurzel links lateral bei einem 51 jährigen Mann. a Operationsskizze: Kaudaler Verschiebelappen markiert. b Operationsdefekt. c Verschiebelappen fixiert. Restdefekt im Bereich des medialen Lidwinkels. d Restdefekt verschlossen durch Rotationsplastik von der Glabella und laterale Verschiebeplastik. e Präoperativer Befund. f Zustand 4 Jahre p.op. Am Nasenflügel und im Bereich der linken Wange sind schuppende Psoriasis-Herde erkennbar.

Abb. 4a–h. Röntgenspätschaden nach radiologischer Behandlung eines kindlichen Hämangioms (Bestrahlungsdaten unbekannt) bei 49 jähriger Frau. a Operationsskizze: Rotationslappen von der Glabella und laterale Verschiebeplastik markiert. b Operationsdefekt. c Lateraler Verschiebelappen vorbereitet. d Rotationslappen von der Glabella ebenfalls vorbereitet. e Nach Fixierung beider Lappen verbleibt ein Restdefekt auf dem kontralateralen Nasenflügel. f Zustand bei Operationsende. Der Restdefekt wurde durch eine Verschiebeplastik von kaudal (Nasolabial-Region) gedeckt. g Präoperativer Befund. h Zustand 3 Jahre p.op.

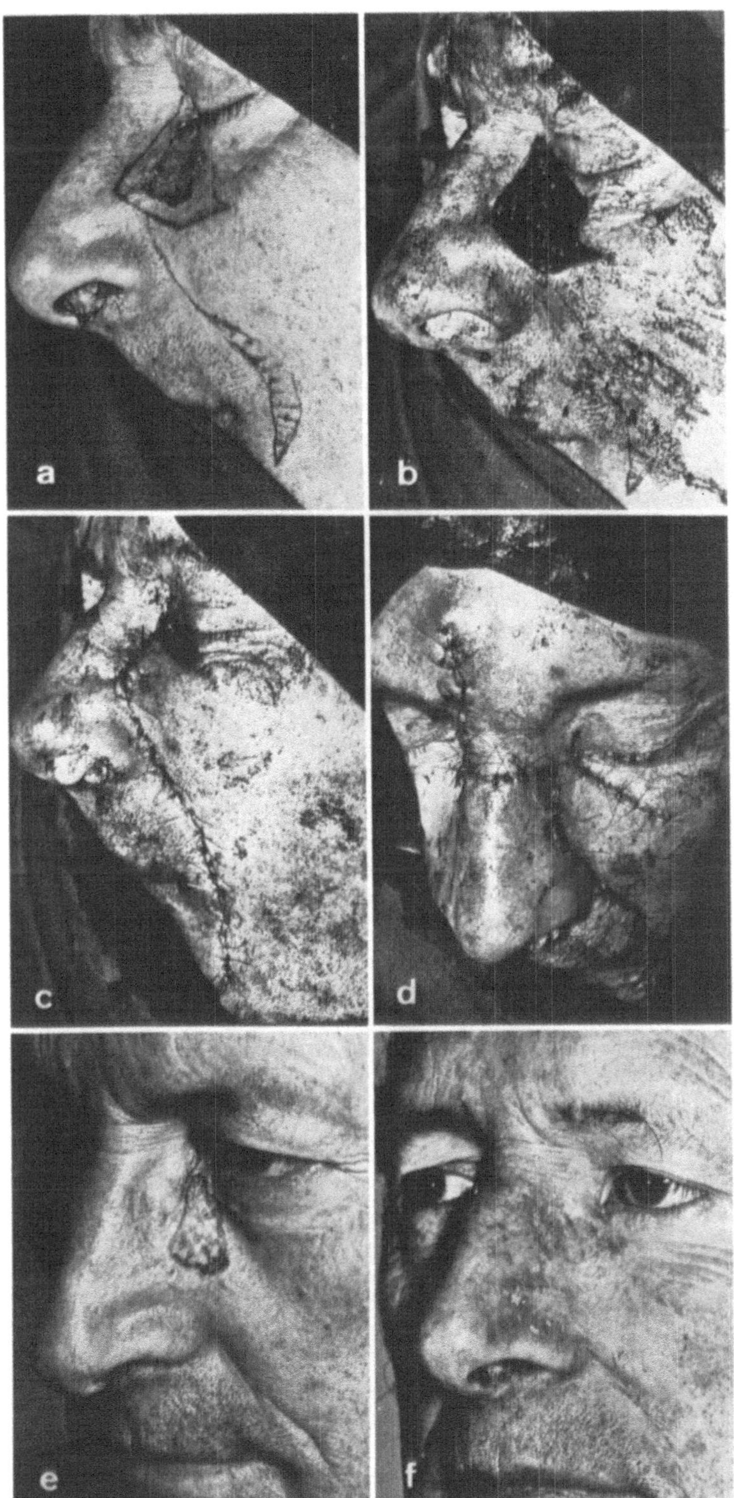

Abb. 3a—f

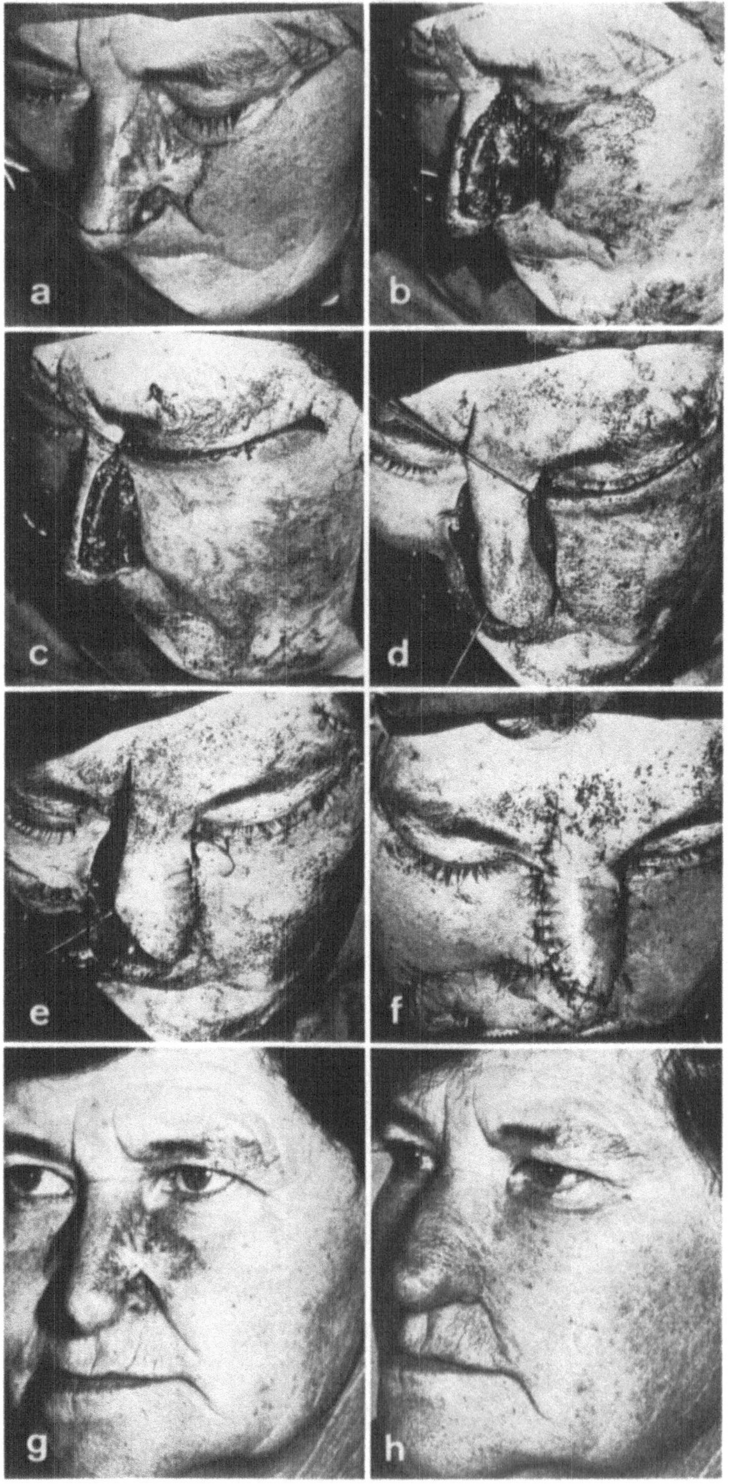

Abb. 4a–h

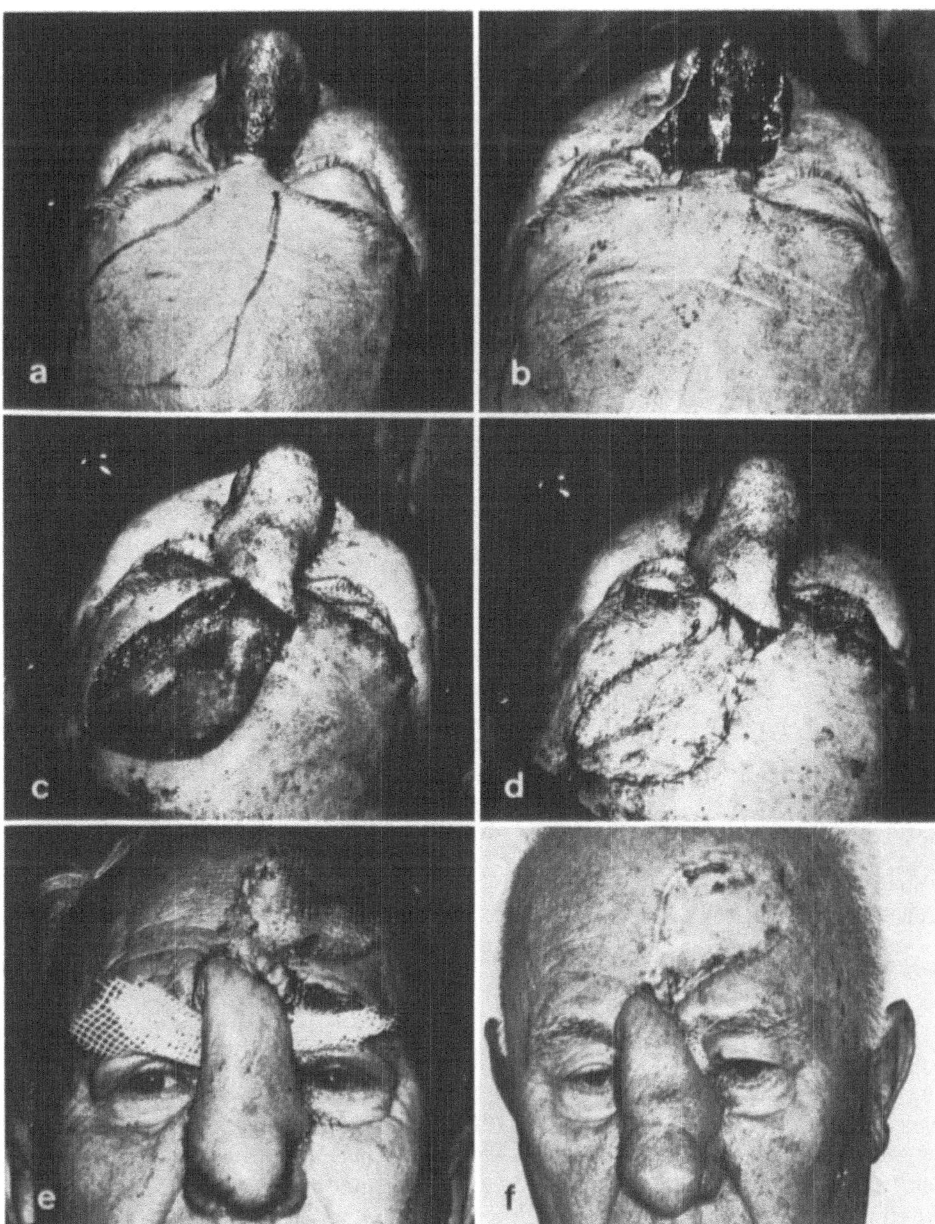

Abb. 5a—f

Abb. 5a—f u. 6a—d. Malignes Hämangioendotheliom der Nase bei einem 73 jährigen Mann. 5a Operationsskizze: Lateraler Stirnlappen markiert. b Operationsdefekt. c Stirnlappen im primären Operationsdefekt fixiert. d Lappenentnahmestelle passager mit autologer Spalthaut gedeckt. e Zustand 8 Tage p.op. f Zustand 24 Tage p.op. (vor Rückverlegung des Lappenstiels) 6a Operationsskizze. b Lappenstiel rückverlagert und Nasenkontur durch subkutane Lipektomie modelliert. c Präoperativer Befund. d Zustand 1 Jahr p.op.

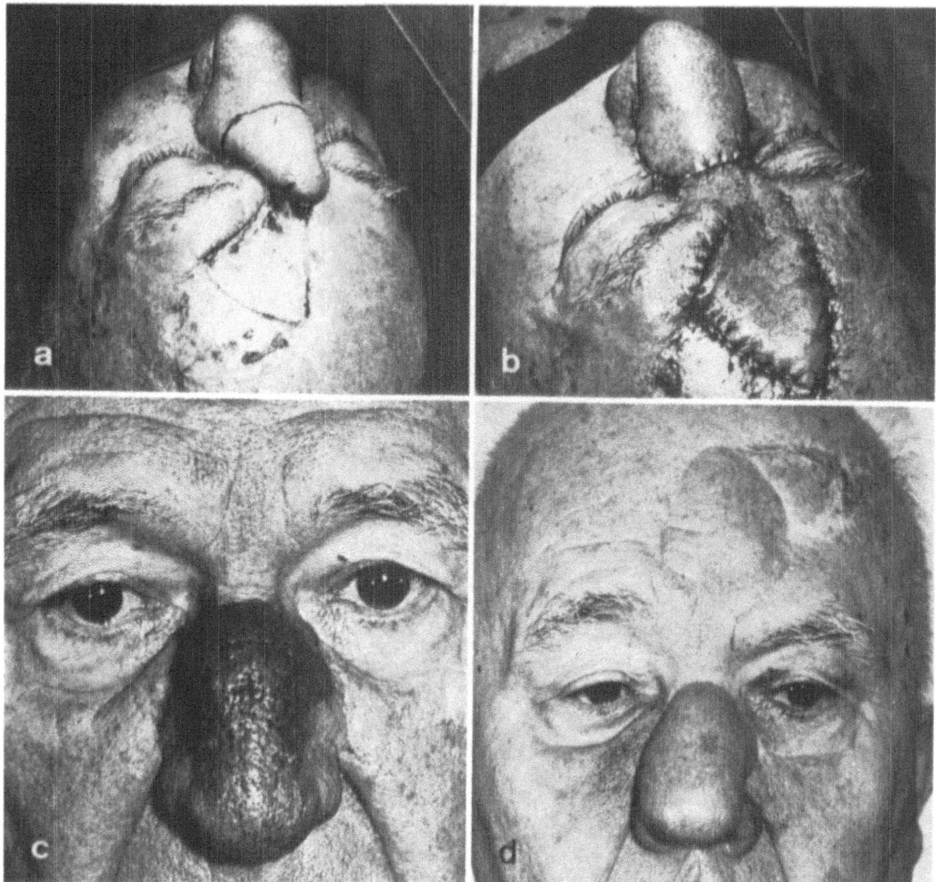

Abb. 6a–d

Diskussion

Die beschriebenen Lappenplastiken erfordern von dem Operateur eine besondere Erfahrung und eine exakte anatomische Präparation, die die topographischen Verhältnisse genau berücksichtigt. Unbedingt vermieden werden muß eine Traumatisation der versorgen-
den Gefäßstiele. Bei Beachtung dieser Vorbedingungen können ästhetisch optimale und
funktionell gute Ergebnisse erzielt werden.

Wird ein gestielter Lappen nekrotisch, besteht immer noch die Möglichkeit, diesen
durch ein freies Vollhauttransplantat oder eine weitere lokale Lappenplastik zu ersetzen.

Literatur

Burian, F.: Atlas der plastischen Chirurgie, Bd. 1–3 Basel, München, New York: S. Karger
    1978
Denecke, H.J., Meyer, R.: Plastische Operationen an Kopf und Hals. In: Korrigierende
    und rekonstruktive Nasenplastik. Bd. I. Berlin, Göttingen, Heidelberg, New York:
    Springer 1964
Hagedorn, M., Hartmann, M., Petres, J.: Möglichkeiten der Dermatochirurgie bei Neopla-
    sien im Nasenbereich. In: Dermatochirurgie in Klinik und Praxis. B. Konz und G.
    Burg (Hrsg.), Bd. I, S. 114–122. Berlin, Heidelberg, New York: Springer 1977
Petres, J.: Defektdeckung nach operativer Entfernung von karzinomatösen und präblasto-
    matösen Prozessen im Nasenbereich. Aesthet. Med. *18*, 3–8 (1969)
Petres, J., Hundeiker, M.: Korrektive Dermatologie – Operationen an der Haut. Berlin,
    Heidelberg, New York: Springer 1975
Petres, J., Hagedorn, M.: Indikation und Technik von Nahplastiken im Nasenbereich.
    Acta Chir.-Maxill-.fac. 1978

Dermatochirurgie am Augenlid

JOHANNES PETRES, MICHAEL HARTMANN und ROLAND MÜLLER

Summary

Between 1965 and 1977 we operated on over 900 patients with skin tumors on or near the eyelids. In cases where primary wound suture or „Dehnungsplastik" were not feasible, the described technique for defect reconstruction have proved highly effective not only regarding therapeutic results but also from the cosmetic and functional point of view. If neoplasms extend to the lid margins and underlying structures it is advisable to seek the active cooperation of an ophthalmologist with the necessary surgical skill. Eyelid surgery should only be undertaken by specially experienced dermatologists and ophthalmologists.

Zusammenfassung

In der Zeit von 1965 bis 1977 wurden von uns mehr als 900 Patienten mit Lid- und lidnahen Hauttumoren operativ behandelt. Waren primäre Wundnaht oder Dehnungsplastik nicht möglich, haben sich die von uns geschilderten Techniken zur chirurgischen Defektdeckung sowohl in kurativer als auch in ästhetisch-funktioneller Hinsicht sehr gut bewährt. Bei Übergreifen der Neubildungen auf Lidrand und tiefergehende Strukturen ist die aktive Kooperation mit einem operativ versierten Ophthalmologen empfehlenswert. Operative Eingriffe am Lid erfordern sowohl vom Dermatologen als auch vom Augenarzt ein besonderes Maß an Erfahrung.

Einleitung

Die Deckung relativ kleiner Defekte kann am Augenlid bereits große technische Schwierigkeiten bereiten. Abgesehen von der lediglich ästhetisch störenden Verziehung des Lidrandes können besonders nach erzwungener primärer Wundnaht narbige Ektropien und Verlagerungen der Tränenpünktchen mit ihren desolaten Folgen beobachtet werden (Petres, 1969). Deshalb ist gerade in der Tumorchirurgie am Augenlid die Beherrschung plastischer Operationstechniken unerläßlich, um optimale funktionelle und ästhetische Ergebnisse erzielen zu können.

Abb. 1a–f. 69jähriger Mann. Basaliom des rechten Oberlids. a Operationsskizze: Schwenklappen oberhalb der Augenbraue markiert. b Operationsdefekt. c Schwenklappen in den primären Operationsdefekt verbracht. d Zustand bei Operationsende. e Zustand präoperativ. f Befund 10 Monate p. op.

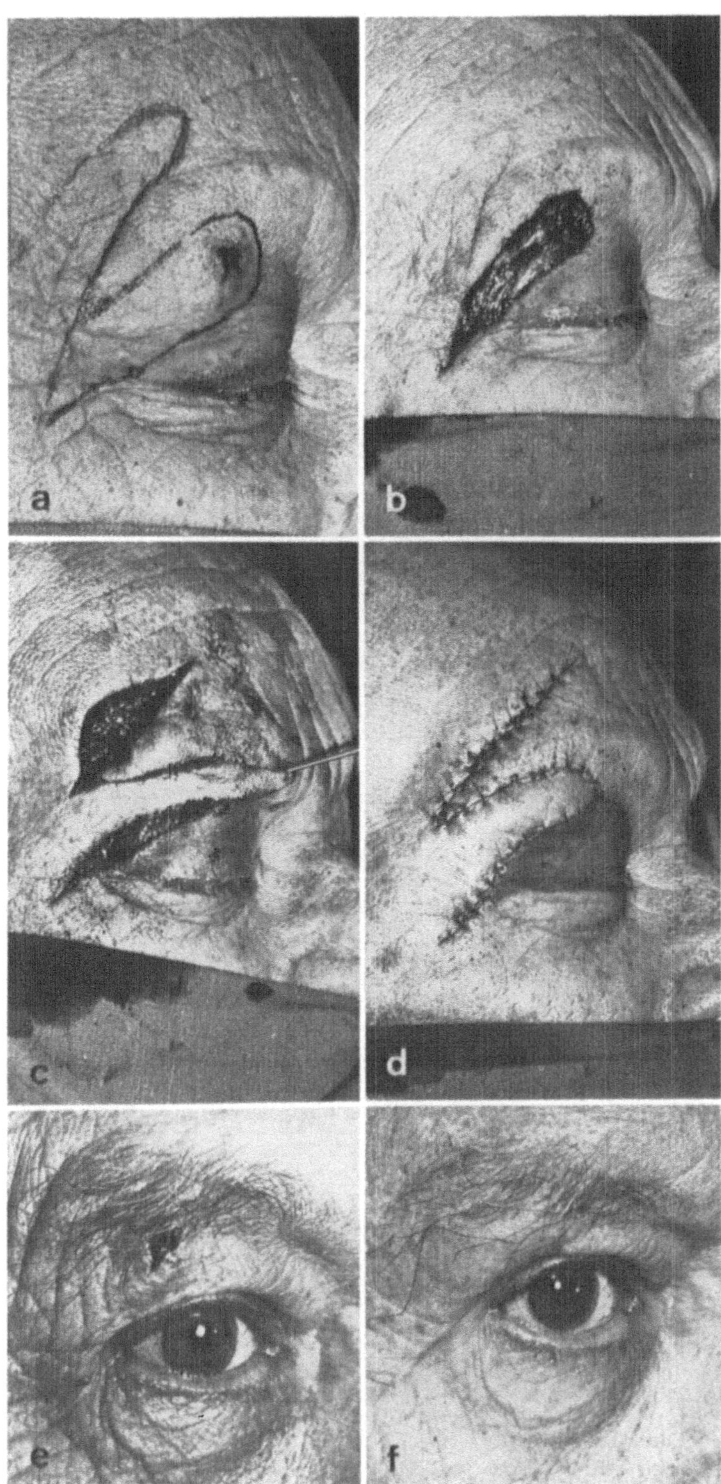

Abb. 1a–f

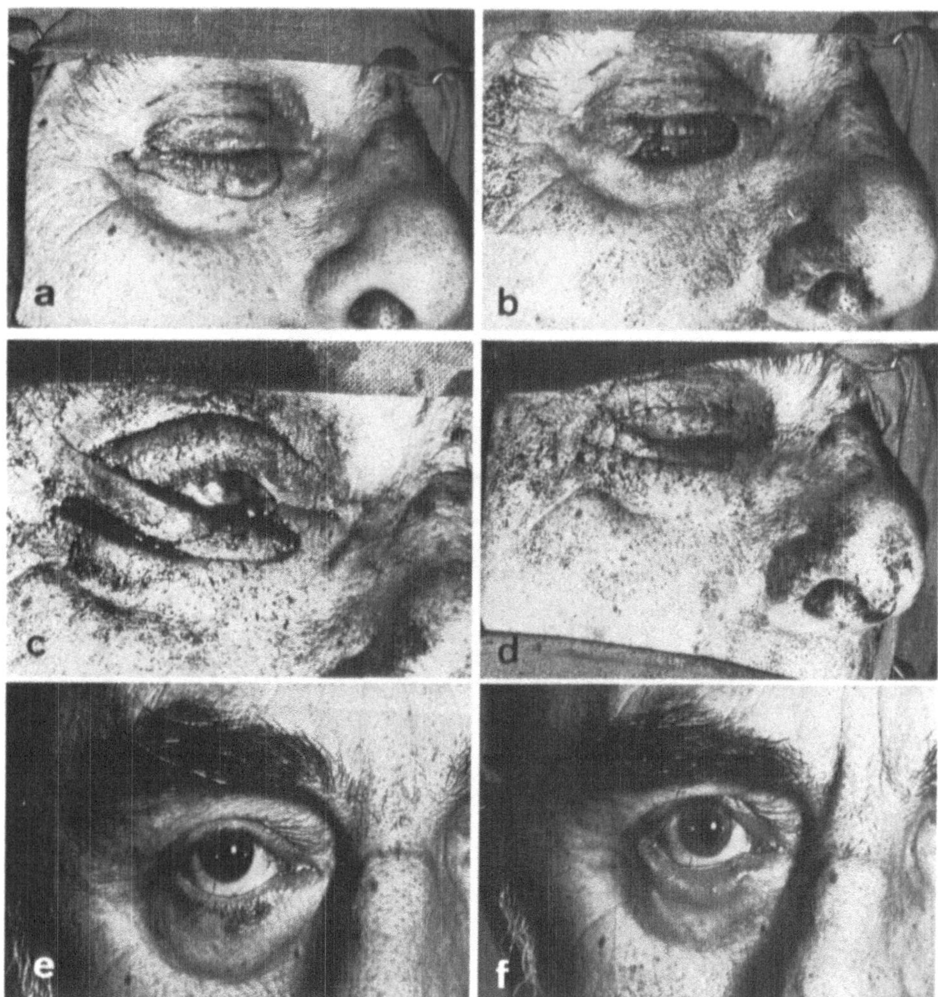

Abb. 2a–f. 56jähriger Mann. Basaliom des mittleren Unterliddrittels rechts. a Operationsskizze: Zur Deckung des Unterliddefektes wird der markierte Schwenklappen am Oberlid
verwendet. b Operationsdefekt. c Schwenklappen in primären Operationsdefekt verbracht. d Zustand bei Operationsende. e Zustand vor operativem Eingriff. f Zustand
1 Jahr p. op.

Abb. 3a–d. 61jährige Frau. Basaliom der medialen Unterlidhälfte rechts. a Operationsskizze: Verschiebeplastik von kaudal markiert. b Zustand bei Operationsende. c Präoperativer Befund. d Zustand 2 Jahre p. op.

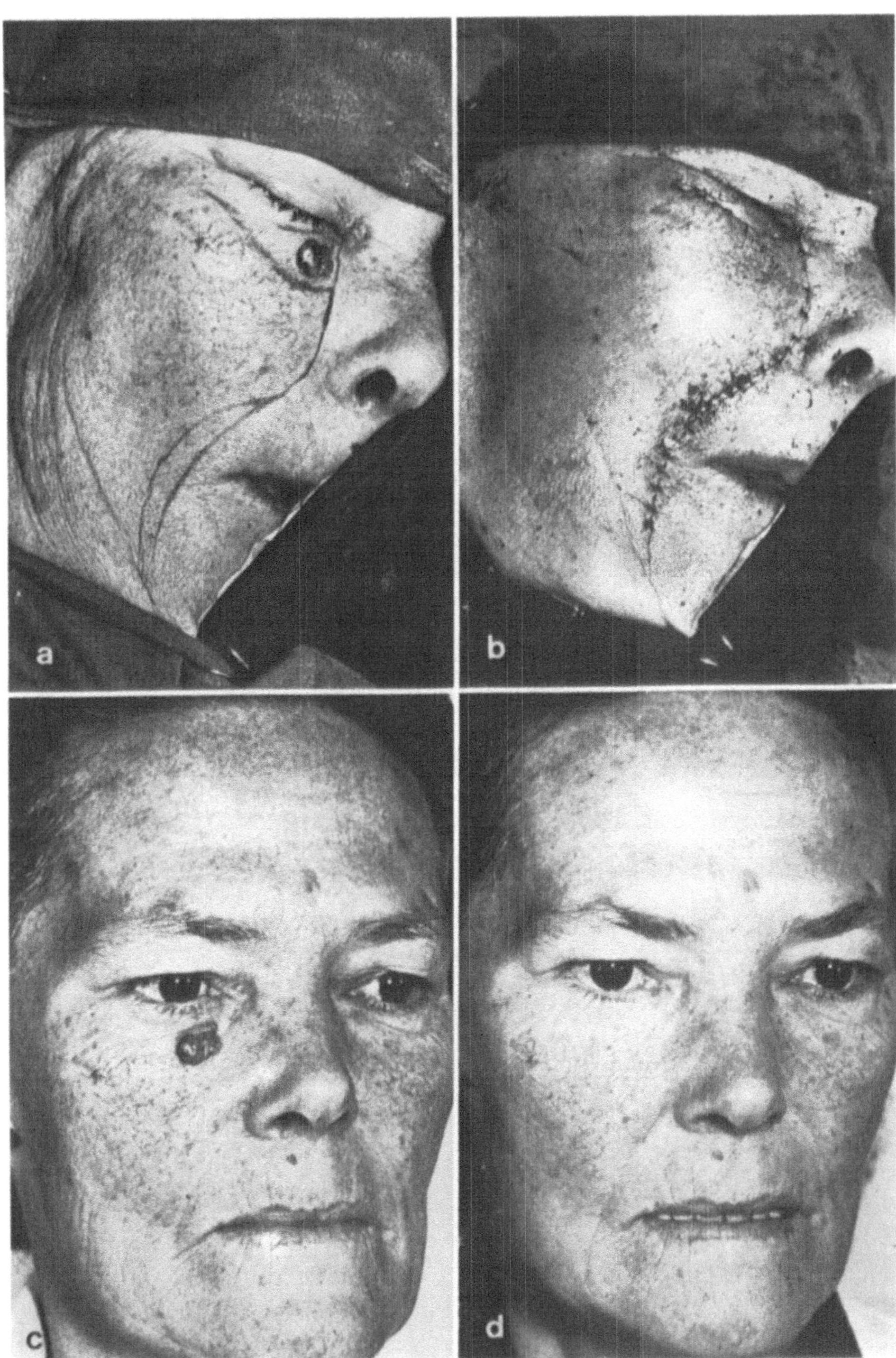

Abb. 3a–d

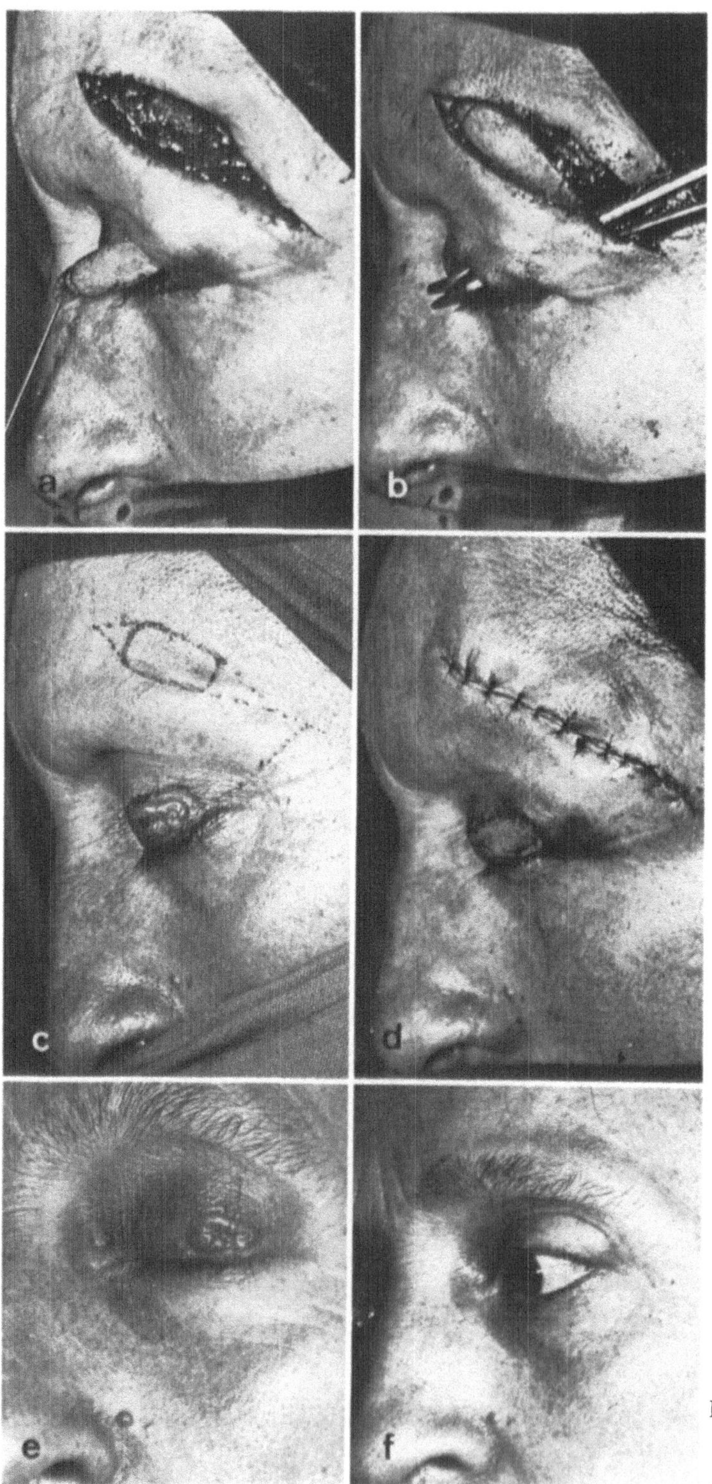

Legende siehe Seite 138

Abb. 4a–f

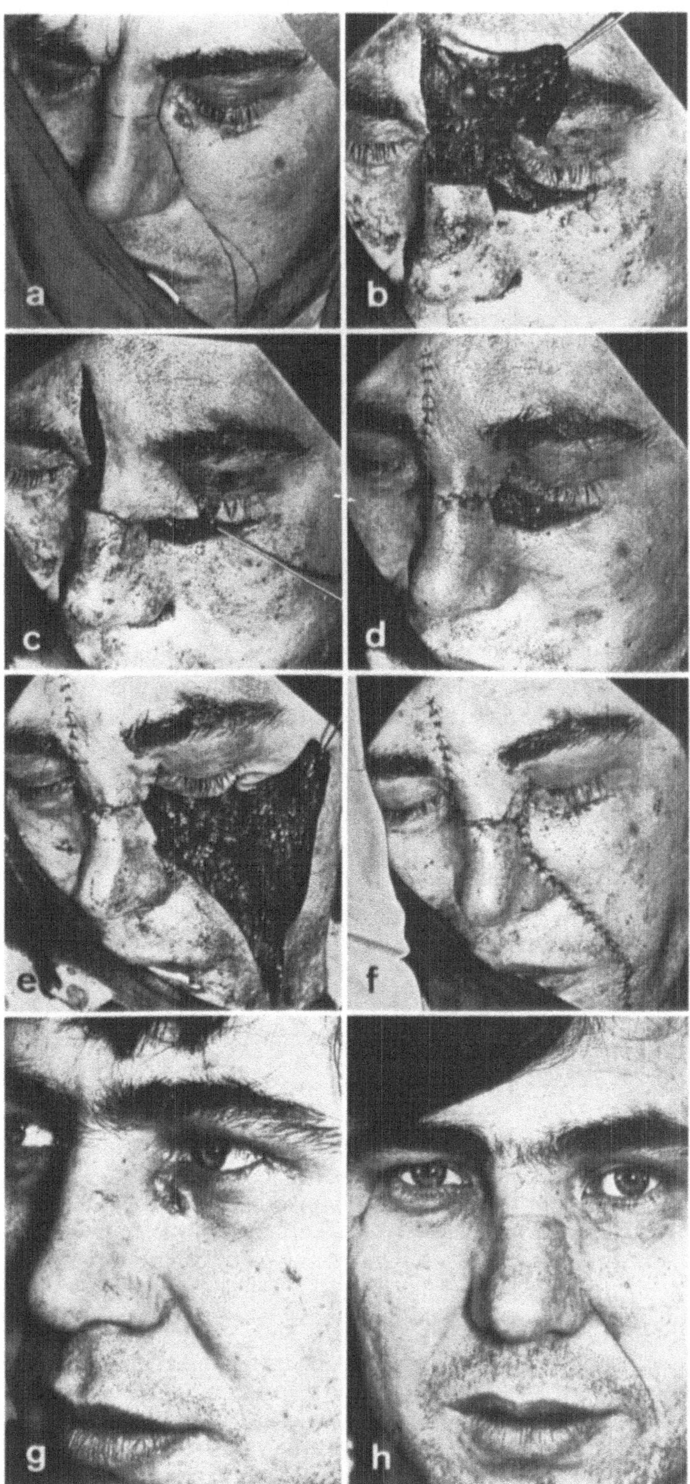

Legende siehe Seite 138

Abb. 5a–h

Operationstechniken

Auf Grund der anatomischen Gegebenheiten ist die Chirurgie des Oberlids und des äußeren Lidwinkels problemloser als die am Unterlid und im Bereich des inneren Canthus.

Zur Defektdeckung kommen neben der freien autologen Hauttransplantation folgende Methoden im Rahmen der dermatochirurgischen Tumorentfernung in Frage (Einzelheiten der Techniken vgl. Petres u. Hundeiker, 1975).

1. *Schwenklappenplastik* sowohl an Ober- und Unterlid als auch am äußeren Canthus (vgl. Abb. 1a–f; 2a–f).
2. *Verschiebe-Rotationsplastik* von kaudal, kranial und lateral am Unterlid sowie von der Glabella am inneren Lidwinkel (vgl. Abb. 3a–d).
3. *Rotationsplastik* nach Imre zur Defektdeckung am Unterlid.
4. *Insellappenplastik* am Unter- und Oberlid (vgl. Abb. 4a–f).
5. *Kombinationen* der genannten Plastiken bei ausgedehnten Defekten, besonders am Lidinnenwinkel (vgl. Abb. 5a–h).

Diskussion

Speziell in der Tumorchirurgie am Integument der Lidregion ist bekannt, daß nach einfacher Exzision von Basaliomen und spinozellulären Karzinomen Rezidive häufiger sind als nach großzügiger Tumorentfernung mit anschließender plastischer Defektdeckung (Borghouts, 1964; Holland u. Bellmann, 1965; McInnes et al., 1965). Da weder durch die klinische Beobachtung noch durch eine Probebiopsie die Ausdehnung eines Tumors exakt bestimmbar ist, ist es nicht selten, daß der Eingriff intraoperativ erweitert werden muß. Wird hierbei auch der Ersatz von Konjunktivalschleimhaut notwendig, bedeutet dies, daß der Dermatochirurg fähig sein muß, entsprechende Schleimhautersatzverfahren einzusetzen. Stellt sich das Problem eines möglichen Ersatzes von Bindehaut und Tarsus bereits präoperativ, wäre die Hinzuziehung und aktive Kooperation mit dem Ophthalmologen wünschenswert.

Ergänzend sei noch darauf hingewiesen, daß bei kosmetischen Eingriffen (z.B. Blepharoplastik, Xanthelasma-Entfernung) Überkorrekturen zu vermeiden sind. Ektropionierungen könnten die Folge sein (Petres u. Hagedorn, 1976).

Abb. 4a–f. 37jährige Frau. Basaliom der lateralen Oberlidhälfte links. a Operationsskizze: Insellappen oberhalb der Augenbraue markiert. b Nach Präparation des Gefäß-gestielten Insellappens Unterminierung der Haut zwischen Oberliddefekt und Gefäßstiel („Tunnel"). c Insellappen durch den Tunnel in primären Operationsdefekt verbracht. d Zustand bei Operationsende. Primäre Naht der Lappenentnahmestelle. e Zustand vor Tumorentfernung. f Zustand 8 Monate p.op.

Abb. 5a–h. 34jähriger Mann. Basaliom des medialen Unterliddrittels links. a Operationsskizze Kombinierte Verschiebe-Rotationsplastik von kaudal und von der Glabella markiert. b Operationsdefekt. Glabellalappen freipräpariert. c Glabellalappen in Position gebracht. d Glabellalappen fixiert. e Kaudaler Verschiebelappen vorbereitet. f Zustand bei Operationsende. g Präoperativer Befund. h Zustand 9 Monate p.op.

Literatur

Borghouts, J.M.H.: Surgical treatment of basal-cell-carcinoma and squamous cell carcinoma of the skin. Arch. Chir. Neerl. *16*, 19–30 (1964)

Holland, G., Bellmann, O.: Zur Klinik und Therapie der Basaliome und Spinaliome. Ophthalmologica *150*, 138–152 (1965)

McInnes, G.F., Freeman, J.M., Engler, H.S.: Control of basal cell carcinoma. 10 year review. Am. Surg. *31*, 828–830 (1965)

Petres, J.: Operative Behandlung von Lidtumoren. Z. Haut. Geschlechtskr. *44*, 29–36 (1969)

Petres, J., Hundeiker, M.: Korrektive Dermatologie – Operationen an der Haut. Berlin, Heidelberg, New York: Springer 1975

Petres, J., Hagedorn, M.: Möglichkeiten und Grenzen der Blepharoplastik bei schlaffen Lidern. Acta Chir.-Maxill.-fac. *2*, 37–41 (1976)

Diskussionsbemerkungen

Herr Happle: Sie haben ein Dia gezeigt mit einer Nasenplastik, wobei die Burowschen Dreiecke im Bereich der Augenbrauen unterschiedlich groß angelegt worden sind. Sie haben sich sicherlich etwas dabei gedacht?

Herr Petres: Die Insellappenplastik vom kontralateralen Lid zeitgt gelegentlich bessere Ergebnisse. Es gibt aber Situationen, bei denen funktionell bessere Ergebnisse durch die obengenannte Methode zu erzielen sind. Wir haben in der Zwischenzeit etwa 900 Operationen am Lid durchgeführt und sahen nur in einzelnen Fällen nicht optimale Ergebnisse. Die sehr langen Burowschen Dreiecke sind manchmal entstellend, dort bekommt man auf diese Weise eine bessere Wölbung.

Herr Fabry: Erfahrungen aus der plastischen Chirurgie der Harnröhre haben gezeigt, daß bei der Deckung der offenliegenden Harnröhre durch einen Hautlappen der zugehörige Ersatz der Schleimhaut spontan erfolgt. Ausgehend von dieser Erfahrung haben wir angenommen, daß bei Exzision eines zerstörten Unterlides und Ersatz durch Rotationslappen aus der Wange die Schleimhaut des Bindehautsackes spontan ersetzt wird. Diese Annahme konnte an zwei Kranken mit weitgehender Zerstörung des Unterlides und plastischem Ersatz nach Keilexzision und Rotation aus der Wange bestätigt werden. Wichtig ist, bei der Bildung des Rotationslappens der Schrumpfungsneigung entgegenzuwirken. Dies ist durch zwei Maßnahmen möglich:
a) Bildung eines relativ etwas überlangen Rotationslappens
b) Verhinderung der Lappenschrumpfung durch Fettgewebsnähte, die der Längsschrumpfung entgegenwirken.
Durch die Kombination beider Maßnahmen wird langfristig ein kosmetisch ausgezeichnetes Ergebnis erzielt.

Dermatochirurgie am Augenlid

L. WELGE-LÜSSEN

Summary

Tumors of the eyelids which are not on the canthus can be treated by simple excision. If the inside or fornix of the lid is involved a radical treatment is usually necessary by free transplant. Demonstration of treatment and postoperative evalution of a basal cell carcinoma and congenital upper lid coloboma. The ptosis demands a careful preoperative motility analysis of the eyeball and of the lid. The patient's age and function of the levator muscle determine the operative procedure. In cases of doubt an ophthalmologist should be asked for consultative advice.

Zusammenfassung

Tumoren im Bereich der Lider können, wenn diese lidkantenfern liegen, durch ovaläre Exzision entfernt werden. Es sollte grundsätzlich die Lidinnenseite inspiziert werden, bei deren Beteiligung radikal operiert werden muß, so daß meist freie Plastiken erforderlich werden. Demonstration eines postoperativen Verlaufes beim Basaliom und eines angeborenen Lidkoloboms beim Säugling. Bei der Ptosis ist präoperativ eine ausführliche Motilitätsanalyse des Augapfels und der Lider nötig, das operative Vorgehen richtet sich nach dem Alter des Patienten und der Restfunktion des Lidhebers. In Zweifelsfragen sollte ein Ophthalmologe konsiliarisch hinzugezogen werden.

Es mag sicher vermessen erscheinen, in der mir zur Verfügung stehenden kurzen Zeit Grundlegendes zur Lidchirurgie zu sagen. Deshalb muß die Auswahl subjektiv bleiben und wird sich hauptsächlich nach eigenen Erfahrungen richten. Schon Neubauer (1965) sah die Lidchirurgie in erster Linie als plastische Chirurgie an, die vom Operateur ein hohes Maß an Improvisation verlange. Wir haben es im Bereich der Lider mit einem komplizierten Stütz- und Halteapparat zu tun, der sich aus unterschiedlichen Materialien wie Haut, Knorpelgewebe, quergestreiften willkürlich und unwillkürlich innervierten Muskeln zusammensetzt. Die Lidkanten sowie die Tränenpünktchen müssen besonders berücksichtigt werden.

Im Bereich der Lider ist senkrecht zum Verlauf der bekannten Hautspaltlinien und der Bewegungsfalten die stärkste Dehnbarkeit möglich, sie ist im höheren Lebensalter größer als bei Kindern. Deshalb sollten Tumoren im Lidbereich wie Xanthelasmen, Basaliome, Spinaliome, senile Keratosen, Melanosis circumscripta präcancerosa sowie Syringome nach folgendem Schema exzidiert werden (Abb. 1). Die Hautinzision ist stets

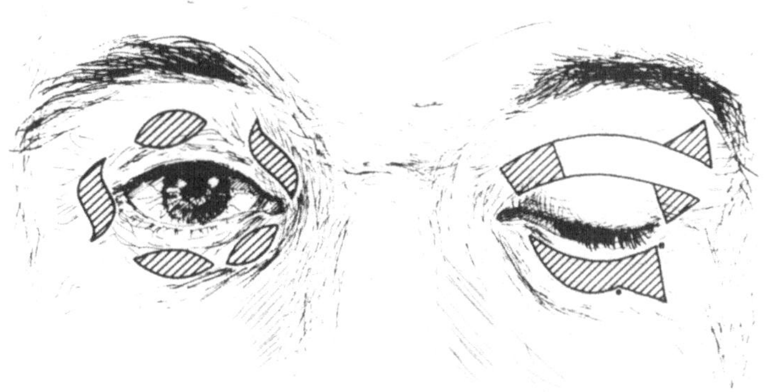

Abb. 1. Rechtes Auge: Hautexzision fern der Lidkante. Linkes Auge: Oberlid: Verschiebeplastik, Unterlid: Semilunare Hautexzision (nach Neubauer, 1965)

grundsätzlich senkrecht erforderlich, im Lidbereich nur nach Einlegen eines breiten Lidspatels nach vorausgegangener Tropfanästhesie. Kleinere Exzisionen in größerer Entfernung der Lidkante sind unproblematisch. Sie erfolgen in Form ovalärer Ausschneidungen. Die Adaptation der Wundränder hat spannungsfrei zu erfolgen, d.h. die Umgebung muß ausreichend im Gesunden unterminiert werden. Bei größeren Defekten, wie es auf der Abbildung 1 links demonstriert ist, müssen Hautverschiebungen vorgenommen werden, da wir uns bemühen, auch bei kleinen Tumoren ca. 3–4 mm weit im Gesunden zu exzidieren. Als Nahtmaterial benutzen wir vorwiegend Seide bzw. seit 1 1/2 Jahren auch Prolene 5,0 (Welge-Lüßen et al., 1977). Bei Kindern bevorzugen wir chromiertes Katgut. Bei glatten geraden Wundrändern nähen wir fortlaufend (Abb. 2). Die Kürschnernaht hat den Nachteil einer Verschiebung, am günstigsten ist die fortlaufende Schlingennaht, bei der der Fadenzug immer senkrecht zum Schnittverlauf besteht. Beim Ziehen des Fadens muß allerdings an jeder Einstichstelle der Faden durchschnitten werden. Der Wert einer Lupenbrille ist nicht zu unterschätzen, ebenfalls erstklassige Instrumente wie feine chirurgische Pinzetten oder Kolibripinzetten.

Grundsätzlich bevorzugen wir bei Basaliomen das chirurgische Vorgehen. Auch wenn nach der Exzision große Substanzdefekte zu erwarten sind und deshalb eine radiologische Therapie zu diskutieren ist, kann mittels Transplantation ganzer Lidabschnitte ein günsti-

Fortlaufende
Kürschnernaht

Fortlaufende
Schlingennaht

Abb. 2. Nahttechniken

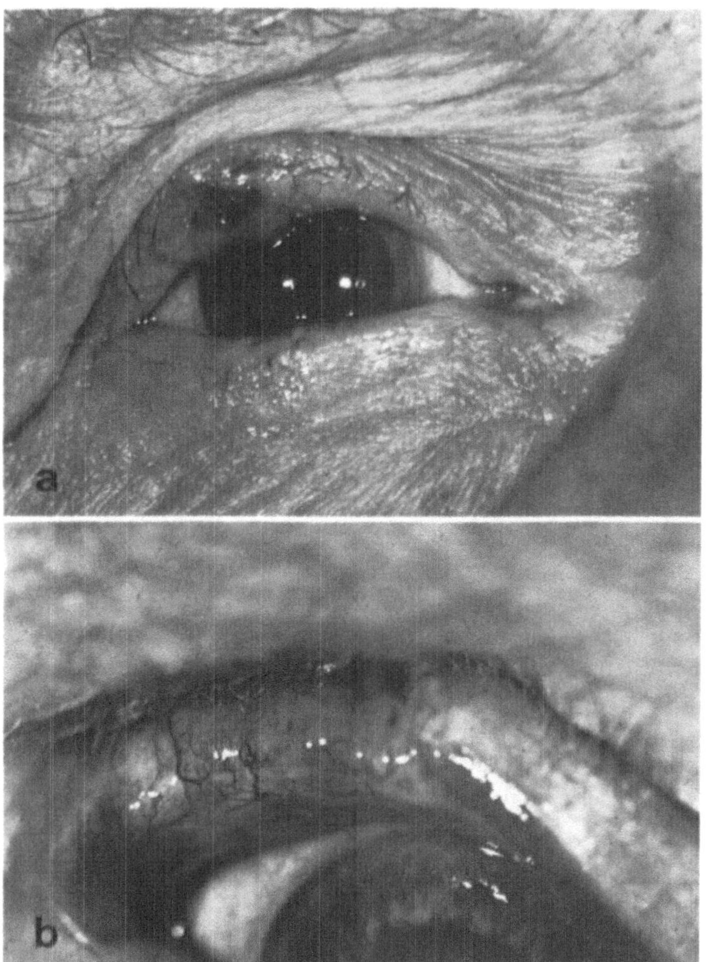

Abb. 3.a Basaliom rechtes Oberlid bei 75jähriger Patientin. b Nach Ektropionieren: Infiltration des Tarsus mit Gefäßneubildung

ger Lidersatz erzielt werden. Auf die Problematik von Verschiebe- und Stielplastiken soll hier nicht näher eingegangen werden, sie haben im lateralen Unterlidbereich ihre Berechtigung (Neubauer, 1974). Bei Tumoren im Oberlidbereich mit großem Defekt nach der Exzision erscheint uns das Verfahren der Tarsus-Unterlidrandverpflanzung nach oben, worüber Hübner (1976) 18 Fälle vorstellte, am günstigsten. Bei einer 75jährigen Patientin hatte ein 12 mm breites ulceriertes Oberlidbasaliom den gesamten Lidrand miterfaßt (Abb. 3a u. b). Wir gingen nach breiter Exzision des Tumors mit seiner Umgebung in einer Breite von 18 mm wie folgt vor (Abb. 4). Links oben im Bild ist der Oberliddefekt über der Hornhaut erkennbar. Nach einem lidrandparallelen Schnitt 2-3 mm oberhalb der oberen und unteren Lidkante bis zum äußeren Lidwinkel wird schläfenwärts ein Hautschnitt bis 20 mm in Richtung Ohr gelegt und ein Burowsches Dreieck nach unten ausgeschnitten. Freipräparieren des Hautblattes am Oberlid bis zum Augenbrauenrand

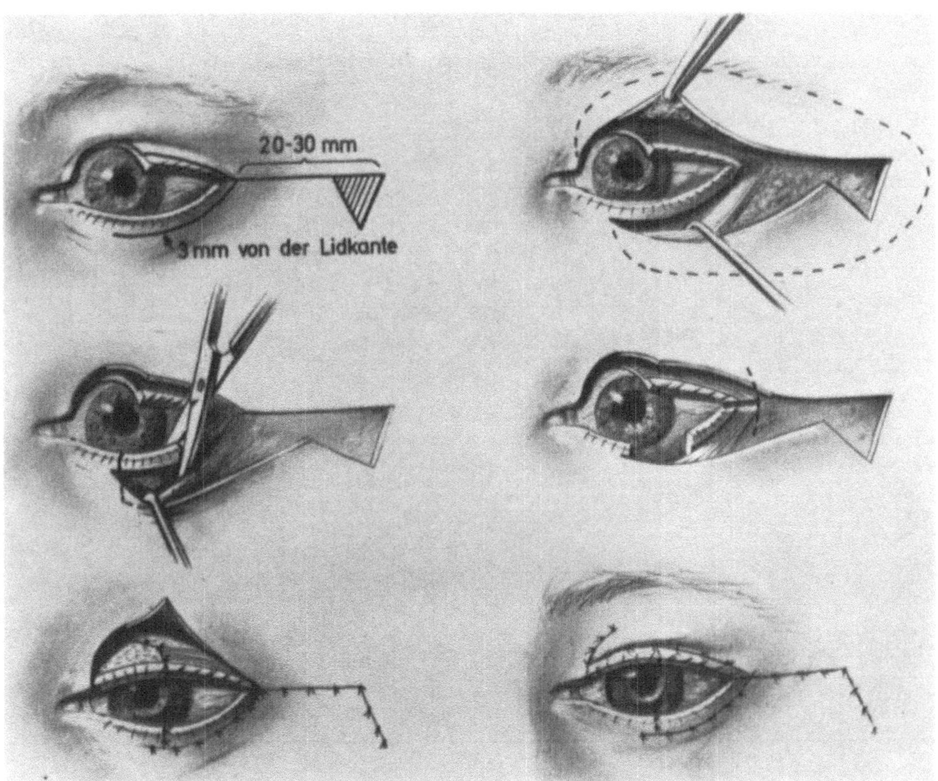

Abb. 4. Operatives Vorgehen bei freier Tarsus-Lidrandüberpflanzung (modifiziert nach Hübner, 1976)

unter Schonung der Muskelschicht, dann am Unterlid, wobei die Orbicularisfasern von der Tarsalplatte nach unten verschoben werden. Entnahme eines Tarsusareals aus der Mitte des Unterlides in einer Breite von 10 mm (Bild in der Mitte links). Dieses Gewebe wird in Ringer- und Refobacin-Lösung aufbewahrt. Dann Lidkantenschnitt (Mitte rechts) und Versorgung des Unterlides durch Einzelnähte mit sorgfältiger Adaption der Bindehaut (unten links). Hierbei ist auf einen geringen Nahtabstand zu achten. Anschließend Einnähen des Transplantates im Bereich des Oberliddefektes von nasal und temporal her unter genauester Beachtung der Adaptation von Bindehaut zu Bindehaut und Tarsus zu Tarsusgewebe. Sodann wird die vorher gelöste Haut des Oberlides nach nasal fixiert. Der Übergang zwischen Spender- und Empfängergewebe ist bei der 75jährigen Patientin auf dem ersten postoperativen Foto 20 Tage nach der Operation (Abb. 5a) noch nicht völlig glatt, auch im Unterlidbereich, dort wo die temporale Lidkante fehlt, ist noch eine Injektion vorhanden. 3 Monate nach dem Eingriff ist die Oberlidkante völlig glatt (Abb. 5b), im schläfenwärtigen Unterlid noch eine geringe Hyperämie erkennbar. Der Lidschluß ist vollkommen, die Lidhebung regelrecht.

Wenn diese Operationsmethode auch zeitlich aufwendig ist, so bietet sie doch den Vorteil eines vollwertigen Lidersatzes, so daß die Hornhaut vor Sekundärschäden bewahrt bleibt.

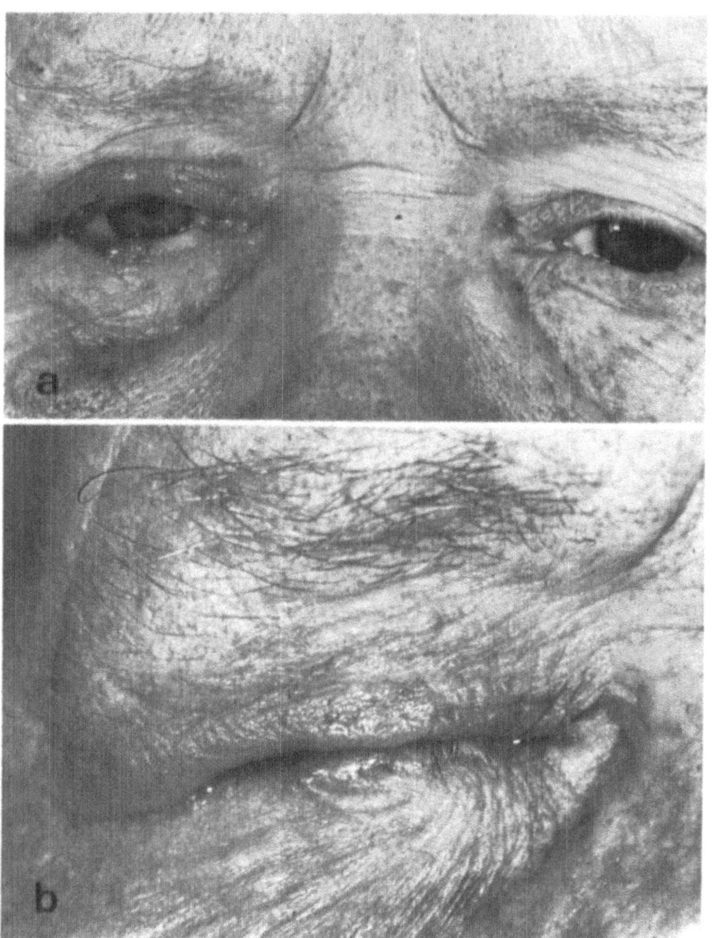

Abb. 5.a 20 Tage nach operativer Tarsus-Lidrandüberpflanzung bei 75jähriger Patientin.
b 3 Monate nach operativer Tarsus-Lidrandüberpflanzung bei 75jähriger Patientin

Auch bei einem 20 Tage alten Säugling mit einem linksseitigen Oberlidkolobom und einer Cheilognathouranochisis bei Goldenhaar-Syndrom gingen wir von den gleichen Überlegungen aus. Die Abbildung 6 zeigt den präoperativen Befund, die Abbildung 7a u. b den Verlauf am 10. postoperativen Tag sowie 3 Monate danach. Temporal ist noch eine kleine Kerbe vorhanden, die später evtl. zu korrigieren ist. Auf jeden Fall ist ein glatter Lidschluß und eine gute Beweglichkeit der Autoplastik gewährleistet.

Bei der Ptosis, dem Herabhängen des Oberlides, ist zunächst grundsätzlich durch eine Motilitätsanalyse zu entscheiden, ob überhaupt eine Chirurgie im Bereich der Lidheber zu erfolgen hat. Es muß präoperativ die Messung der Lidspaltenweite bei Geradeausblick, besonders aber die Lidkantenbewegung zwischen Abwärts- und Aufwärtsblick, die ca. 15 mm beträgt, beachtet werden. Auch die Pupillomotorik ist zu prüfen, um ein Horner-Syndrom sicher auszuschließen. Im Idealfall sollte das Oberlid das obere Drittel der Hornhaut bedecken. Da bekanntlich mit zusätzlicher Innervation des Musculus frontalis die

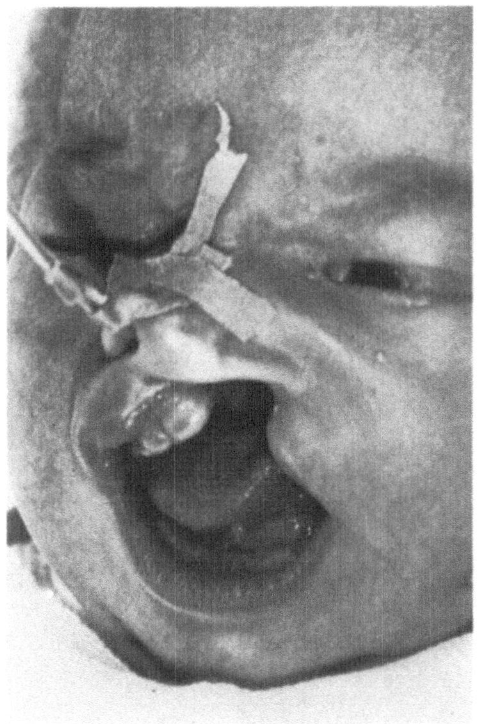

Abb. 6. 20 Tage alter Säugling mit Cheilognathouranochisis bei Goldenhaar-Syndrom. Linkes Auge: Oberlidkolobom

Lidspalte erweitert werden kann, wird als indirekte Operationsmethode bei der Ptosis
congenita mit totaler Unfähigkeit der Lidhebung gern die Operation nach Hess durchgeführt (Abb. 8 links). Eine Dosierung ist häufig schwierig, zwischen den Fäden wird eine
Platte gelegt, um den Fadenzug nicht auf ein zu kleines Gewebsareal zu beschränken. Gerade bei Kleinkindern muß die Frage eines späteren Lidschlusses berücksichtigt werden, so
daß Unterdosierungen häufiger sind. Bei der direkten Operationsmethode nach Blascovics
(Bild Mitte) wird der gelähmte Levatormuskel von innen angegangen. Von der Lidspaltenweite hängt die Länge der Exzision ab. Soll eine Lidhebung von 4 mm erreicht werden, so
wird der Tarsus um 4 mm reseziert, der Levator um das 1,5fache, d.h. um 6 mm, so daß
insgesamt eine Gewebsresektion von 10 mm resultiert. Der postoperative Enderfolg stellt
sich meist erst nach 3 Monaten ein. Seit etwa 3 Jahren führen wir die Methode nach Fox
(1976) durch, bei der von außen der Levator (rechtes Bild) dargestellt wird. Dieser wird
entsprechend der Levatoraktion, z.B. bei einer möglichen Lidhebung von 6-7 mm, um
12 mm reseziert, bei einer geringeren Lidhebemöglichkeit von 2-5 mm erfolgt eine aus-
giebigere Levatormuskelresektion von 16-20 mm. Die Operation ist infolge der meist
atrophischen Muskeln nur mit Hilfe einer Vergrößerungshilfe sicher durchzuführen.
Unsere bisher beobachteten Resultate an 10 Patienten ermutigen uns, diese Methode,
die auf einer rein funktionellen Diagnostik beruht, weiter durchzuführen.

Bei der Blepharochalasis, unter der bekanntlich eine Lidhautlockerung verstanden
wird, und die mit einer Ptosis nicht verwechselt werden darf, fällt die Deckfalte nach
vorn und überschreitet häufig den Lidrand. Als Ursachen kommen eine senile Lockerung

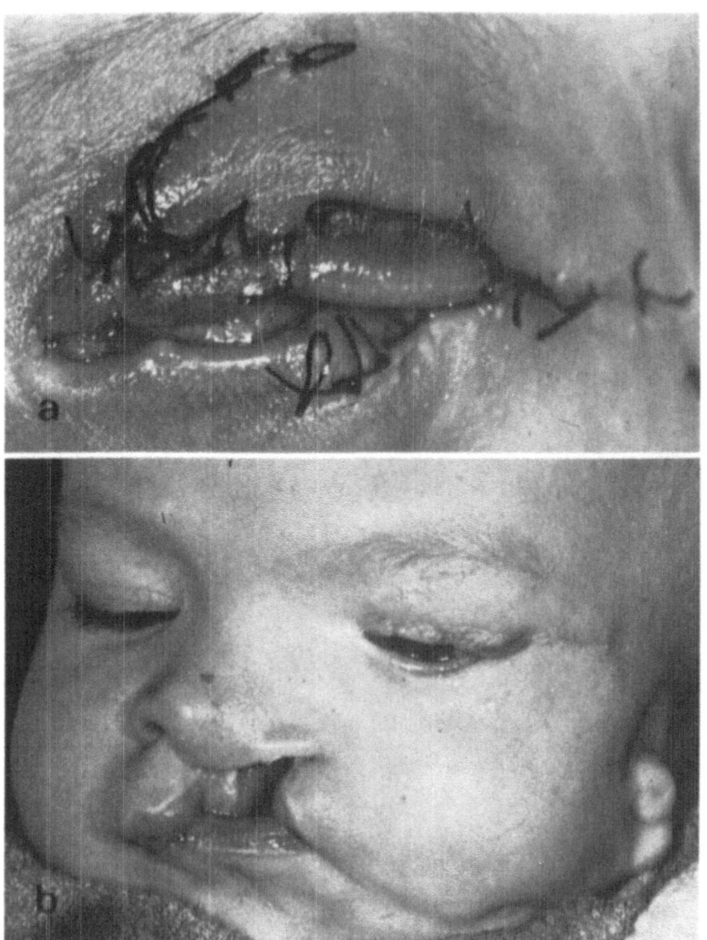

Abb. 7.a 10 Tage nach freier Tarsus-Lidrandüberpflanzung bei angeborenem Oberlid-kolobom. b 3 Monate nach freier Tarsus-Lidrandüberpflanzung bei angeborenem Oberlid-kolobom

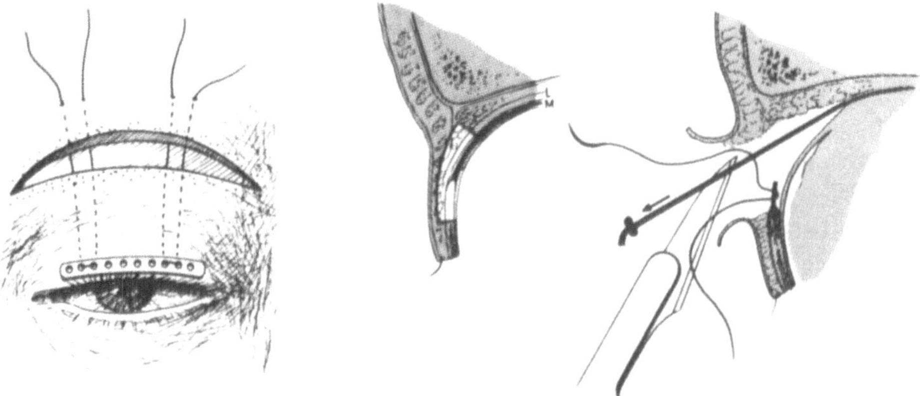

Abb. 8. Ptosisoperationen an der Marbuger Universitäts-Augenklinik

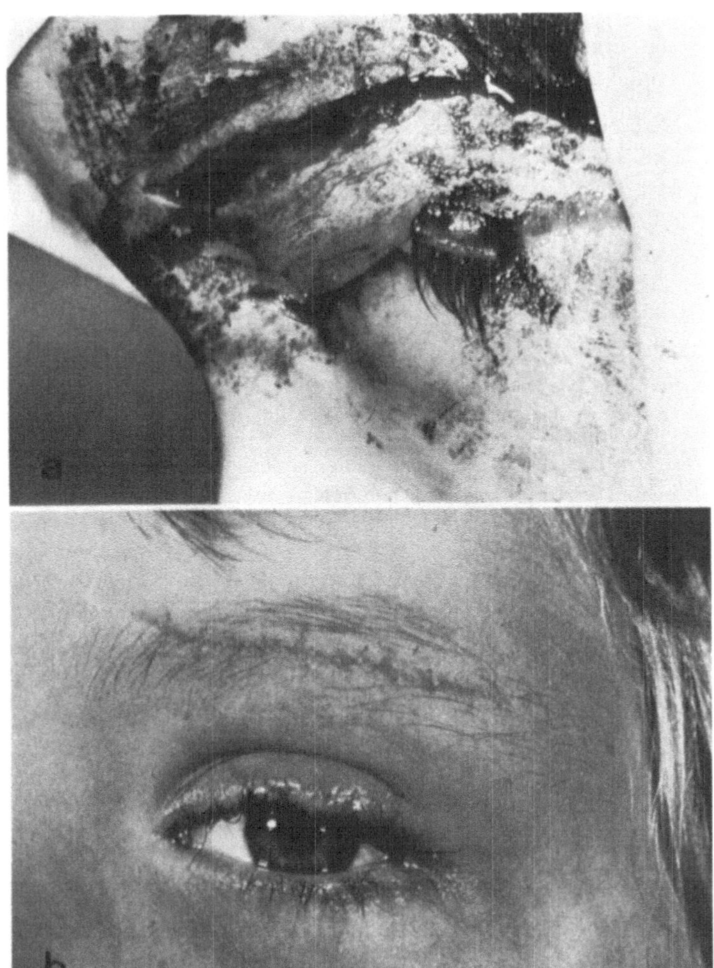

Abb. 9.a Schwere Lidverletzung links nach Autounfall. Rißwunde unterhalb der Augenbraue, Ausriß mit Ausschneidung eines Tarsusteiles. b Zustand 3 Monate nach operativer Wundversorgung

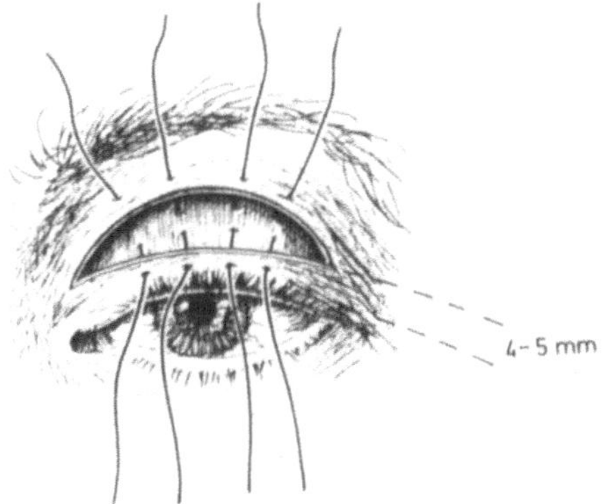

Abb. 10. Blepharochalasis-Operation nach Hotz

der Haut oder die seltene Erkrankung einer Dermatolysis palpebralis in Frage. Die Levatorfunktion ist stets intakt. Eine bloße Hautverkürzung, indem vorher die Hautfalte aufgehoben wurde, bringt meist nicht den gewünschten Effekt. Besser ist es, in Form von sog. Hotzschen Nähten (Abb. 10) eine Deckfaltenbildung vorzunehmen. 4-5 mm oberhalb der Lidkante legen wir einen Hautschnitt, exzidieren die Haut und vereinigen die Wundränder unter Fassen einer Levatorfalte in Form von Einzelfäden. Auch bei den sog. Tränensäcken, unter denen eine Erschlaffung und Vorwölbung der Unterlidhaut verstanden wird, muß berücksichtigt werden, daß möglicherweise Fetthernien durch eine Rarefikation der Faszie auftreten können. Eine Entropium-Operation nach Blascovics (Abb. 1, linkes Auge unten) bringt sicher die besten Resultate.

Bei Verletzungen im Bereich der Lider erleben wir immer wieder nur eine provisorische Versorgung des Patienten durch einen Unfallchirurgen. Dabei sind die normalen Strukturen häufig ungenügend wiederhergestellt. Besonders wichtig ist dabei die Rekonstruktion eines zerfetzten Lidrandes, der tränenableitenden Wege, wie auch eine Refixation eines abgerissenen Lidbändchens. Neben der Naht von außen ist auch eine sorgfältige schichtweise Adaptation, ebenfalls von der Bindehautseite, nötig. Als Beispiel möchen wir eine schwere linksseitige Lidverletzung nach einem Autounfall zeigen (Abb. 9a), bei der ein Teil des Tarsus ausgeschnitten war und nur noch schläfenwärts an einem Hautzipfel hing. Dieses Gewebe wurde schichtweise refixiert. Das Resultat 3 Monate nach der Wundversorgung ist auf der Abbildung 9b zu sehen. Dieses Beispiel möge nochmals auf die Möglichkeit von freien Hauttransplantationen im Lidbereich hinweisen, an die wir früher nie recht glaubten. In Grenzfragen, besonders bei zu erwartender Beeinträchtigung des Lidschlusses, der Lidmotilität und der tränenableitenden Wege möchten wir das Consilium mit einem Ophthalmologen empfehlen.

Literatur

Blascovics-Kettesy-Vörösmarthy: Eingriffe am Auge, 4. Aufl. Stuttgart Enke 1970

Fox, S.A.: Ophthalmic Plastic Surgery. 5. ed. New York: Grune & Stratton, 1976

Hübner, H.: Kolobomverschluß mittels freier Tarsus-Lidrandüberpflanzung. Klin. Monatsbl. Augenheilkd. *168*, 677−682 (1976)

Neubauer, H.: Atypische Lidplastiken im Kindesalter. Klin. Monatsbl. Augenheilkd. *167*, 199−206 (1975)

Neubauer, H.: Freie Volltransplantate in der Lidchirurgie. Klin. Monatsbl. Augenheilkd. *165*, 86−97 (1974)

Neubauer, H.: Grundsätze der Lidchirurgie. Klin. Monatsbl. Augenheilkd. *147*, 313−335 (1965)

Welge-Lüßen, L.: Autologe Transplantation bei Liddefekten. Vortrag 44. Klin. Aussprache Marburg, 11.6.1977

Welge-Lüßen, L., Reimann, H.-J., Grosse, R.: Klinische und morphometrische Untersuchungen verschiedener Nahtmaterialien. Ber. 75. Tgg. Dtsch. Ophthal. Ges., Sept. 1977 (im Druck)

Operative Korrektur von Pseudoepikanthus und Blepharophimose bei Blepharochalasis (Fuchs)

HERMANN MÜHLENDYCK und MAX HUNDEIKER

Summary

Blepharochalasis (Fuchs) is characterized by relapsing edematous tumefaction and increasing relaxation of the eyelids with atrophy of the skin, blepharophimosis and emergence of a pseudoepicanthus. Folding of the oral mucosa in the upper lid, struma, and, in late stages, orbital fat hernia and prolapse of the lacrimal gland are further facultative symptoms. Late changes had been partially described as Ascher-syndrome, which is no separate entity. The case of a 20 year old woman which suffers from this disease is reported. The situation was considerably improved by small surgical procedures, as correction of the pseudoepicanthus and canthoplasty.

Zusammenfassung

Die von Fuchs 1896 als Krankheitsbild abgegrenzte „Blepharochalasis" ist gekennzeichnet durch rezidivierende Lidschwellungen, Liderschlaffung und Lidhautatrophie, Blepharophimose und Entwicklung eines Pseudoepikanthus. Später können Faltungen der Oberlippen-Übergangsschleimhaut, euthyreote Struma, schließlich Orbitafetthernien und Tränendrüsenprolaps hinzukommen. Teilweise ist die Spätsymptomatik als „Laffer-Ascher-Syndrom" als vermeintlich selbstständige Entität beschrieben worden. Bei einer 20jährigen Patientin mit dieser Krankheit konnte die funktionelle und ästhetische Beeinträchtigung durch kleine operative Eingriffe (Korrektur des Pseudoepikanthus und Blepharoplastik) lohnend gebessert werden.

Der Begriff „Blepharochalasis" bezeichnet ursprünglich eine Erschlaffung der Lider, klar zu unterscheiden von der vielfach in der Literatur irrtümlich so genannten bloßen Erschlaffung der Lidhaut (Blepharodermatochalasis) ohne Ptosis.

1896 hat Fuchs als Blepharochalasis im engeren Sinne eine Erkrankung abgegrenzt, die in der Jugend mit rezidivierenden Lidschwellungen beginnt. Das Leiden schreitet schubweise fort und führt zu Lidhautatrophie, Blepharophimose, Ptosis, Pseudoepikanthus. Häufig, aber nicht regelmäßig kommen hinzu eine euthyreote Struma, sowie im späteren Verlauf ein Überhängen der erschlafften Lidhaut, Orbitafetthernien, Tränendrüsenprolaps und schlaffe Faltenbildungen der Oberlippe, die meist fälschlich als „Doppellippe" bezeichnet werden (Ascher, 1920; Klemens, 1940; Eisenstodt, 1949). Der prozeßhafte Ablauf der Erkrankung wurde nur vereinzelt (z.B. Alvis, 1935) im Zusammenhang dargestellt. Obwohl er in größeren Übersichtswerken beschrieben war (z.B. Oppenheim, 1931; Korting, 1969) ist seine Kenntnis weitgehend verlorengegangen und zufällige Ausschnitte aus der Spätsymptomatik sind z.B. als „Laffer-Ascher-Syndrom", als vermeintlich eigenständige Krankheitsbilder beschrieben worden (vgl. Schimpf, 1955; Stehr et al., 1962; Übersicht bei Mühlendyck u. Hundeiker, 1978). Die zunehmende Entstellung und funktionelle Beeinträchtigung der Patienten kann durch relativ kleine operative Eingriffe wesentlich erleichtert werden.

Kasuistik

Die jetzt 20 Jahre alte Patientin hat 4 Geschwister, davon sind zwei Zwillingsbrüder Epileptiker. Pathologische Hautveränderungen bestehen bei keinem. Ein jetzt einjähriges Kind ist bisher gesund. – Bei der Probandin trat erstmals im Alter von 6 Jahren während einer mit Penicillin behandelten Pneumonie eine Schwellung der Augenlider mit Rötung und Juckreiz auf. Solche Schwellungen wiederholten sich in wechselnden Abständen, insbesondere immer wieder während fieberhafter Infekte bzw. Antibiotikatherapie, z.B. mit 7 Jahren bei einer Angina und zwischen 10. und 17. Lebensjahr mehrfach bei Harnwegsinfekten. Die Schübe dauerten jeweils bis zu drei Tagen. Mit 13 Jahren wurde das Mädchen wegen einer rechts stärker ausgeprägten Ptosis in der Augenklinik vorgestellt. Hier wurde erstmals auch ein „Epikanthus" bemerkt. Der Befund war zunächst diagnostisch nicht sicher einzuordnen. Eine eingehende Durchuntersuchung ergab intern, labormäßig sowie neurologisch keine weiterführenden Hinweise. Zwei Wochen danach trat wieder eine mehrere Tage anhaltende akute quaddelähnliche periorbitale Schwellung mit Erythem, Papeln, Juckreiz und Conjunctivitis auf. Vier Jahre später wiederholte sich dieser Ablauf. Die aufgrund anamnestischer Hinweise vorgenommene Intrakutantestung bestätigte den Verdacht einer Soforttypallergie gegen Penicillinderivate. Anlaß der damaligen Vorstellung war die zunehmende Ptosis, besonders auf der rechten Seite. Die Lidhaut war atrophisch geworden. Im gesamten Orbitabereich, vor allem am Oberlid, zeigte sich eine zigarettenpapierähnliche Fältelung. Abgehobene Fältchen blieben längere Zeit bestehen. Die Haut hing jedoch trotz Erschlaffung nicht über die Lidkante herab. Bei Blick nach oben verschwand der Limbus des rechten Auges fast, der des linken gänzlich unter dem Lid. Zu der Ptosis kam noch eine „Blepharophimose" hinzu. Der äußere Lidwinkel erschien abgerundet durch ein darin ausgespanntes dünnes Häutchen, die Lidspalte verkürzt. Über den inneren Augenwinkel zog sich beiderseits ähnlich einem Narbenstrang eine scharfkantige Falte in Form eines „Pseudoepikanthus". Diese Veränderungen wirkten nicht nur entstellend, sondern vor allem, besonders beim Blick nach oben oder zur Seite, funktionell behindernd. Wenn auch offensichtlich der Prozeß noch nicht zum Stillstand gekommen war, erforderte die Situation der Patientin eine aktive Therapie.

Dabei konnte nicht etwa eine Ptosisoperation am Anfang stehen, denn ihre „Dosierung" wäre unmöglich gewesen, solange durch die Blepharophimose mit extremer Verkleinerung der Lidspalte die Funktion des M. levator palpebrae beeinträchtigt wurde. Erste Maßnahme war deshalb eine Kanthoplastik. Dabei wendeten wir die „zweischnittige" Technik nach Blaskovics u. Kettesy (1970) an und korrigierten anschließend in der gleichen Sitzung durch eine doppelte Z-Plastik den entstellenden Pseudoepikanthus.

Operatives Vorgehen

1. Kanthoplastik („zweischnittige" Technik nach Blaskovics): Vom äußeren Augenwinkel nach lateral werden mit gerader Schere zwei divergierende 1 cm lange Kanthotomieschnitte gelegt, so daß ihre Enden zum Orbitarand hin 1,5 mm voneinander entfernt sind. Die dazwischenliegende kleine Haut-Bindehautzunge wird mit einem vertikalen Schnitt an der Basis abgetrennt und entfernt. So entsteht ein länglicher dreieckförmiger Defekt, der sich durch sämtliche Schichten erstreckt. Von diesem aus unterminiert man nach oben und unten mit sog. Agnew-Schnitten. Dann säumt man den Hautschnittrand mit Bindehaut ein, indem man deren Rand in beide Ecken des Defektes einnäht.

2. Korrektur des Pseudoepikanthus (Technik modifiziert nach Blair, vgl. Blaskovics u. Kettesy, 1970): In Form einer doppelten Verschiebe-Schwenklappenplastik wird die straffe Hautfalte entspannt und eingeebnet. Dabei wird zuerst ein Schnitt auf der Höhe der vorspringenden Hautfalte entlanggeführt, dann werden von dessen Enden her durch zwei bogenförmig lateralwärts am inneren Lidwinkel vorbeistrebende Schnitte die beiden Schwenklappen umgrenzt. Anschließend wird von der Mitte des ersten Schnittes aus ein in der Länge den beiden umschnittenen Lappen entsprechender horizontaler Schnitt nasalwärts geführt. Zur Vermeidung einer Aufstülpung in der Mitte empfiehlt es sich, abweichend von der originalen Technik gegenüber dem Horizontalschnitt ein kleines Dreieck zu exzidieren. Danach können die beiden Läppchen nach Unterminieren in den Horizontalschnitt eingeschwenkt, miteinander und mit dessen Rändern vernäht werden.

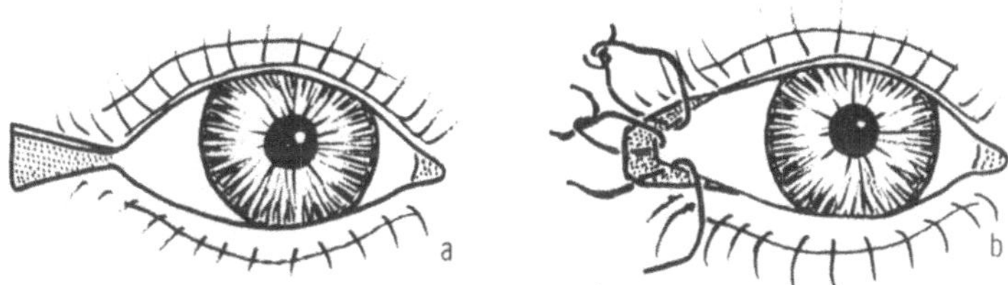

Abb. 1. Technik der Kanthoplastik nach Blaskovics (Schema)

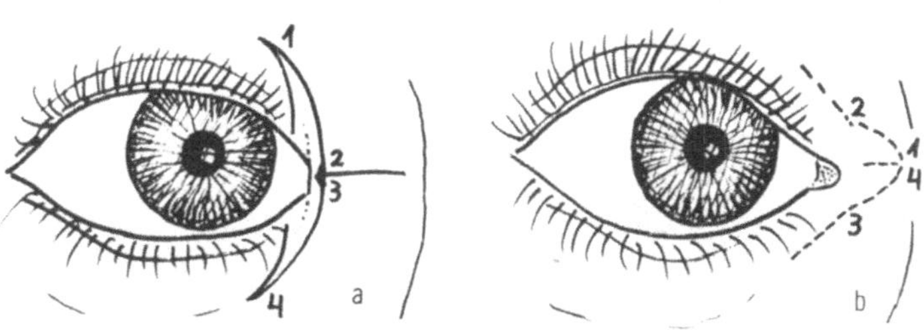

Abb. 2. Technik der Korrektur des Pseudoepikanthus (Schema)

Diskussion

Operative Eingriffe dienen im allgemeinen der definitiven Behebung eines krankhaften
Zustandes, insbesondere z.B. in der Tumortherapie. Die dargestellte Krankenbeobachtung
macht deutlich, daß sie auch dann sinnvoll und notwendig sein können, wenn sie mit
mehr oder weniger temporärer Wirkung in einen nahezu unaufhaltsam fortschreitenden
Prozeß eingreifen. Der Pseudoepikanthus ist seit der Operation weitgehend behoben. Die
Kanthoplastik mußte wegen erneut zunehmender Blepharophimose links einmal wiederholt werden. Die vorgesehene Levatorresektion ist bisher nicht durchgeführt worden, da
die Patientin inzwischen gravide war und erst die Entbindung abwarten wollte. Auch danach konnte sie sich hierzu bisher nicht entschließen, da durch die bisherigen Maßnahmen
die funktionelle und auch kosmetische Situation bereits wesentlich gebessert war. Die
Lidspaltenweite erscheint schon in der Primärstellung merklich größer. Noch mehr aber
zeigt sich die Wirkung beim Blick nach links. Gesamtblickfeldbereich und binokulares
Gesichtsfeld sind wesentlich den normalen Verhältnissen angenähert.

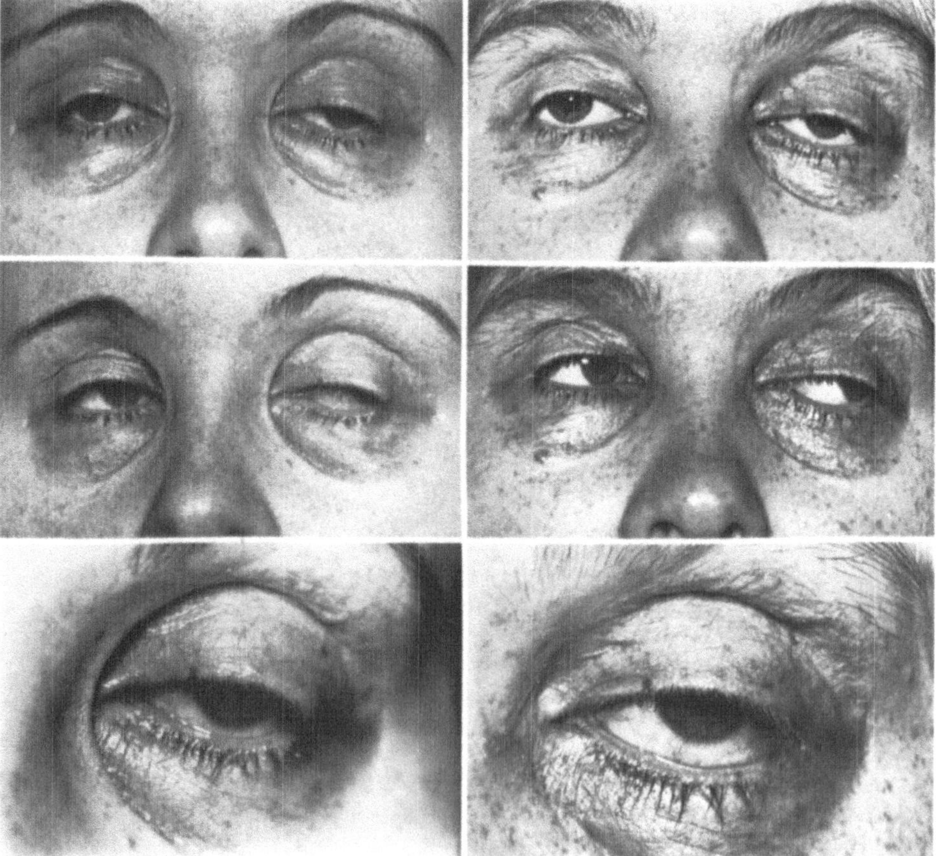

Abb. 3. Blepharochalasis (Fuchs): Zustand der Patientin vor (links) und nach (rechts)
operativer Korrektur der am stärksten beeinträchtigenden Veränderungen

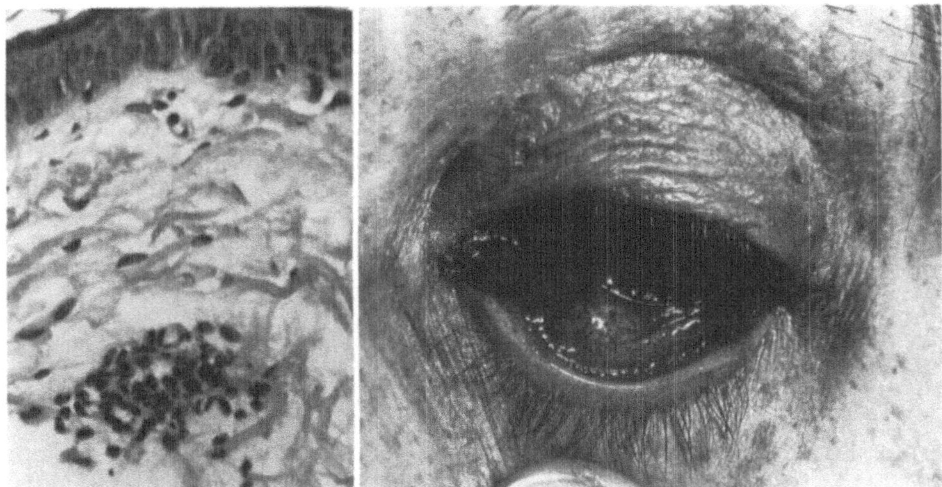

Abb. 4. Blepharochalasis (Fuchs): links histologischer Befund im Schub mit leuko-
klastisch-„vaskulitischen" Veränderungen, rechts klinischer Befund während eines neuen
akuten Schubes in der Nachbeobachtungszeit mit Lidschwellung. Die Atrophie ist weiter
fortgeschritten

Die atrophischen Veränderungen der Lidhaut sind inzwischen weiter fortgeschritten.
Mehrmals sind wieder Lidschwellungen von jeweils mehreren Tagen Dauer aufgetreten.
Unter dem Eindruck der histologisch gefundenen „leukozytoklastisch-vaskulitischen"
Veränderungen und der bereits von Stehr et al. (1962) diskutierten Frage einer Beteili-
gung immunologischer Vorgänge an der Pathogenese wurde versucht, die Schübe durch
systemische Kortikoidgaben abzufangen, was auch bis zu einem gewissen Grade gelang.
In letzter Zeit werden jedoch ein Tränendrüsenprolaps und vor allem das früher fehlende
Überhängen der Lidhaut immer deutlicher, und damit auch die Grenzen korrektiver Maßnahmen bei einer progredienten Erkrankung.

Literatur

Alvis, B.Y.: Blepharochalasis. Report of a case. Am. J. Ophthalmol. *18*, 238–245 (1935)
Ascher, K.W.: Blepharochalasis mit Struma und Doppellippe. Klin. Monatsbl. Augenheil-
kd. *65*, 86–97 (1920)
Blaskovics, L.V., Kettesy, A. (neubearb. v.D. Vörösmarthy): Eingriffe am Auge. 4. Aufl.
Stuttgart: F. Enke 1970
Eisenstodt, L.W.: Blepharochalasis with double upper lip. Am. J. Ophthalmol, *32*,
128–130 (1949)
Fuchs, E.: Ueber Blepharochalasis (Erschlaffung der Lidhaut). Wien. Klin. Wochenschr.
9, 109–110 (1896)
Kettesy, A.: Blepharochalasis: Formen, Ursachen, Operation. Klin. Monatsbl. Augenheil-
kd. *156*, 318–325 (1970)
Klemens, F.: Blepharochalasis, Struma und Doppellippe. Klin. Monatsbl. Augenheilkd.
105, 474–482 (1940)

Korting, G.W.: Haut und Auge. Stuttgart: G. Thieme 1969
Mühlendyck, H., Hundeiker, M.: Blepharochalasis (Fuchs) und Laffer-Ascher-Syndrom. Hautarzt *29*, 474–477 (1978)
Oppenheim, M.: Atrophien. In: Handbuch der Haut- und Geschlechtskrankheiten. J. Jadassohn (Hrsg.), Bd. 8, T. 2, S. 500–716. Berlin: Springer 1931
Schimpf, A.: Das Ascher-Syndrom. Dermatol. Wochenschr. *132*, 1077–1086 (1955)
Sichel, J.: Aphorismes pratiques sur divers points d'ophthalmologie. Ann. Ocul. *12*, 187–190 (1844)
Stehr, K., Werb, K., Löblich, H.J.: Pathogenese und Therapie des Ascher-Syndroms. Dtsch. Med. Wochenschr. *87*, 1148–1153 (1962)

Operationsmethoden bei Karzinomen im Lippenbereich

RENATE SCHNEIDER †

Summary

Three operating techniques in squamous cell carcinomas of the central lower lip are to be discussed. If the defect including the safety distance is smaller than one third of the lip a V-excision will be sufficient. It is often combined with a lip shave. If more than 50% of the lip has to be resected, the repair has to be done by flaps from the cheek. Generally the cosmetic result is not as good as for example, that of an Abbe flap. This technique can be used up to a 50% lip defect without reducing the width of the mouth.

Zusammenfassung

Es werden drei Operationsmethoden bei Karzinomen im Bereich der Unterlippenmitte besprochen. Wenn der Defekt trotz Einhaltung des erforderlichen Sicherheitsabstandes 1/3 der Lippenbreite nicht überschreitet, genügt die Keilexzision, die meist mit einem lip shave kombiniert wird. Bei Defekten von über 50% werden Verschiebeplastiken von der Wange her erforderlich, die aber kosmetisch weniger befriedigend sind. Bessere Ergebnisse können beispielsweise mit einer Abbe-flap-Operation erzielt werden, die bei Defekten bis zu 50% der Lippenbreite noch keine wesentliche Verkleinerung der Mundöffnung zur Folge hat.

Herr Konz hat bereits 1974 von über 80 bislang beschriebenen Operationsmethoden bei Karzinomen im Lippenbereich berichtet. Ich möchte speziell auf Unterlippenkarzinome im mittleren Anteil der Unterlippe eingehen, da hier besondere Probleme auftreten können. Auch wenn im Gesicht die Ästhetik eine größere Rolle spielt als bei anderen Körperregionen, so sollte doch oberstes Prinzip der Wahl der Operationsmethode die radikale Entfernung des Tumors sein. Wird diese Forderung berücksichtigt, so ist die einfachste Methode auch im allgemeinen die beste. Vergleichsweise problemlos ist die Situation, wenn eine Keilexzision durchgeführt werden kann. Dies ist der Fall, wenn der Tumor plus einzuhaltendem Sicherheitsabstand von mindestens 1/2 bis zu 1 cm nicht mehr als 1/3 der Lippenbreite ausmacht, ohne daß eine wesentliche Verkleinerung der Mundöffnung resultieren würde. Vielerorts wird statt der V-förmigen die W-förmige Exzision bevorzugt (Mahrle, 1978).

Häufig findet man bei spinozellulären Karzinomen der Unterlippe gleichzeitig eine allgemein vorgeschädigte Unterlippenhaut, so daß sich die Kombination mit einem lip shave, man spricht auch von Vermilionektomie, anbietet. Selbstverständlich können bei-

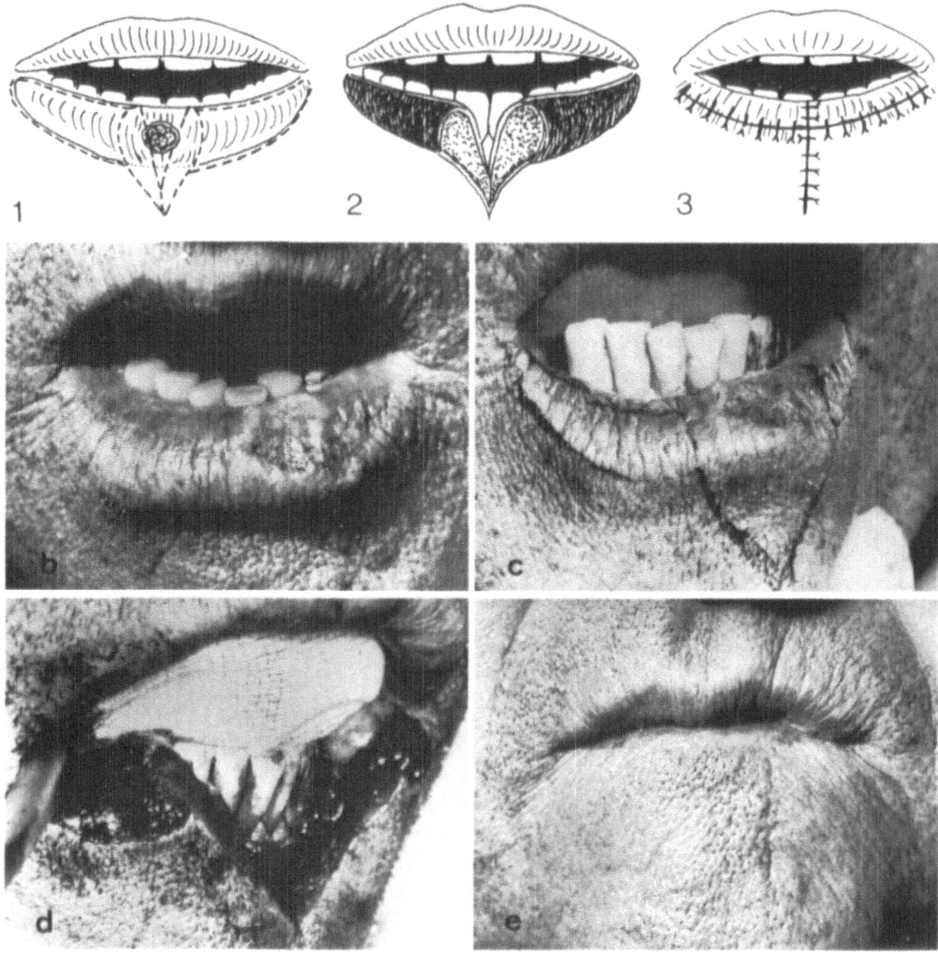

Abb. 1a–e. Patient O.G. Diagnose: Spinozelluläres Karzinom. Operationsmethode: Keilexzision, kombiniert mit Unterlippenplastik nach Langenbeck-von Bruhns. a Schematische Darstellung des operativen Vorgehens. b Präoperativer Befund. c u. d Geplante
Schnittführung und intraoperativer Zustand. e Ergebnis nach 6 Wochen

de Verfahren auch für sich alleine gewählt werden. Bei der plastischen Rekonstruktion des
Lippenrotes gehen wir allerdings nicht nach der klassischen Methode nach Langenbeck-
von Bruhns vor, da nach der Literatur (McGregor, 1975) und auch nach unseren Erfahrungen die direkte Vernähung von Mundschleimhaut und Haut ohne vorherige Mobilisation der Schleimhaut ebenso gute Ergebnisse bringt.

Als Beispiel wird das Vorgehen bei einem 50jährigen Griechen mit einem verhornen-
den spinozellulären Karzinom gezeigt (s. Abb. 1a–e). Der operationstechnisch ausge-
dehnteste Eingriff ist erforderlich, wenn der endgültige Defekt 50% der Lippenbreite überschreitet. Es muß eine Verschiebeplastik von der Wange her erfolgen, wobei das Lippenrot

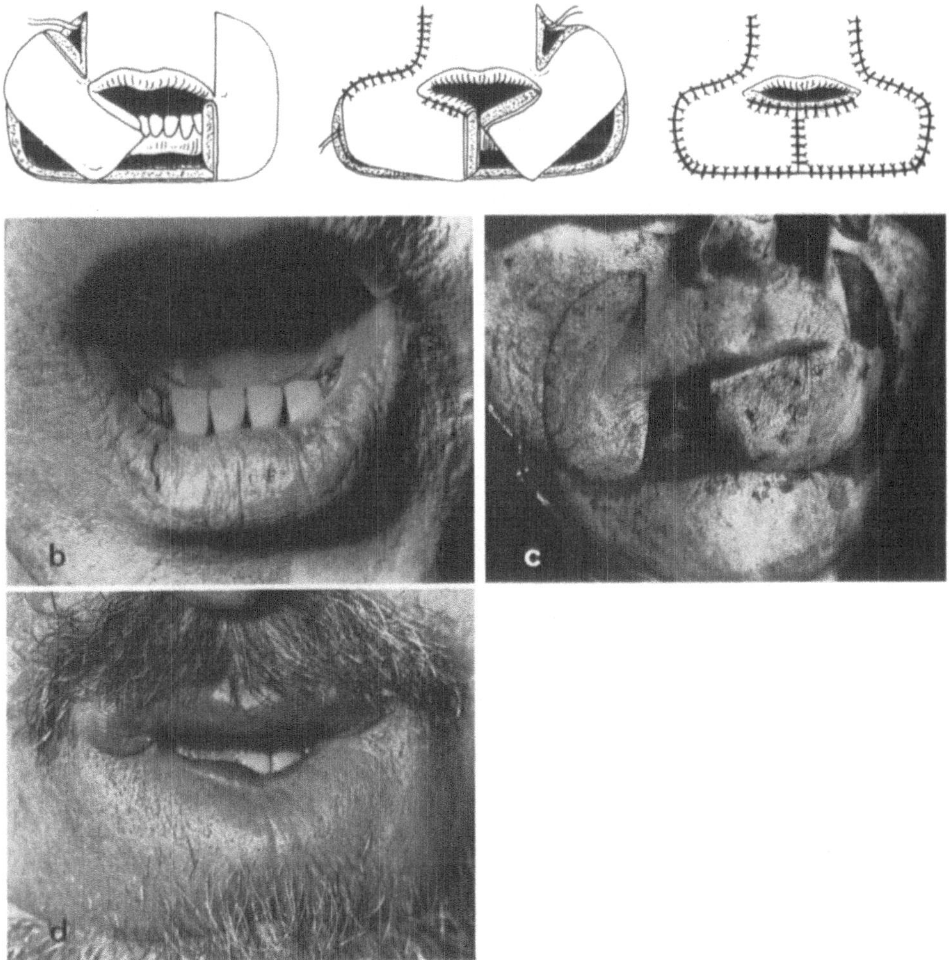

Abb. 2a–d. Patient M.W. Diagnose: Spinozelluläres Karzinom. Operatives Vorgehen: fan flap-Operation. a Schematische Darstellung des operativen Vorgehens. b Präoperativer Befund. c Intraoperative Aufnahme, ein Lappen bereits in die spätere Position geschwenkt. d Postoperativer Zustand nach 2 Monaten, anschließend Korrektur des rechten Mundwinkels

ähnlich der Plastik nach Langenbeck-von Bruhns durch Schleimhaut ersetzt wird. Hier kann eine fan flap-Operation, auch unter dem Namen Fächerplastik nach Gillies bekannt, durchgeführt werden. Man exzidiert die gesamte Unterlippe und ersetzt sie durch nahezu rechteckige Lappen aus dem Wangenbereich, die um 90° geschwenkt werden. Der Sekundärdefekt kann meist spannungslos verschlossen werden, da in der Regel genügend überschüssiges Gewebe zur Verfügung steht.

Abbildung 2a–e demonstriert das Vorgehen bei einem 50jährigen Patienten mit einem über 3 cm breiten spinozellulären Karzinom, bei dem die derbe Infiltration erheblich ausgedehnter war, als im Foto erkennbar. Befriedigendere Ergebnisse lassen sich erzielen,

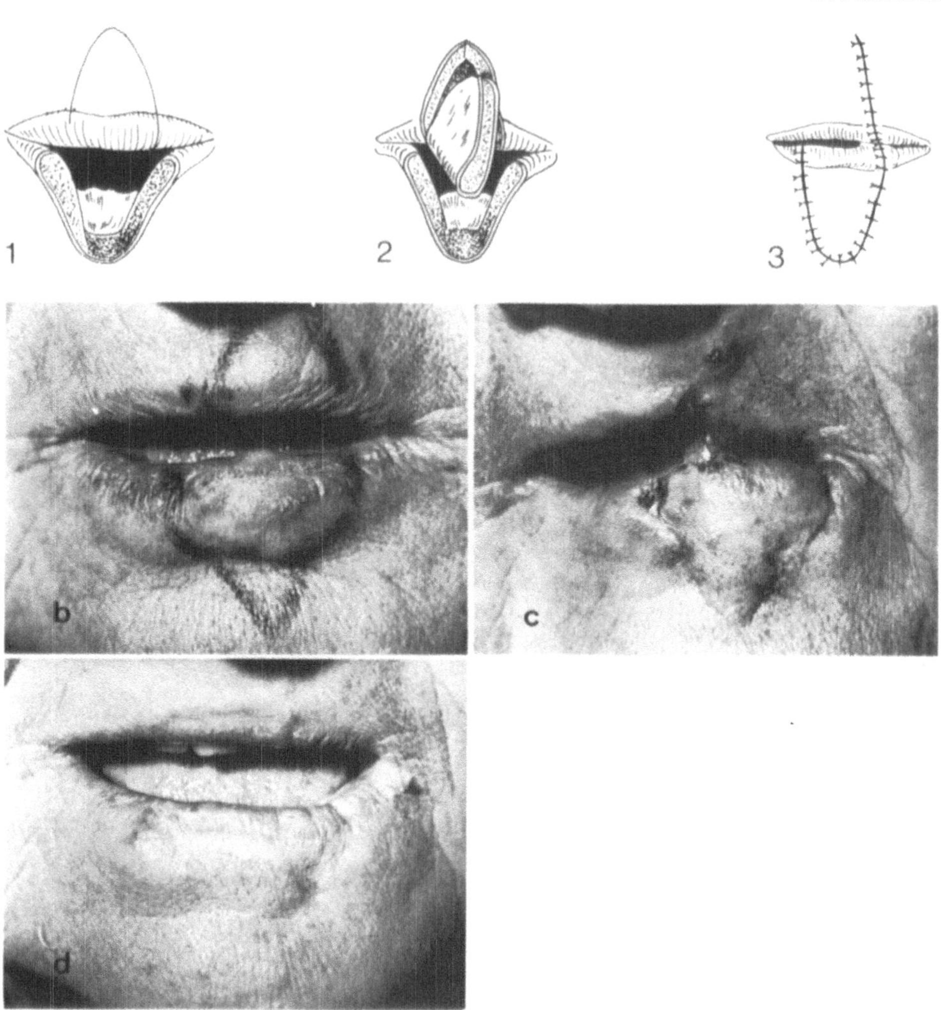

Abb. 3a–d. Patientin S.D. Diagnose: Spinozelluläres Karzinom. Operatives Vorgehen: Abbe flap-Operation. a Schematische Darstellung des operativen Vorgehens. b Präoperativer Befund und Festlegung der Schnittführung. c Zustand vor Durchtrennung des Gefäßstiels. d Postoperatives Ergebnis nach 5 Monaten.

wenn eine Abbe flap-Operation durchgeführt werden kann (s. Abb. 3a–d). Im Grunde genommen handelt es sich wieder um eine Keilexzision, nur wird der entstandene Defekt nicht primär verschlossen, sondern durch einen etwas kleineren, an der A. labialis gestielten Keil der gegenüberliegenden Lippe gedeckt. Die endgültige Durchtrennung kann ohne Risiko nach 2 Wochen erfolgen. Wir führen sie wegen der Schrumpfungstendenz des geschwenkten Gewebes nach 3 Wochen durch. Bei komplizierteren Eingriffen im Kopf- und Halsbereich möchte ich auf die Vorteile einer engen Kooperation mit entsprechenden Fachdisziplinen hinweisen, wie sie in Tübingen praktiziert wird.

Literatur

McGregor, J.A.: Fundamental Techniques of Plastic Surgery and their Surgical Applications. 6th. ed., Churchill Livingstone P. 176–177. Edinburgh, London, New York: 1975
Konz, B.: Rekonstruktive Methoden nach Excisionen im Lippenbereich. Wiss. Ausstellung zur 30. Tgg. der Deutschen Dermatolog. Ges., Graz, Sept. 1974
Mahrle, G.: Das Lippenkarzinom und seine operative Behandlung. Hautarzt *29*, 251–258 (1978)

Dermatochirurgie im Alter

ECKART HANEKE

Summary

The degenerative and metabolic alterations frequently associated with age have essentially to be kept in mind even during minor dermatosurgical operations. The use of small syringes, regional nerve blocking anaesthesia, and the addition of norepinephrine can save a considerable amount of anaesthetic. Free skin grafts are often to be preferred to regional skin flaps since these operations cause less stress. A careful dressing after the operation is particularly important in old age. Electro-, cryo-, chemosurgery, Roentgen- and immunotherapy remain valuable supplementary measures to the classical dermatosurgery.

Zusammenfassung

Die Beachtung der mit dem Alter häufig verbundenen degenerativen Stoffwechselveränderungen auch bei den kleineren dermatochirurgischen Eingriffen ist wichtig. Durch Verwendung kleiner Spritzen, den Zusatz von Noradrenalin und die Leitungsanästhesie kann viel Lokalanästhetikum eingespart werden. Freihauttransplantate sind oft den ausgedehnten Regionalplastiken vorzuziehen, da sie meist weniger belastend sind. Auf einen sorgfältigen Verband muß im Alter ganz besonders geachtet werden. Elektro-, Kryo- und Chemochirurgie, Röntgen- und Immunotherapie stellen wertvolle Ergänzungen der klassischen Dermatochirurgie dar.

Die überwiegende Zahl dermatochirurgischer Eingriffe wegen präkanzeröser Veränderungen und Hautkrebse wird bei alten Menschen durchgeführt. Sie setzen uns oft in Erstaunen, wenn sie einen malignen Tumor über Jahre zu einem Riesengebilde haben wachsen lassen oder im Alter von über 70 Jahren plötzlich die Entfernung eines seit der Kindheit bestehenden Naevus wünschen. Daher werden in der dermatologischen Alterschirurgie auch Operationen durchgeführt, die nicht absolut indiziert sind. Andererseits verlangen auch unsere alten Patienten ein kosmetisch möglichst günstiges Operationsergebnis, und sie haben m.E. auch ein Recht darauf wie jeder jüngere Patient.

Vor jedem dermatochirurgischen Eingriff müssen mögliche Risikofaktoren ausgeschlossen werden. Infektanfälligkeiten, Marasmus, Diabetes mellitus, Herzinsuffizienz usw. stellen heutzutage keine Kontraindikationen mehr dar (Blum, 1976). Ausgeprägte Gebrechlichkeit kann hingegen jede Operation erschweren, da diese Patienten oft nicht lange in einer für sie unbequemen Stellung liegen können. Zudem sollte auch grundsätzlich jede postoperative Immobilisation vermieden werden.

Tabelle 1. Risikofaktoren bei alten Patienten

Risikofaktoren
Infektanfälligkeit
Multimorbidität
Kompensierte Herz-Kreislauf-Insuffizienz
Latente respiratorische Insuffizienz
Azidoseneigung, Oligurie
Unerkannter oder latenter Diabetes mellitus
Trombosegefahr bei Neigung zu körperlicher (und geistiger) Inaktivität
Mangelnde Körperhygiene
Gebrechlichkeit

Ein wichtiger Punkt ist die psychische Einstellung. Viele alte Patienten wissen gar nicht, weshalb sie überwiesen worden sind und daß sie operiert werden sollen. Eine behutsame Auf- und Erklärung sind besonders auch für das Verhalten nach der Operation außerordentlich wichtig.

Wir operieren fast ausschließlich in Lokalanästhesie. Die Verwendung kleiner Spritzen auch bei größeren Operationsarealen trägt ganz erstaunlich zur Einsparung an Lokalanästhetikum bei. Als vasokonstriktorischer Zusatz wird seit Jahren nur noch Noradrenalin benutzt, das keinen Einfluß auf Herzfrequenz, Zentralnervensystem und Blutzucker hat, so daß nicht die Gefahr des Kammerflimmerns oder der zentralnervösen Erregung besteht. Bei Operationen im Gesicht sollte stets versucht werden, die bekannten Nervenaustrittspunkte für die regionale Anästhesie zu nutzen.

Der Mensch ist so alt wie sein Bindegewebe bzw. seine Gefäße (zit. Korting, 1973), und das trifft ganz besonders auch für die Haut zu. Sollte die Operation mit Rücksicht auf den ganzen Menschen so schnell wie möglich durchgeführt werden, so muß sie wegen der degenerativen Bindegewebsveränderungen, schlechteren Durchblutung und Brüchigkeit (Kleine-Natrop, 1972; Salfeld, 1975) unbedingt schonend erfolgen. Grobe Instrumente, besonders grobe Pinzetten und grobe Klemmen, sind nicht zu verwenden. Obwohl die Verschorfung kleiner Gefäße mit dem Elektrokauter schnell und sauber ist, ist eine Gefäßunterbindung vorzuziehen, weil die Resorption des verkochten Gewebes im Alter längere Zeit beansprucht und damit das Infektionsrisiko steigt. Anstelle von Pinzetten können sehr oft Häckchen oder auch Haltefäden benutzt werden, so daß der

Tabelle 2. Psychische Einstellung alter Menschen zur Operation

Psychische Einstellung:	
Lebensbejahend:	Operationsbereit
Gleichgültig:	zur Operationseinwilligung meist zu motivieren
Abneigend:	Einwilligung gelegentlich nicht oder erst zu spät zu erhalten
Senil, sklerotisch-dement:	Schwierigkeiten postoperativ (Abreißen des Verbandes u.ä.)

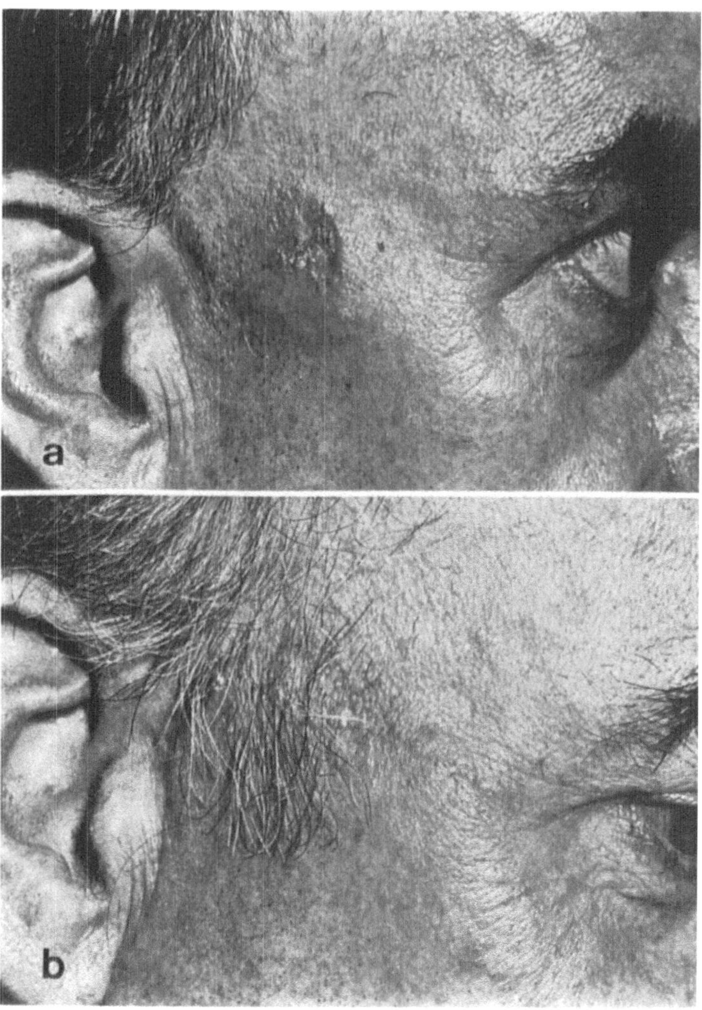

Abb. 1 a u. b. Präaurikuläres Basaliom; Rezidiv a vor der Operation. b 4 Wochen nach Excision und primärem Wundverschluß durch eine Wangenrotation

Tabelle 3. Lokalanästhesie bei alten Patienten

Lokalanästhesie
Möglichst wenig Lokalanästhetikum:
Verwendung kleiner Spritzen bei der Anästhesie
Leitungsanästhesie
Niedrige Konzentration bei Infiltrationsanästhesie

Vasokonstriktorzusatz: Noradrenalin (Arterenol®)
(Herzfrequenz-, Blutzucker − neutral!) anstelle von Adrenalin,

ev. Ornipressin (POR-8®) bei großflächigen
Infiltrationsanästhesien für Spalthautentnahmen
(Konzentration 1 IE/10 ml 0,5% Mepivacain [Scandicain®])

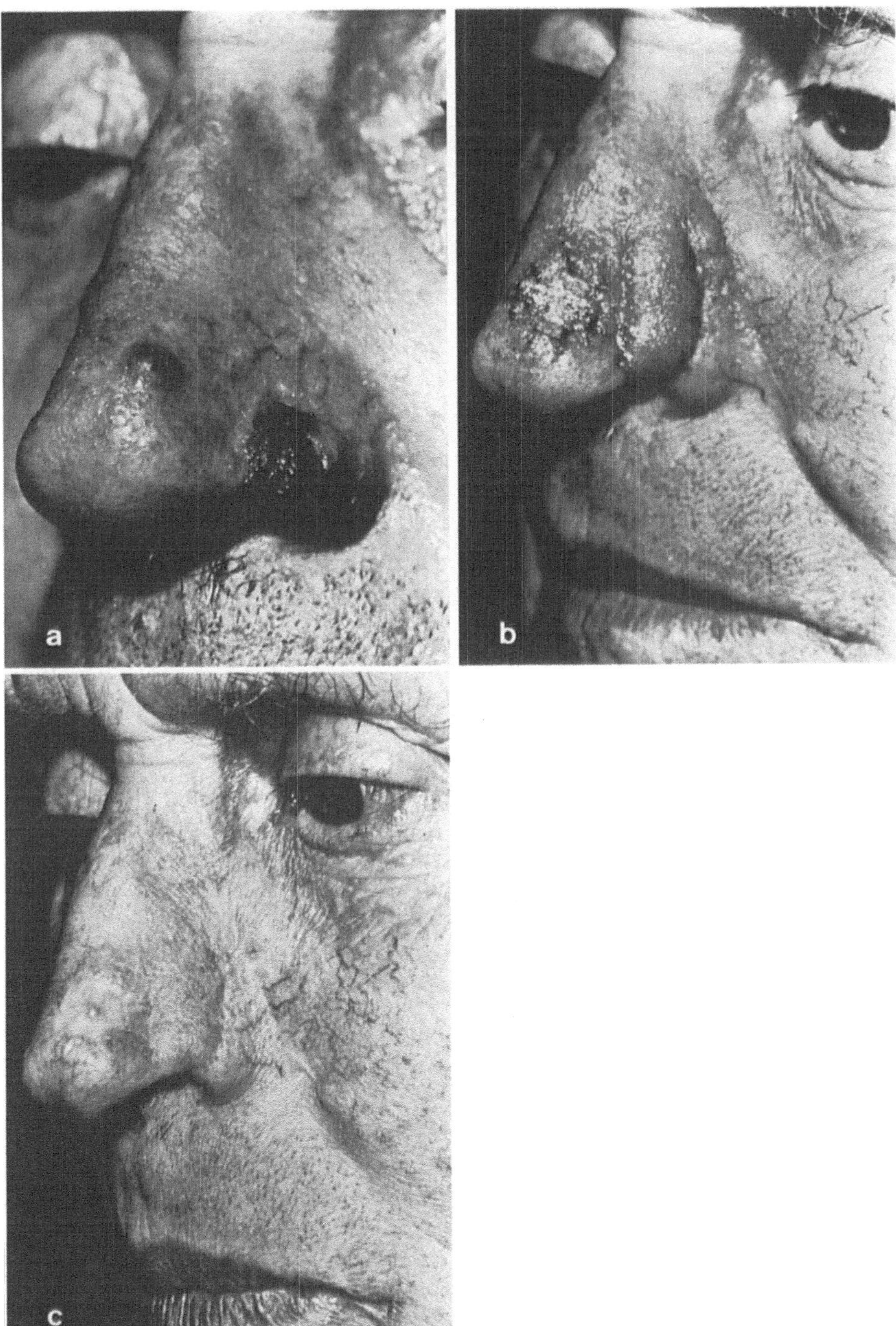

Abb. 2 a–c. Basaliome an der Nase; Defektdeckung am Nasenflügelrand mittels Schwenklappen, an der Nasenspitze mit Vollhaut vom medialen Oberarm. a Zustand vor der Operation. b 3 Wochen bzw. 10 Tage nach Operation. c 6 Monate nach der Operation

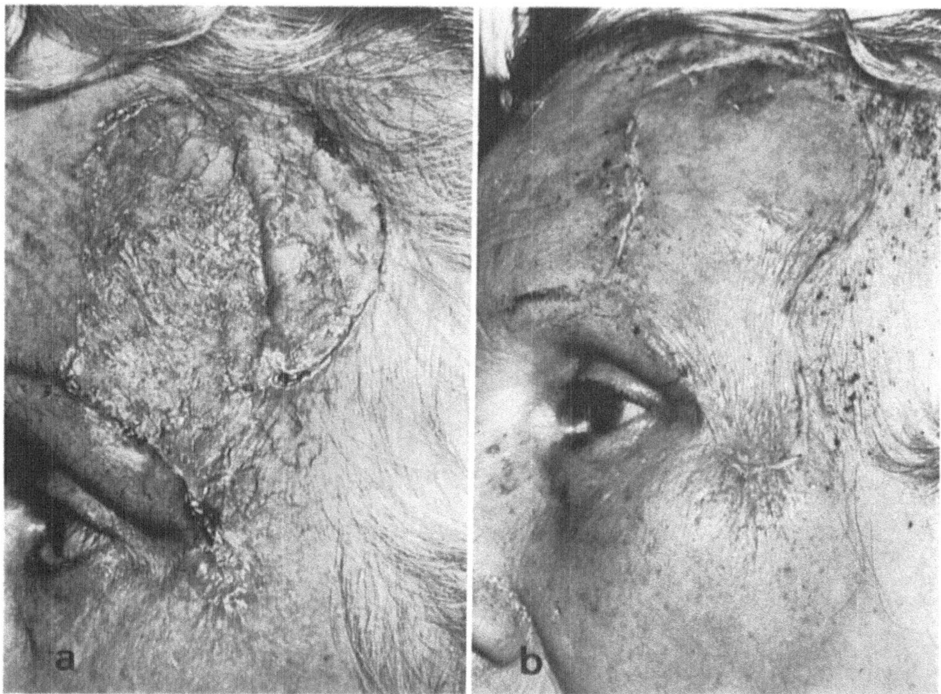

Abb. 3 a u. b. Zikatrisierendes Basaliom an der Stirn-Schläfen-Region. a vor der Operation. b 14 Tage nach Exzision und Deckung mit Spalthaut vom volaren Unterarm

Wundrand nicht gequetscht wird. Bei der Präparation lokaler Verschiebe- und Schwenklappen sollte die abzupräparierende Haut nur schräg angehoben, nicht aber zurückgeklappt werden. Nach der Operation ist oft eine medikamentöse Ödemprophylaxe angezeigt. Alle diese Vorsichtsmaßregeln sind in der plastisch-kosmetischen Chirurgie seit langem Selbstverständlichkeit, müssen aber bei der Dermatochirurgie alter Menschen ganz besonders beherzigt werden.

Während in der vorwiegend kosmetisch ausgerichteten Chirurgie Nahlappenplastiken bevorzugt werden, kann im Alter häufig ein freies Transplantat verwendet werden. Insbesondere bei ganz alten und kachektischen Patienten läßt sich oft kein Spalthautlappen mehr mit einem Dermatom abnehmen. Die Vollhaut ist dann sehr dünn und läßt sich ohne Fett leicht abpräparieren. Diese sehr anspruchslose Altershaut wächst erstaunlich gut an und eignet sich ausgezeichnet zur Deckung von Defekten an der Nase, der Schädelkalotte und auch im Gesicht. Niveauunterschiede gleichen sich an Stirn und Schädelkalotte schnell aus. Pigmentierungen freier Transplantate sind im Alter seltener und weniger stark. Arm- bzw. Oberschenkelinnenseite sind als Spenderstelle am einfachsten wieder zu verschließen. Gefäßerweiternde Medikamente mit einer gewissen Flushnebenwirkung haben sich uns bei freien Transplantaten im Kopfbereich als günstig erwiesen.

Die schlaffe, runzelige, gegen die Unterlage weit verschiebliche Altershaut eignet sich oft auch zu ausgedehnten Nahlappenplastiken. Allerdings wird man gelegentlich

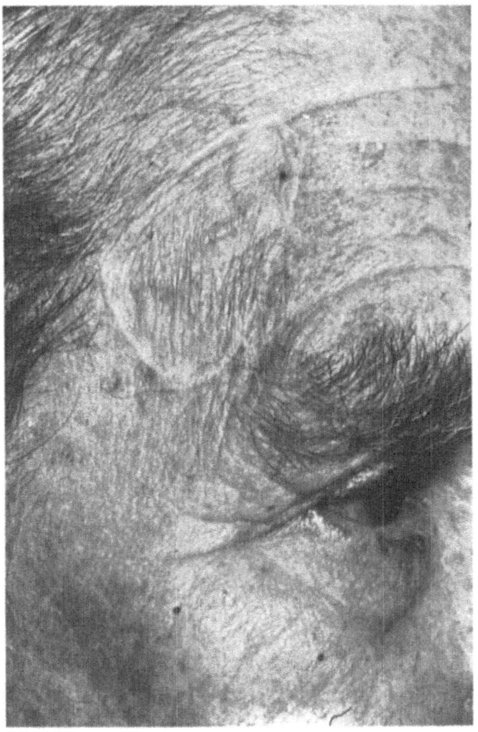

Abb. 4. 2 Jahre altes Spalthauttransplantat bei einer 74jährigen Patientin nach Exzision eines Basaliomrezidivs

die Operation erweitern bzw. eine zweite anschließen müssen, um eine störende Diskrepanz zwischen geglätteter und runzeliger Haut zu vermeiden. Hals und seitliche Gesichtspartien stellen große Hautreservoire dar.

Welche Nahttechnik angewandt wird, hängt weitgehend von der Operationsregion, der Hautdicke, dem zu erwartenden Zug auf die Wundränder und nicht zuletzt von der Erfahrung des Operateurs ab. Zur Entlastung sind Klammerpflaster (Stericlip, Butterfly) sehr gut geeignet, insbesondere weil die Wundheilung im Alter länger dauert.

Der Verband nach der Operation ist oft genauso wichtig wie die Operation selbst. Ein großer Verband im Kopfbereich ist alten Menschen meist sehr lästig und schränkt ihre Orientierungsmöglichkeit erheblich ein, was Anlaß zu einer unerwünschten Immobilisation sein kann. Die jetzt in vielen Größen und für fast alle Lokalisationen speziell erhältlichen Netzverbände haben die Verbandstechnik bedeutend erleichtert.

Abschließend ist darauf hinzuweisen, daß Elektro-, Kryo- und Chemochirurgie trotz des Nachteils der Sekundärheilung sowie Immuno- und Röntgentherapie sinnvolle Alternativen zur klassischen Chirurgie im Alter darstellen.

Literatur

Blum, E.: Probleme der Alterschirurgie und der postoperativen Überwachung. Z. Allge-
    meinmed. *52*, 171–185 (1976)
Kleine-Natrop, H.–E.: Chirurgische Gerodermiatrie bei Hauttumoren des Gesichtes. Z.
    Alternsforsch. *25*, 231–238 (1972)
Korting, G.W.: Die Haut im Alter und ihre Krankheiten. Eine Altersdermatologie für die
    Praxis. Stuttgart, New York: F.K. Schattauer, 1973
Salfeld, K.: Physiologie der Altershaut. Ärztl. Kosmetol. *6*, 233–238 (1975)

Operative Therapie der „Ausgebrannten" Akne*

HUGO-CONSTANTIN FRIEDERICH

Summary

„Burned out"-Acne was treated by a combination of „punch"-biopsies, dermabrasion and „coriotomies" or „dermashaving".
Technique and results are discussed in detail.

Zusammenfassung

Als Behandlungsmethode der „ausgebrannten" Akne wird die Kombination einer Stanz-„Punch"-Biopsie mit Dermabrasion und Coriotomie oder Dermashaving vorgeschlagen.

Einleitung

Die vielschichte Bearbeitung der Problematik der Dermatotherapie der Akne vulgaris in den letzten Jahren durch Gloor, 1977; Kalkoff und Conraths, 1956; Plewig u. Kligman; 1975; Schirren u. Honsig, 1968, erlaubt es, individuell abgepaßte, technisch nachvollziehbare, vom Behandlungserfolg her mit den Aussagen des Schrifttums vergleichbare Therapieformen abzuleiten. Volks (1934) „Wunschdenken" — „Oberster Grundsatz der Aknetherapie muß es bleiben, den Patienten vor dauernden Schäden durch entstellende Narbenbildungen zu bewahren" — wurde damit ein „vorstellbares" Ziel, das aber nicht bei jedem Kranken erreicht wird.

„Unerwünschter" Krankheits- aber auch Behandlungsfolgezustand nach einer „medikamentösen" Therapie ist dann das klinische Bild der *„ausgebrannten"* Akne mit den Kriterien der De- oder Hyperpigmentierung, der narbigen Niveaudifferenzen gegenüber der nicht befallenen Umgebung nach Abheilung der Aknesymptome, der Narben um und in den äußeren Ostien der Haartalgdrüsenapparate, die bis in die Kutis und Subkutis hineinreichen. Eine derartige permanente und irreversible Störung des Körperbildes weist die Grenzen des „Machbaren" der medikamentösen Therapie aus.

Bisher wurde keine Methode oder Rezeptur angeboten, die es mit Sicherheit möglich macht, eine absolut erfolgreiche Therapie derartiger „unerwünschter" Krankheits- und Be-

---

* Prof. Dr. W. Nikolowski zum 06.03.78 in Freundschaft gewidmet

Tabelle 1. Dermatochirurgischer Heilplan der „ausgebrannten" Akne

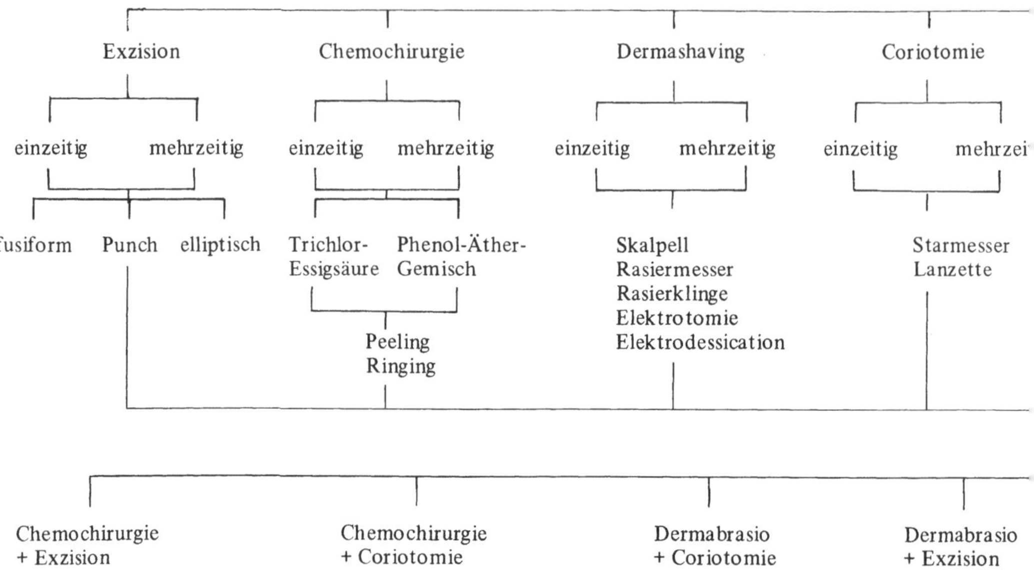

handlungserfolgszustände zu treiben. Wer die Lösung des Problems anstrebt, muß sich
darüber klar sein, daß es instrumentell aufwendig, technisch schwierig, nicht selten aus-
sichtslos ist, hier helfend einzugreifen. Ziel des Vorhabens ist es ja, unter den geschilderten, klinischen Voraussetzungen, den Versuch zu unternehmen, wieder die „Unversehrt-
heit" des Integuments aus der Zeit *vor* dem Krankheitsbeginn aufzubauen, bzw. die ein-
getretene Störung des Exterieurs aufzuheben oder wenigstens zu mildern.

Realistischer ist es allerdings, wenn Therapieversuche unternommen werden, deren
„erwünschtes" Ziel darin liegt, die Folgezustände wenigstens soweit zu korrigieren, daß
sie durch Einsatz kosmetischer, d.h. chemischer Mittel „maskierbar" werden. Das setzt
allerdings besondere manuelle Geschicklichkeit der Patienten, Einfühlungsvermögen für
Oberflächenbearbeitung, gekonnte Farbwahl, Farbkombinationen und Materialkenntnis
der vom Dermatologen herangezogenen, beratenden Kosmetikerin voraus. Das erwünschte
Ziel ist die „fugenlose" Adaption an die Umgebung.

Methodik

Welche Methode stellt nun bei der Behandlung der „ausgebrannten" Akne die empfeh-
lenswerteste dar? Welche Eingriffe führen ohne Risiko zu den besten Resultaten?

Auf diese Frage gibt es keine verbindliche Antwort. Die individuale und individuelle
Reaktionsweise der Kranken machen es notwendig, daß vor jedem Therapiebeginn neue
Überlegungen angestellt werden müssen, um die auf den Einzelfall am besten zugeschnit-
tene Operation auszuführen. Voraussetzung für eine optimale Therapie ist die Kenntnis,
besser noch die Beherrschung *aller* angegebenen Methoden. Tabelle 1 weist eine Übersicht

Tabelle 1. Fortsetzung

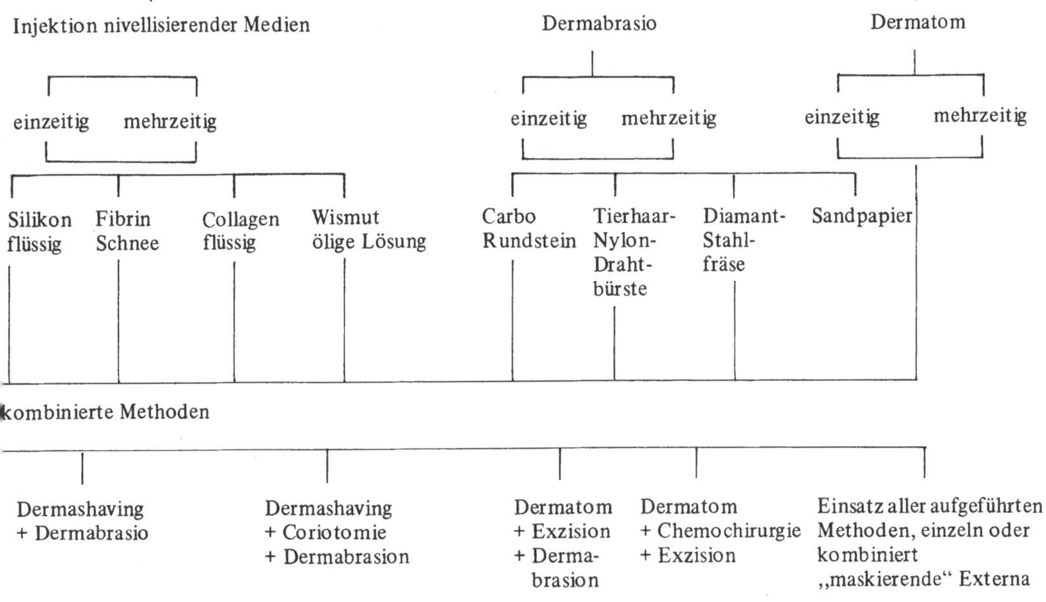

der dermatochirurgischen Verfahren zur Behandlung der „ausgebrannten" Akne aus, die vom Facharzt für Haut- und Geschlechtskrankheiten ausgeführt oder abgerufen werden können.

Ein erwünschter postoperativer mental-lift der Patienten ist aber nur erzielbar, wenn mit dem Auge der Kranken, und der kritischen Umgebung, faßbare Verbesserungen des Körperbildes erreicht wurden.

Wenn man die Quellen dieses Heilplans zurückverfolgt, so beruht er auf der Kombination der Kromayer'schen Stanz- und Rotationsinstrumente (1905) mit H. Hebras (1881) heute Dermashaving genannten Operationstechnik zur Behandlung des Rhinophyms. Ergänzt wird dieses Verfahren durch eine abgewandelte Form der von Schmid (1974) beschriebenen „surgical method for removing wrinkles" nach dem Prinzip Spiras (1977) vom „treatment of acne pitting and scarring", wobei zusätzlich zum „dermaplaning and chemical peel" Spiras die hochtourige Fräse eingesetzt und statt dem Skalpell, Stiefel Skin-Biopsie-„Punches" (2, 3, 4, 6 mm ϕ), verwendet wurden. Im Austausch der von Schmid angegebenen Rezeptur wurde Tachotop zur unmittelbaren Wundbehandlung und ein Gel zur Nachbehandlung eingesetzt, das aufgrund von Verschreibungen unter Verwendung von Kamillosan[1] in einer Apotheke hergestellt wurde. Es handelt sich also dabei um ein Präparat, das als Hauptwirkstoffe Chamazulen und (-)-α-Bisabolol enthält. Diese Auswahl wurde getroffen, um einmal die bereits von Schmid beschriebene günstige topische Wirkung einer Gelgrundlage auszunutzen, zum anderen um die antiphlogistischen Eigenschaften (v. Schlichtegroll, Jakovlev) als auch den nachgewiesenen positiven Eingriff

---

[1] Hersteller: Chemiewerk Homburg, Zweigniederlassung der Degussa, Frankfurt/Main

des Kamillosan in den Hautstoffwechsel (Thiemer, Stadler, Isaac) zu nutzen. Auf die lokale Anwendung von Sulfonamiden und Antibiotika wurde bewußt verzichtet. Die günstigen Ergebnisse einer Kamillosan-Therapie anderer Untersucher (Degreef, Eykenboom, Nasemann) werden bestätigt; bei den eigenen 10 Fällen wurde eine gute, ungestörte Granulation und Epithelisierung beobachtet. Eine Sensibilisierung oder Unverträglichkeit wurde nicht festgestellt.

Die Versorgung der Stanzdefekte erfolgt mit sehr dünnen Nähten (Lupenbrille, Metric 1, Durchmesserspanne in mm 0,10 bis 0,14, Ethicon Mersilene 6,0).

Diskussion

Eigene Versuche mit dem Ziel festzustellen, ob eine Stanz-„Punch"-Biopsie vor oder nach der Dermabrasion durchgeführt werden sollte, führten bei kritischer Untersuchung der Operationsfolgezustände zu keinem faßbaren Unterschied. Es bleibt dem Operierenden überlassen wie er vorgeht. Tachotop Auflagerungen auf dermabradierte Flächen erleichtern den Verbandswechsel und beeinflussen den Wundheilungsverlauf positiv. Als „Wunddressing" verbindet dieses neuartige Lokalhämostyptikum aus nativen Kollagenfibrillen den Vorteil spezifischer hämostyptischer Wirksamkeit mit einem günstigen Effekt auf die Wundheilung.

Eine an der Klinik (Operationsschwester Ernst) entwickelte Technik des Verbandswechsels durch Abweichen des Wundverbandes mit dem in der Kosmetikabteilung verwendeten Vapozone-Geräts am 4.–6. Tag nach der Operation (Einwirkungszeit 20–30 min; der Einsatz kann sitzend oder liegend erfolgen) erlaubt eine nahezu schmerzlose Störung der Wundheilung. Ein Verbandswechsel, evtl. ein Übergang zur offenen Therapie wird durch diesen Modus der Verbandsabnahme problemlos. Die Epithelisation kann bis dahin abgeschirmt ungehindert ablaufen.

Die Abweichung der Verbände mit dem Vapozone-Gerät hat sich bewährt. Der technische und der Zeitaufwand werden durch die Herabsetzung der Schmerzhaftigkeit bei der Ablösung ausgeglichen. Wundheilungen an Nahtstellen werden nicht negativ beeinflußt. Nähte werden erst nach der Ablösung der Tachotapauflagerungen entfernt.

Die Frage, ob man die Umgebung der Stanzdefekte zur Erzielung einer spannungslosen Vereinigung der Wundränder unterminieren soll oder nicht, kann nicht einheitlich beantwortet werden. Bei Einsatz von Stanzen mit einem Punchquerschnitt von 2–4 mm löst sich das Problem – auch in Arealen mit hypertrophischen Narbenbildungen –, glücklicherweise von selbst. Unter dem Zug der „relaxed skin tension lines" tritt eine automatische Annäherung der Wundränder ein. Diese Adaption löst auch das Problem der Markierungspunkte der Ein- und Ausstichstellen der Nähte. Die Längsachsen der Defekte stellen sich von selbst her. Werden 6 mm-Stanzen verwendet, elliptische oder fusiforme Narbenexzisionen ausgeführt, gilt im Prinzip das gleiche. Man kann bei Punchquerschnitten von 6 mm und mehr auf eine Unterminierung selten verzichten. Liegen zwei oder mehrere Stanzdefekte nebeneinander, erlaubt die Brückendurchtrennung mit Anpassung der Wundränder durch Verschiebung der Defekte (Friederich und Diels) einen nahtlosen Wundverschluß.

Diese Empfehlungen sind bei Durchführung von Stanz-„Punch"-Biopsien auf unveränderter Haut anwendbar. . Sie können aber auch auf veränderter, dermabradierter und chemochirurgisch vorbehandelter Haut praktiziert werden. Nach oder vor einer Dermabrasion verlegte Nähte lösen keine Wundheilungsstörungen aus. Die lineare Anordnung mehrerer Närbchen kann eine streifenförmige Excision im befallenen Areal mit anschließender Defektdeckung durch Unterminierung und spannungsloser Vereinigung der umgehenden Wundränder empfehlenswert erscheinen lassen. Die eigenen Erfahrungen sind ob der unvermeidbaren Narbenbildung (großporige Haut) nicht sehr ermutigend. Die Ergebnisse nach Durchführung linear angeordneter Stanz-,„Punch"-Plastiken mit Brückendurch-trennung und seitlicher Verschiebung sind eindeutig besser.

Eine Lifting-Operation ist auch keine Lösung des gestellten Problems. Eine Spannung der Gesichtshaut bedingt keine Aufhebung von eingezogenen Närbchen. E. Schmid hat diese Zusammenhänge klar erkannt und entwickelte aus dieser Situation heraus die „surgical method of removing wrinkles". Diese Methode wurde auf die Indikation der kleinen kreisrunden Aknenärbchen umgepolt. Die Umschneidungstechnik ist die gleiche (Coriotomie). Die Dermabrasion wird im Gegensatz zu Schmid in der gleichen Sitzung ausgeführt. Ein Druckverband schließt die Operation ab.

Die Abrundung der Operation durch ein Dermashaving ist nur selten notwendig. Die seit der Veröffentlichung v. Hebras (1881) im Schrifttum ständig wechselnde instrumentelle Ausstattung der Operierenden (Rasiermesser, Rasierklinge, Einmalrasierapparate, Einmalskalpelle) stellt nichts anderes dar als „Variationen zum immer gleichen Thema": Das „Grundmotiv" bleibt immer das gleiche: Die Einebnung der Hautoberfläche durch flach angesetzte, schneidende Werkzeuge. Im Heilplan der „ausgebrannten" Akne kann die Methode als vorglättende zeitsparende Maßnahme eingesetzt werden, die schnell zu dem gewünschten Niveauausgleich führt. Kleinere Narben, sogar Keloide können allerdings durch die Methode eingeebnet werden. Eine Nachschau und Kontrolle mindestens über 2 Jahre ist notwendig, um Rezidive früh zu erfassen. Die Ergebnisse von Stanz-„Punch"-Biopsien, fusiformen und elliptischen Exzisionen werden im nivellisierten Gebiet durch das „Shaving" nicht negativ beeinflußt. Die Wundheilung wird kaum gestört.

Ein Wort noch zur Aufklärung der Patienten. Der Patient muß darüber aufgeklärt werden, daß der mit dem hochtourigen Schleifgerät erzielte Effekt nicht von Dauer ist. Dies gilt besonders für den beim nivellisierenden Dermabradieren erzielten Niveauausgleich.

Das Ergebnis einer Stanz-,„Punch"-Biopsie oder einer Exzision von Aknenarben ist von Dauer. Der Verschluß der Operationswunden durch spannungslosen Verschluß, niveauausgleichender Wundränder ist unumgänglich. Eine kleine Narbe an der Stelle des Eingriffes ist allerdings unvermeidbar.

Ob eine hypertrophische Narbe oder ein Keloid den erzielten Effekt einschließlich des erwünschten „mental-lift" in Frage stellen oder gefährden kann, kann nicht mit Sicherheit vorausgesagt werden. Man sollte jedoch nicht vergessen, daß das erste Ereignis reversibel und das zweite selten eintritt. Das Gleiche gilt für die im Abschluß an die Operation auftretende „reaktive" postoperative Pigmentierung und Hypertrichosis.

Zu überprüfen ist in jedem Fall, ob bei Abschluß der dermatochirurgischen Therapie der erzielte Behandlungserfolg durch sinnvollen Einsatz von maskierenden Externa abgerundet werden sollte (Covermarck).

Besprechung der Ergebnisse

Gegenstand der vorliegenden Mitteilung ist der Versuch der Darstellung einer dermatochirurgischen Methode zur Behandlung der „ausgebrannten" Akne.

Vorgeschlagen wird die Beseitigung der Närbchen durch eine Stanz-„Punch"-Biopsie mit anschließender topischer Dermabrasio der erkrankten Hautanteile und Verschluß der Stanzdefekte durch dünne Nähte (Ethicon, Mersilene 6,0).

Mit Hilfe des Dampfbadgerätes Vapozone ist eine nahezu schmerzlose Ablösung festhaftender, verbackener Wundtextilien ohne Störung der Wundheilung möglich (Ernst).

Je nach Lage des Falles kann der Therapieeffekt durch eine zusätzliche Coriotomie in Narbenzonen, wo eine ausschließliche Lösung des Problems der durch Stanz-,„Punch"-Biopsien, durch elliptische oder fusiforme Exzisionen auf Grund der Zahl der Närbchen unmöglich ist, ergänzt werden. In besonderen Fällen kann die Operation mit einem Dermashaving oder Dermatomie kombiniert werden.

Indikationen zur Operation sind unter dem Niveau der Haut gelegene eingezogene Närbchen. Das Niveau der Haut überragende hypertrophe Närbchen, mit einem überragenden Rand gegenüber der gesunden Haut gelegene Närbchen, sowie de- und hyperpigmentierte, und endlich atrophische Krankheits- oder Behandlungsfolgezustände nach Akne vulgaris.

Unerwünschte, unvermeidbare Operationsfolgezustände der Operation können Närbchen an der Stelle der totalen Hautdurchtrennung („Punch", Skalpell, Naht), Ödem und Erythem nach der Dermabrasio, sichtbare Übergänge zwischen dermabradierter und gesunder Haut, Milienbildung, irritative Hypertrichose und Hyperpigmentierung, hypertrophische Narben- und Keloidbildung sein.

Kontraindikationen gegen die Operation sind eine gesicherte Keloidneigung zu postoperativen Pigmentierungen und Vorbehalte des Anästhesisten gegenüber einer Vollnarkose.

Nach Auffassung des Autors existiert kein klinisches Zeichen, auch keine Laboratoriumsmethode, die Patienten und Arzt die absolute Sicherheit dafür verleihen, daß in der operativen Phase Keloid, hypertrophische Narbenbildungen und mechanisch-irritative Hypertrichose ausbleiben.

Die Resultate nach einer diesbezüglich „stummen" experimentellen, partiellen oder totalen Durchtrennung der Haut durch Probeschliff, Probepunch und Probeexzision bieten keine absolute Gewähr, daß postoperativ zwar unerwünscht aber unvermeidbar doch Keloide, hypertrophische Narben, streifenförmige Hyperpigmentierungen und Hypertrichose auftreten.

Die Operation wird in Vollnarkose ausgeführt. Die Operation dauert von der Einleitung der Narkose an gerechnet, durchschnittlich 60—90 min.

Literatur

Aron-Brunètiere, R.: Lèxfoliation. In: Précis de Dermatologie Corrective. E. Sidi und R. Aron-Brunètiere. Paris: Masson und Co. 1952
Ayres, S. III: Dermal changes following application of chemical cauterant to ageing skin. Arch. Dermatol. Syphilol. (Chicago) *85*, 578—585 (.1960)

Braun, W.: Talgdrüsenerkrankungen. In: Dermatologie und Venerologie. H.A. Gottron und W. Schönfeld (Hrsg.), Bd. III/2. Stuttgart: G. Thieme 1958

Ehrmann, S.: Funktionsanomalien der Talgdrüsen. In: Handbuch für Hautkrankheiten Bd. I. Wien: Alfred Hölder 1902

Epstein, E.: Dermabrasion in skin surgery. E. Epstein (Hrsg.). Springfield/Ill. C.C. Thomas 1970

Friederich, H.C.: Dermatochirurgische Behandlung der ausgebrannten Akne. Z. Hautkr. *53*, 793–813, (1978)

Gloor, M.: Zur Therapie der Akne vulgaris mit antimikrobiellen Pharmaka. Zbl. Haut- und Geschlechtskr. *138*, 1–12 (1977)

Hebra v.H.: Das Rhinophym. Vierteljahresschr. Dermat. Syph. (Wien) *8*, 608–615 (1881)

Kalkoff, K.W. Conraths, H.: Zur peroralen Vitamin-A Therapie von Dermatosen. Münch. Med. Wochenschr. *98*, 1129–1135 (1956)

Kromayer, E.: Rotationsinstrumente, ein neues technisches Verfahren in der dermatologischen Kleinchirurgie. Dermatol. Z. *12*, 26–30 (1905)

Löwenthal, J.A.: Punch biopsie with autograft. Arch. Dermatol. Syphilol. (Chicago) *67*, 629 (1953)

Plewig, L., Kligman, A.M.: Acne. Berlin, Heidelberg, New York: Springer 1975

Schirren, C.G., Honsig, C.H.: Über die Lipidregenerationszeit im Bereich der talgdrüsenfreien Haut. Hautarzt *19*, 53–56 (1968)

Schmid, E.: Surgical method for removing wrinkles. Chir. plastica *2*, 239–246 (1974)

Schreus, H.Th.: Schleifen und Fräsen der Haut. Heidelberg: Dr. A. Hüthig 1956

Spira, M.: Treatment of Acne Pitting and Scarring Plast. Reconstr. Surg. *60*, 38–44 (1977)

Volk, R.: Krankheiten der Talgdrüsen. In: Haut- und Geschlechtskrankheiten. L. Arzt und H. Zieler (Hrsg.), Bd. III. Berlin, Wien: Urban & Schwarzenberg 1934

Diskussionsbemerkungen

Herr Walter (Düsseldorf): Bei Dermabrasion treten vielfach Milien auf. Sie sind unvermeidbar, oder was kann man dagegen tun?

Herr Friederich: Milien kann man nicht vermeiden. Ich schlitze sie. In der Regel gehen sie aber nach einer gewissen Zeit spontan zurück.

Herr Tritsch: Wenn Sie Defekte von 6mm-Stanz-Biopsien verschließen, müssen Sie nachher noch Korrekturen vornehmen?

Herr Friederich: In den meisten Fällen hängt das davon ab, wie man sie verschließt. In der Regel schlitze ich die Seiten und verschließe sie dann. Vielfach lege ich aber zwei Stanzen nebeneinander, durchtrenne den Mittelsteg und verschließe dann durch Verschiebung.

Herr Petres: Haben Sie den Eindruck, daß die Patienten in der Regel zufriedener sind als Sie selbst?

Herr Friedrich: Weitgehend ja.

Herr Landes: Wie verbinden Sie denn die Patienten? Verbinden Sie überhaupt oder lassen Sie alles offen?

Herr Friederich: Man kann wenige Tage oder bis zu 10 Tagen einen Verband belassen. Je später er abgenommen wird, desto leichter läßt er sich entfernen.

Herr Haneke: Sie erwähnten die Tetrazykline-Behandlung. Sind Sie auch der Meinung, daß die Empfehlung der Firmen, alle drei Wochen 1, 2 M zu applizieren, nicht ausreichend ist? Wir geben in der Regel alle 14 Tage 1.200 Einheiten Tardocillin, dann erst gibt es keine Erysipele. Bei 3 und 4 Wochen haben wir dagegen solche gesehen.

Herr Friederich: Ihre Ansicht deckt sich mit unserer.

Operative Behandlung des Lymphoedema penis et scroti

RUDOLF HAPPLE

Summary

Chronic lymphedema of the penis and scrotum can be treated by lymphangiectomy with primary closure or skin grafting. Two cases are described. This treatment has been effective and has given a good functional result.

Zusammenfassung

Das chronische Lymphödem des Penis und Skrotum läßt sich mit Hilfe der oberflächlichen Lymphangiektomie – mit primärem Wundschluß oder Spalthautdeckung im Bereich des Penisschaftes – behandeln. Bei zwei Patienten erwies sich diese Therapie als wirksam und führte zu einem guten funktionellen Resultat.

Das chronische Lymphödem des Penis und Skrotum ist in Zonen mit gemäßigtem Klima eine seltene Erkrankung. Aber wenn dieses Leiden auftritt, dann stellt es für den Patienten eine schwere Belastung dar. Die konservativen Behandlungsmöglichkeiten sind äußerst beschränkt; zu denken wäre an die Gabe von Diuretika und an die Kompressionsbehandlung, mit der man aber am männlichen Genitale langfristig keinen Erfolg erzielen kann, im Gegensatz zur Kompressionsbehandlung der Extremitäten. Das Leiden läßt sich jedoch mit Erfolg operativ behandeln.

Das Lymphoedema penis et scroti stellt keine nosologische Einheit dar. Die primär chronischen Lymphödeme, meist kombiniert mit Elefantiasis eines oder beider Beine, werden je nach Erkrankungsbeginn als Lymphoedema congenitale, praecox oder tardum bezeichnet. Beim sekundären chronischen Lymphödem denkt man in unseren Breiten zunächst an das Erysipel bzw. streptokokkenbedingte Lymphangitiden. Der entzündliche Verschluß der Lymphbahnen kann aber auch durch eine Tuberkulose (Gupta u. Chandalia, 1977) oder eine Syphilis (Elsahy, 1976) verursacht sein. Manchmal ist die Elefantiasis des Penis und Skrotum das erste Zeichen malignen Tumorwachstums im kleinen Becken. Weitere mögliche Ursachen sind Traumen, z.B. die operative Entfernung der inguinalen Lymphknoten oder eine Strahlenbehandlung.

Die operative Behandlung des Lymphoedema penis et scroti ist nicht nur bei postinflammatorischen, sondern auch bei anderen primären und sekundären Formen durchführbar (Brown u. Woods, 1977). Die Therapie besteht in der Exzision des gesamten ödematös veränderten Gewebes mit nachfolgender plastischer Deckung des Defektes.

Historisches

Die superfizielle Lymphangiektomie des Penis und Skrotum mit plastischer Defektdek-
kung wurde erstmals im Jahre 1820 in Montpellier von Delpech durchgeführt (Delpech,
1828). Der Patient hieß Jean-Baptiste Authier (Abb. 1a). Das Genitalödem war aus einem
syphilitischen Primäraffekt entstanden. Am 11. September 1820 fand die Operation im
Amphitheater der medizinischen Fakultät vor 300 Zuschauern statt (Abb. 1b). Der Eingriff wurde ohne Anästhesie durchgeführt, und die Ruhigstellung des Patienten erfolgte
durch einige kräftige Assistenten. Zunächst wurden die vorgesehenen Hautlappen mit Tin-
te angezeichnet. Die Entfernung des ödematösen Gewebes und die anschließende plastische Deckung des Defektes (Abb. 1c) dauerte 80 Minuten. Postoperativ befand sich
der Patient für mehrere Stunden im Schock. Die normale Sexualfunktion ist durch die
Operation offenbar wiederhergestellt worden, denn der Patient gab sich einige Monate
später „sexuellen Ausschweifungen" hin. Nach einem halben Jahr verstarb er plötzlich unter den Symptomen einer Sepsis. Die Autopsie ergab einen großen Abszeß in der Leber
als wahrscheinliche Todesursache. Das lokale Operationsergebnis war während der kurzen
Nachbeobachtungszeit kosmetisch und funktionell ausgezeichnet.

Operationstechnik

An der von Delpech beschriebenen Operationsmethode hat sich nichts Wesentliches geändert. Bei zwei in der Universitäts-Hautklinik Münster behandelten Patienten wurde die
von Servelle (1971) beschriebene Modifikation angewandt. Zunächst werden zwei Inzisionen am Übergang der Leistenbeuge zum Skrotum gemacht, um die Funiculi spermatici
zusammen mit den Hoden freizupräparieren und auf das Abdomen zu legen. Das Präputium wird in Höhe des Sulcus coronarius reseziert. Entlang der Raphe des Penisschaftes
wird die Haut gespalten und das sulzig verdickte Gewebe des Penisschaftes abgetragen.
Das ödematös verdickte Gewebe des Hodensacks wird durch eine keilförmige Exzision entfernt. Nachdem die Hoden an ihren ursprünglichen Ort zurückverlagert sind, wird
die verbliebene Haut des Penis und Skrotum vernäht. Für einige Tage wird ein Dauerkathe-
ter gelegt. Wichtig ist die prophylaktische Gabe eines Breitbandantibiotikums, beginnend
schon vor der Operation.

Im Gegensatz zu dieser von Servelle beschriebenen Technik ziehen es viele Operateu-
re vor, die Haut des Penisschaftes vollständig zu resezieren und die Wundfläche mit dicker
Spalthaut zu decken (Bulkley, 1962; Fogh-Andersen u. Sørensen, 1962; Prpić, 1966;
Jones u. Kahn, 1970; Vaught et al., 1975; Trépsat, 1977).

Kasuistik

Erster Patient. Bei dem 44jährigen Mann hatte sich seit 16 Jahren wegen rezidivierender
Erysipele eine Elefantiasis des Penis und Skrotum entwickelt (Abb. 2a). Die Kohabitation
war dem Patienten nicht mehr möglich. Es wurde ihm die Lymphangiektomie vorgeschla-

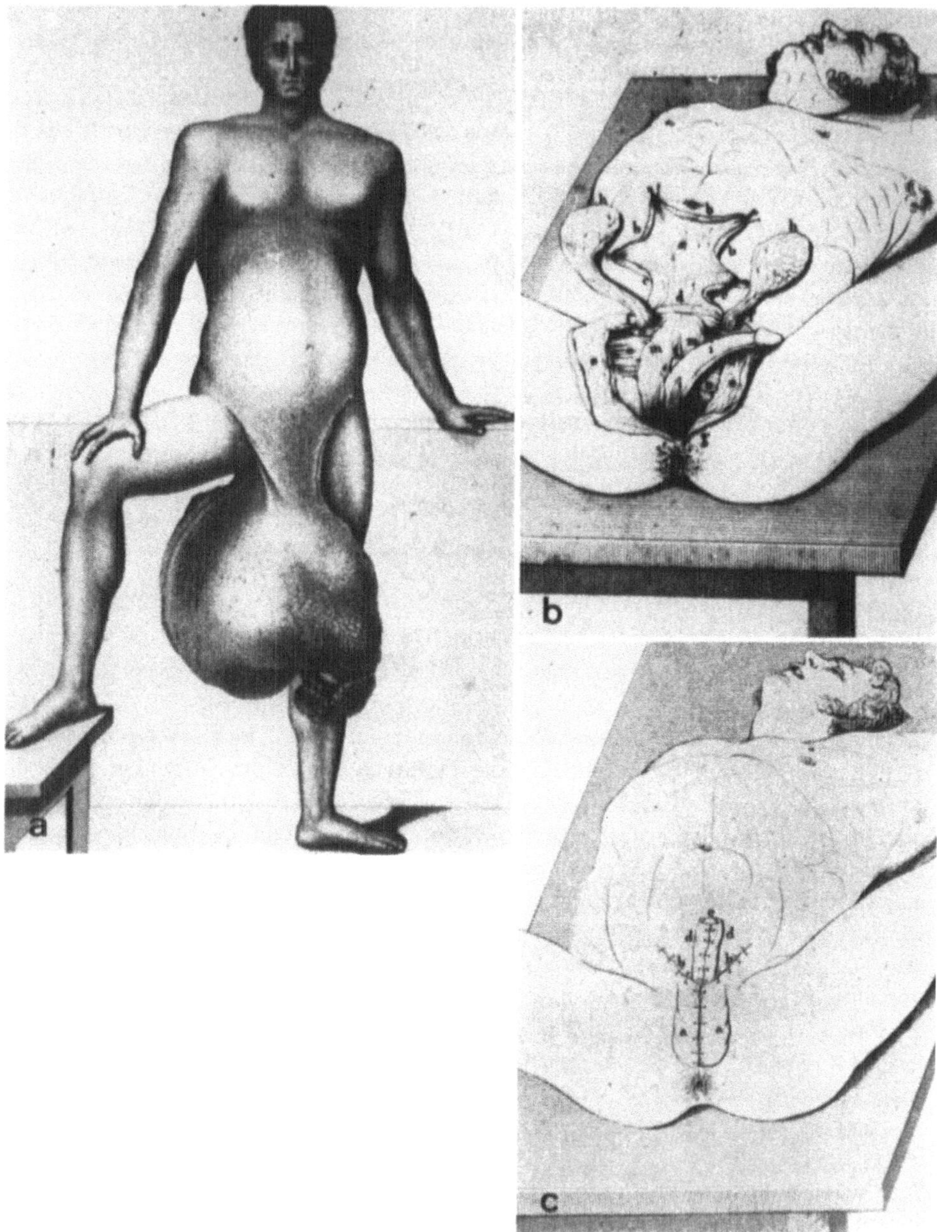

Abb. 1a Jean-Baptiste Authier vor der Operation, die im Jahre 1820 von Delpech durchgeführt wurde. b Operationssitus. c Plastische Deckung des Defekts

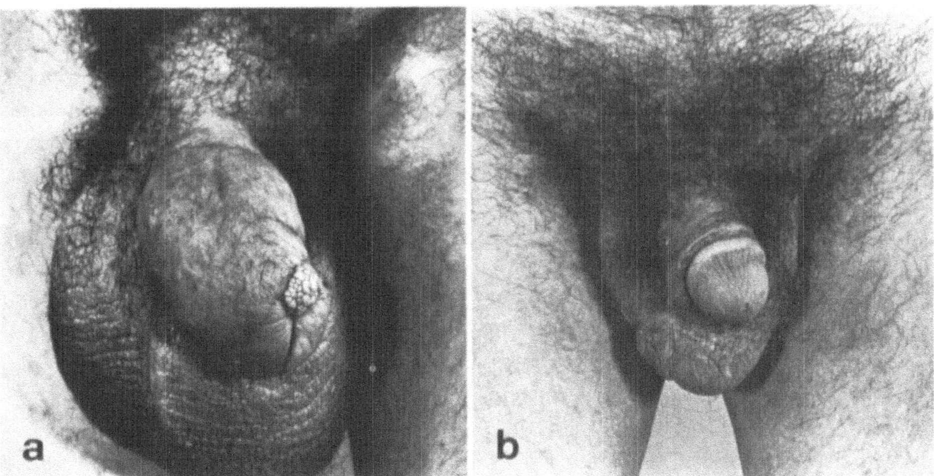

Abb. 2a Lymphoedema penis et scroti, seit 16 Jahren bestehend. b Zustand 10 Monate nach der Operation

gen, er konnte sich zunächst jedoch nicht zur Operation entschließen, und 2 Jahre lang wurde eine Tardocillin-Dauertherapie durchgeführt. Danach wurde die Operation in der beschriebenen Weise vorgenommen. Postoperativ kam es im Nahtbereich an einigen Stellen zur Infektion und Sekundärheilung, insgesamt war das Operationsergebnis aber zufriedenstellend (Abb. 2b). Der Patient wurde 6 Wochen nach der Operation entlassen. Sechs Monate nach der Operation gab er an, daß die Kohabitation wieder ohne Beschwerden möglich sei. Die bisherige Nachbeobachtungszeit beträgt 3 Jahre, und bei regelmäßigen ambulanten Kontrolluntersuchungen war der Patient rezidiv- und beschwerdefrei.

Zweiter Patient. Bei dem 40jährigen Mann bestand seit 2 Jahren eine Elefantiasis des Penis und Skrotum. Bisher waren 25 Erysipele aufgetreten. Zunächst wurde ein halbes Jahr lang eine Tardocillin-Dauertherapie durchgeführt, und während dieser Zeit traten Erysipele nicht mehr auf. Da dem Patienten die Kohabitation nicht mehr möglich war, entschloß er sich zur Operation, die in der beschriebenen Weise durchgeführt wurde. Die stationäre Behandlung dauerte 3 Wochen. Postoperativ kam es trotz Tardocillin-Dauertherapie zweimal zu Erysipelen. Erst nachdem der Abstand zwischen den Tardocillin-Injektionen auf 14 Tage verkürzt worden war, traten keine Erysipele mehr auf. Ein halbes Jahr nach der Operation gab der Patient an, daß die Kohabitation wieder ohne Beschwerden möglich sei. Bei späteren Kontrolluntersuchungen klagte er zeitweise über Impotenz. Da der Patient jedoch angab, daß er gelegentlich normale Erektionen habe, und da die Hormonanalyse normal ausfiel, war eine psychische Ursache wahrscheinlich. In einer Nachbeobachtungszeit von 3 Jahren kam es nicht zu einem Rezidiv des chronischen Lymphödems.

Diskussion

Die hier mitgeteilten Behandlungsergebnisse bestätigen die guten Erfahrungen, die andere Autoren mit der oberflächlichen Lymphangiektomie bei diesem Leiden gemacht haben. So beobachtete Servelle (1971) ein sehr gutes Spätergebnis bei 36 von 37 in dieser Weise behandelten Patienten.

Außer der oberflächlichen Lymphangiektomie wird in der Literatur zur Behandlung des Lymphoedema penis et scroti noch ein weiteres operatives Verfahren angegeben. Diese Alternative besteht in dem Versuch, den physiologischen Lymphabfluß wiederherzustellen. Im Jahre 1908 wandte Handley zur Behandlung des Lymphödems der Extremitäten erstmals die Fadendrainage an. Nach dieser Methode werden mehrere Fäden – heutzutage monofile Kunststoffäden – mit einer langen Nadel vom Skrotum und vom Penisschaft aus in die Subkutis des Unterbauches geleitet (Petres u. Hundeiker, 1968). Anschließend wird ein festsitzender Kompressionsverband angelegt. Die Wirksamkeit dieser Methode ist sicher gering und wird von vielen Autoren auch grundsätzlich angezweifelt. Ein anderer Versuch, den gestörten Lymphabfluß wiederherzustellen, besteht darin, daß zwischen der Skrotalhaut und der Innenseite der Oberschenkel beidseitig Gewebsanastomosen hergestellt werden (McDonald u. Huggins, 1950). Auch diese Methode kann wohl nur dann erfolgreich sein, wenn es noch nicht zu einer ausgeprägten Elefantiasis mit fibrotischer Umwandlung der Subkutis gekommen ist.

Die Mehrzahl der Autoren befürwortet deshalb die oberflächliche Lymphangiektomie mit primärem Wundschluß oder mit Spalthauttransplantation im Bereich des Penisschaftes. Die Entfernung des ödematös veränderten Gewebes muß vollständig sein, damit keine Rezidive auftreten. Unbedingt notwendig ist eine anschließende Penicillin-Dauertherapie zur Verhütung weiterer streptokokkenbedingter Lymphangitiden.

Literatur

Brown, W.L., Woods, J.E.: Lymphedema of the penis. Plast. Reconstr. Surg. *59*, 68-71 (1977)

Bulkley, G.J.: Scrotal and penile lymphedema. J. Urol. *87*, 422-429 (1962)

Delpech, J.M.: Chirurgie clinique de Montpellier. Bd. 2, Paris und Montpellier 1828. Zit. nach Bulkley (1962) und Trépsat (1977)

Elsahy, N.I.: Syphilitic elephantiasis of the penis and scrotum. Plast. Reconstr. Surg. *57*, 601-603 (1976)

Fogh-Andersen, P., Sørensen, B.: Surgical treatment of genital elephantiasis. Acta Chir. Scand. *124*, 539-545 (1962)

Gupta, M., Chandalia, B.W.: Scrofuloderma leading to lymphedema of external genitalia and lower extremities. Plast. Reconstr. Surg. *59*, 436-438 (1977)

Handley, W.S.: Lymphangioplasty: A new method for the relief of the brawny arm of breast cancer and for similar conditions of lymphatic oedema. Lancet I, 783-785 (1908)

Jones, H.W., Kahn, R.A.: Surgical treatment of elephantiasis of the male genitalia. Plast. Reconstr. Surg. *46*, 8-12 (1970)

McDonald, D.F., Huggins, C.: The surgical treatment of elephantiasis. J. Urol. *63*, 187-190 (1950)

Petres, J., Hundeiker, M.: Ein Beitrag zur Therapie beim chronischen Lymphoedem. Z. Haut Geschl.Kr. *43*, 29-31 (1968)

Prpić, I.: Severe elephantiasis of penis and scrotum. Br. J. Plast. Surg. *19*, 173-178 (1966)

Servelle, M.: Chirurgie der Lymphgefäße. In: Erkrankungen des Lymphsystems. Földi, M. (Hrsg.) Baden-Baden, Brüssel: Witzstrock 1971

Trépsat, F.: A propos d'un cas de lymphoedème péno-scrotal. Ann. Chir. Plast. *22*, 143-146 (1977)

Vaught, S.K., Litvak, A.S., McRoberts, J.W.: The surgical management of scrotal and penile lymphedema. J. Urol. *113*, 204-206 (1975)

Die partielle Varizenexhairese als Alternative zur Verödungsbehandlung der Varikosis

KURT SALFELD

Summary

The advantages of the partial venous surgery as against the phlebosclerosation are explained by the anatomic situation and finally illustrated in tabular form.

Some more tables show the indications in view of sclerosation resp. surgery of the venous insufficiency and the surgical methods practised in the Minden Department of Dermatology.

Zusammenfassung

Die Vorteile der partiellen Varizenexhairese gegenüber der reinen Verödungsbehandlung werden aufgrund der anatomischen Verhältnisse erklärt und anhand einer Tabelle erläutert. In weiteren Übersichten werden die Indikationsstellungen zur Verödungs- bzw. operativen Therapie der CVI gezeigt und die an der Mindener Hautklinik geübten Operationsmethoden aufgeführt.

Als klassische operative Varizensanierung gilt nach wie vor die totale Venenexhairese nach Babcock (1907), worunter man die Entfernung der oberflächlichen Hauptstammvenen, die Beseitigung der Nebenäste und das Unterbrechen der Venae perforantes versteht. Eine Hauptstammvarikosis, bei der die Mündungsklappe im Bereich der Krosse insuffizient ist, kann sinnvoll nur durch eine totale Exhairese angegangen werden. Es gibt jedoch eine ganze Reihe variköser Zustandsbilder, bei denen sich Venenerweiterungen im Bereich des Unterschenkels oder auch am Oberschenkel ohne Venenklappeninsuffizienz der Vena saphena magna finden, wie z.B. bei der retikulären Varikose, bei der Varikose in sklerodermatischen Bereichen. Diese Venenveränderungen wurden bisher zum größten Teil verödet (Wesener, 1972), (Sigg u. Zelikovski, 1975), und zwar mit unterschiedlichem Erfolg, weil vielfach insuffiziente Venae perforantes bzw. communicantes durch die Sklerosierung nicht erfaßt wurden. Wir haben uns deshalb in den letzten Jahren in zunehmendem Maße mit der Beseitigung speziell dieser varikösen Veränderungen durch die partielle Varizenexhairese beschäftigt.

Die Vorteile dieser operativen Sanierung sind unverkennbar:

1. Nicht zu ausgeprägte Varizenbildungen sind in einer Sitzung, Veränderungen an beiden Beinen in höchstens zwei Sitzungen entfernbar.
2. Der Eingriff ist exakt abgrenzbar im Gegensatz zur Verödungsbehandlung.
3. Die Nachbehandlung ist unkompliziert.
4. Die Rezidivneigung ist unwesentlich.

Tabelle 1. Indikation zur Verödung/Operation bei oberflächlicher Varikosis

---

Domäne der Verödungsbehandlung

    Kleine Gefäße
    Essentielle Teleangiektasien
    Besenreiservarizen

    Mittelgroße Gefäße
    Venektasien
    Retikuläre Varizen

Verödung und Operation
(mit Schwerpunkt auf operativen Maßnahmen)

    Großvolumige Gefäße
    Varikosis der Stammvenen
    (Vena saphena magna und
    Vena saphena parva)
    Seitenastvarikosis
    Insuffizienz der Vv. perforantes mit entsprechenden
    „blow outs"

Verödung und Operation
(mit Schwerpunkt auf Verödungsbehandlung)

    Vordergründig bestehende Vv. perforantes-Insuffizienz
    bzw. Seitenastvarikosis bei weitgehend fehlender
    Hautstammvarikosis
    Varizen im sklerodermatisch veränderten Hautterrain
    und bei Vorhandensein von sog. Sekundärerscheinungen

Tabelle 2. Operatives Vorgehen je nach Größe und Ausdehnung der oberflächlichen Gefäße

---

Insuffiziente Hauptstammvarizen (auch gedoppelte Venenstränge und Nebenäste der Vena saphena magna)	in toto exzidieren
Größere Seitenäste	unterbinden und extrahieren, evtl. Vv. perforantes unterbrechen, nur in Ausnahmefällen veröden
Kleine Seitenäste	durch Stichinzision unterbrechen oder nachveröden
Vv. perforantes (Cocket) mit hinterer Bogenvene zusammen	unterbinden, evtl. unterbrechen
Vv. perforantes (Dodd u. Boyd)	nur bei vorhandener Arkadenvene unterbinden

---

Wie bei der Sklerosierungsbehandlung ist ein Arbeitsausfall während dieser Maßnahmen nicht gegeben. Das kosmetische Resultat kann dagegen eher als günstiger angesprochen werden, wenn die Schnittzahl so klein und die Einzelschnitte so kurz wie möglich gehalten werden. Ein weitgehend narbenloses Abheilen der Schnitte beobachtet man bei einer Schnittlänge bis zu 0,6 cm. Durch Vorhalten eines geeigneten Instrumentariums und Anwendung einer ausgefeilten Technik ist dies ohne weiteres zu erreichen.

Hinsichtlich der subjektiven Mißempfindungen der Patienten halten sich Verödung und Operation die Waage, ebenso hinsichtlich der unmittelbaren Nachbehandlung, d.h. Anlegen von Bindenmaterial, Tragen von Kompressionsstrümpfen u.ä.

Die Indikationsstellung für Verödung resp. operative Sanierung geht aus Tabelle 1 hervor.

Aus einer weiteren Übersicht (Tabelle 2) wird unser Vorgehen bei chronisch-venöser Insuffizienz verschiedenen Grades deutlich. Je nach Umfang des Eingriffes haben wir bereits vor über 10 Jahren eine Einteilung der Operationen vorgenommen und hierzu auch die entsprechenden Indikationen zusammengestellt (Abb. 1)

Ein großer Anteil der operativen Maßnahmen ist ohne weiteres in der Praxis ambulant durchführbar.

Partielle Varizenexhairese, Vorgehen:

1. Anzeichnen der zu entfernenden oder zu unterbrechenden Venen
2. Säuberung des Operationsfeldes, Desinfektion und lokale Anästhesie (Maximalverbrauch 30 ccm 1%iger Nepaverin-Lösung bei etwa 65 kg schweren Patienten)
3. Unterbrechen der Venen oder Extraktion von Venenstücken, gelegentlich mit Hilfe der Sonde
4. Naht und Kompressionsverband

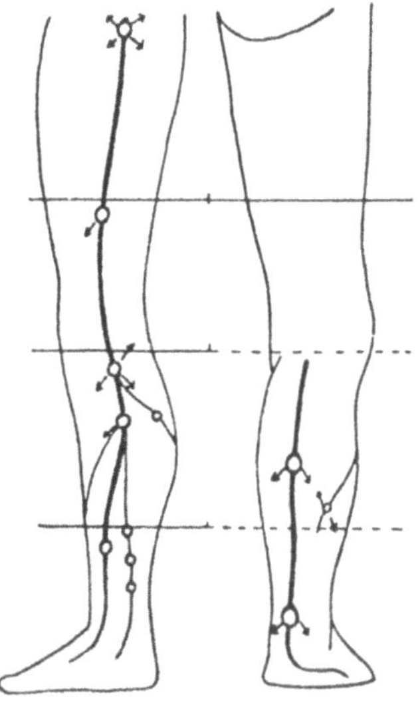

Der letzte Schritt ist dann die **totale Exstirpation**, d. h. die Entfernung der Vena saphena magna von ihrer Einmündungsstelle ab.
○ = Venae communicantes
↑ = Verzweigungen

Total
Varicenentfernung von der Einmündung in die Vena femoralis ab

Halbtotal
Varicenentfernung unterhalb des Adduktorenkanals

Partiell II
Varicenentfernung im medialen oder lateralen Bereich des Unterschenkels, je nach Ulcus

Partiell I
Varicenentfernung in unmittelbarer Nähe des Ulcus

Abb. 1. Schematische Darstellung der verschiedenen Operationsmöglichkeiten

5. Entfernen der Fäden etwa eine Woche post operationem, Nachbehandlung mit Kompressionsverbänden bzw. durch Tragen von Kompressionsstrümpfen

Von den Gefäßchirurgen wird diese partielle Varizenexhairese sicherlich nicht begrüßt. Als Sanierungsmaßnahme gilt hier in erster Linie die vollkommene Beseitigung des oberflächlichen, insuffizient gewordenen Venensystems, da bei Verbleiben eines Vena saphena magna-Stumpfes bzw. eines Stumpfes der Nebenäste leicht ein Rezidiv auftreten kann. Dennoch dürfte die partielle Exhairese jeder Verödung überlegen sein, zumal neben der Verkürzung der Behandlungszeit auch die Dauerhaftigkeit des Erfolges unbestreitbar ist.

Literatur

Babock, W.W.: A new operation for the exstirpation of varicose veins of the leg. N.Y. Med. J. *86*, 153–156 (1907)
Salfeld, K.: Moderne Gesichtspunkte zum Thema „Beinleiden" – Technik und Indikationen chirurgischer und konservativer Maßnahmen beim varicösen Symptomenkomplex. XIII. Ringelheimer Gespräch, Dermatol. Praxis *23*, 83–96 (1968)
Sigg, K., Zelikovski, A.: Kann die Sklerosierungstherapie der Varizen ohne Operation in jedem Fall wirksam sein? Phlebol. Protokol. *4*, 42–54 (1975)
Wesener, G.: Indikation der Varizenverödung. Phlebol. Protokol. *1*, 286–291 (1972)

Diskussionsbemerkungen

Herr Landes: Bei denen von Ihnen gezeigten geschlängelten Venen, vor allem im Lateralbereich, ist eine Sondierung doch nur z. T. möglich. Wie ziehen Sie diese Venenstücke?

Herr Salfeld: Es gibt hier drei Möglichkeiten des Vorgehens:
1. stückweise Sondierung der Gefäße und Entfernen mittels Sonde.
2. partielle Exhairese durch Fassen der Vene mit einer Mosquito-Klemme und Extrahieren. Dies geht bis zu 10 cm Länge. Entsprechend feines Instrumentenmaterial ist Voraussetzung für ein narbenloses Abheilen dieser Defekte.
3. Unterbrechung des Gefäßes durch einen Schnitt bzw. Teilentfernung von Gefäßstücken durch Fassen der entsprechenden Venenenden auf beiden Seiten des Schnittes und Extrahieren. Der verbleibende Rest der Gefäße verschwindet von allein, falls nicht durch Venae perforantes eine Rekanalisierung bewirkt wird.

Herr Petres: Was halten Sie von Crossektomie? Die Gefäßchirurgen stehen dieser Methode etwas skeptisch gegenüber, die Dermatologen sind ihr freundlicher gesonnen.

Herr Salfeld: Die Crossektomie ist mit Abstand das Gefährlichste an der Babcock'schen Operation. Es ist deshalb nicht einzusehen, daß man diese Maßnahme durchführt, ohne in der gleichen Operation die Entfernung der Stammvenen und der großen Seitenvenen zu betreiben. Dafür sprechen könnte äußerstenfalls, daß die Crossektomie in Lokalanästhesie ambulant durchgeführt werden kann. Der Nachteil ist weiterhin der, daß danach über längere Zeit hinweg häufig verödet werden muß, mit all den Nachteilen wie Inzidierenmüssen der verödeten Gefäße, Pigmentation und Rezidivneigung mit Ausbildung von Varizen, die vielfach unangenehmer sind als die verödeten.

Herr Hartmann: Wie aus Ihren Bildern hervorgeht, waren meistens Crossen–Insuffizienzen vorhanden. Hier müßte doch immer eine Crossektomie durchgeführt werden, sonst haben Sie bald Rezidive.

Herr Salfeld: Das Thema hieß; „Partielle Varizenexhairese als Alternative zur Verödungs-behandlung". Es sollte hier lediglich eine der Sklerosierungsbehandlungen ebenbürtige oder bessere Methode vorgestellt werden. Selbstverständlich bin ich vollkommen Ihrer Meinung — bei Vorliegen insuffizienter Crossen ist eine totale Varizenexhairese indiziert, die wir auch stets durchführen; die partiellen Exhairesen haben bei uns eine untergeordnete Be-deutung. Die hier gezeigte partielle und halbtotale Behandlung ist geeignet, bei ungefähr-lichen Techniken dennoch der Verödungsbehandlung überlegen zu sein. Sie sollte An-fängern bei der operativen Venenbehandlung als Alternative zur Verödung dienen.

Herr Tritsch: Ein Wort zur Aufklärungspflicht bei operativem Vorgehen. Es kann zu Sen-sibilisierungsstörungen vor allem im medialen Knöchelbereich kommen, insonderheit nach vorausgegangener Verödung. Das muß man dem Patienten vorher sagen.

Herr Achenbach: Der wesentliche Vorteil der partiellen Varizenexhairese scheint darin zu liegen, daß man sie auch ambulant durchführen kann. Das Risiko der partiellen oder halbtotalen Exhairese ist wesentlich geringer als das der totalen Venenexhairese. Es kommt gar nicht auf die Ausdehnung der Varikosis an, sondern lediglich auf die Crossen-insuffizienz. Wenn eine solche vorliegt, ist das für mich ein Patient, bei dem stationär eine Babcock-Operation durchgeführt werden muß. Andere Kollegen operieren diese z. T. auch ambulant. Der entscheidende Vorteil der partiell I, partiell II und halbtotalen Ope-ration ist der, daß der Patient unmittelbar nach dem Eingriff gewickelt wird, eine halbe Stunde lang in der Praxis geht und dann in Begleitung nach Hause gehen kann. Ich bin der Meinung, wenn man die Indikationsstellung bis zur halbtotalen Operation berücksichtigt, daß man dann sehr segensreich wirken kann.

Herr Salfeld: Ich kann diese Ausführungen von Herrn Achenbach nur unterstreichen. Wir haben diese Operationsverfahren hier vorstellen wollen, weil wir sie für die ambu-lante operative Dermatologie für geeignet halten.

Chirurgische Behandlung des Unguis incarnatus

ECKART HANEKE

Summary

Emmet's operation of the ingrown toenail was modified in such a way as to excise only the germinative nail matrix by a wedge-shaped excision by putting the broad base of the wedge into the depth of the excision. This small surgical operation is done in regional anaesthesia and anaemia in out-patients. Wound healing is completed within one week in most cases. Recurrences were not observed.

Zusammenfassung

Die Emmetsche Operation des Unguis incarnatus wurde so modifiziert, daß lediglich die germinative Nagelmatrix mit Hilfe einer Keilexzision verschmälert wird, wobei die Basis des Keils in der Tiefe liegt. Der kleine Eingriff wird in Leitungsanästhesie und Blutleere ambulant durchgeführt. Die Wundheilung ist in einer Woche meist schon abgeschlossen. Rezidive wurden nicht beobachtet.

Der eingewachsene Großzehennagel gehört zum „täglichen Brot" des praktischen Arztes, des niedergelassenen Chirurgen und des Dermatologen. Bereits Heller (1927) zitierte Foot, der 1899 schon 75 verschiedene Behandlungsmethoden angab, und auch heute findet man in fast jedem dermatologischen Lehrbuch eine andere Therapieempfehlung. Diese reicht von einer konservativen Behandlung über die einfache Nagelextraktion, partielle Exzision der germinativen Nagelmatrix mit teilweiser oder völliger Nagelentfernung bis hin zur totalen Ausrottung des gesamten Nagels (Gertler, 1973; Heller 1927; Korting, 1970; Petres u. Hundeiker, 1975; Pfister, 1959; Samman, 1968, 1972). Insgesamt am häufigsten wird aber wohl doch die tiefe Keilexzision des seitlichen Nagelanteils mit Nagelwall nach Emmet empfohlen (Beisenherz, 1968; Eufinger, 1966; Korting, 1970; Petres u. Hundeiker, 1975).

Wenn auch die eigentliche Ursache des Unguis incarnatus noch immer nicht geklärt ist, dürfte doch in fast jedem Fall ein konstitutionell bedingtes oder erworbenes Mißverhältnis zwischen Breite des Nagels und des Nagelbettes vorliegen. Eine Verschmälerung des Nagelwachstums bietet sich als logische Konsequenz an und wird mit der Emmetschen Operation angestrebt.

Diese klassische Operationstechnik ist mit dem Risiko des Verbleibens kleiner Nagelreste in der Umschlagfalte des Nagelfalzes verbunden. Zudem wird mit der durchgehenden tiefen Keilexzision nicht nur der Nagel, sondern gleichzeitig auch das Nagelbett verschmälert, wodurch ein Teil des erwünschten Operationseffektes zunichte gemacht wird. Wir

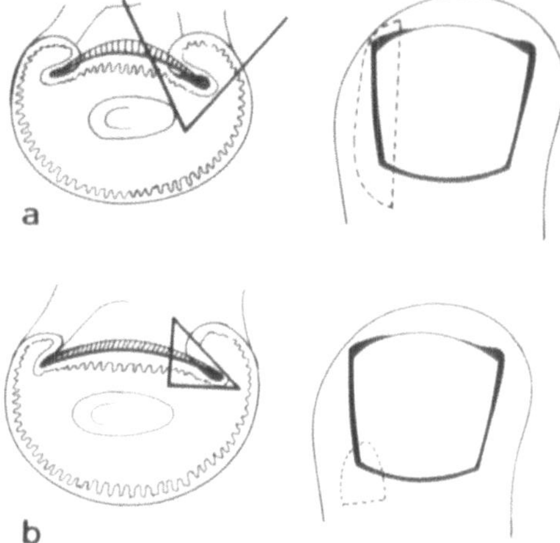

Abb. 1a u. b. Schematische Darstellung der Operation des Unguis incarnatus. a konventionelle Keilexzision nach Emmet, b eigene Modifikation

haben daher die Methode etwas modifiziert, wodurch die Operation zu einem ambulanten 15-min-Eingriff geworden ist.

Methodik

In Leitungsanästhesie und Blutleere wird ca. ein Drittel des Großzehennagels nach Längsspaltung extrahiert. Parunguale Granulationen werden nur bei sehr starker Ausprägung exzidiert, kleinere glasige Granulationen trocknen innerhalb weniger Tage von allein ein.

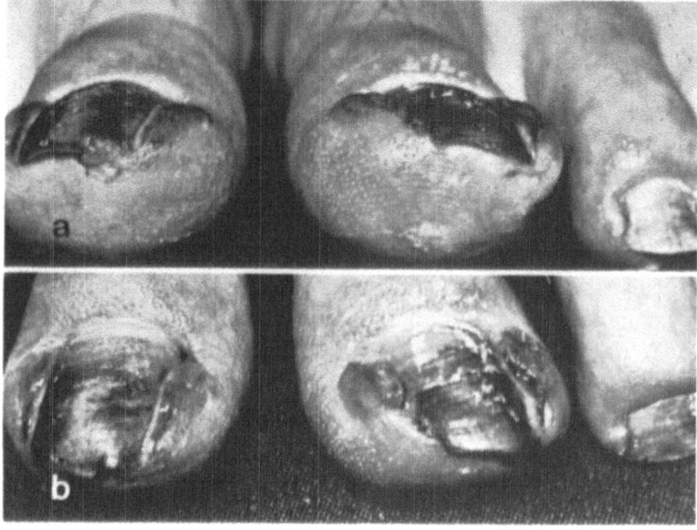

Abb. 2. Ungues incarnati, 17jähriges Mädchen

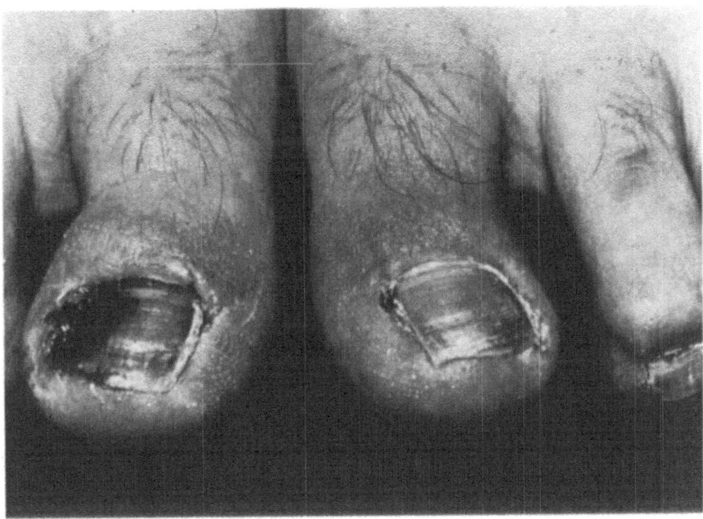

Abb. 3. Zustand nach Operation der eingewachsenen Großzehennägel; rechts 5 Tage, links 14 Tage post operationem

Anschließend wird ein 5-8 mm langer Schnitt in Verlängerung des seitlichen Nagelwalls gelegt und ein der Breite des extrahierten Nagelstückes entsprechender Anteil der germinativen Nagelmatrix durch eine Keilexzision entfernt, wobei die Basis des Keils im Gegensatz zur Emmetschen Operation nach unten zu liegen kommt. Besonders ist darauf zu achten, daß in der Tiefe des seitlichen Nagelfalzes keine Reste der Nagelmatrix verbleiben. Das ist dadurch relativ einfach zu erreichen, daß der erforderliche Schnitt durch den proximalen Nagelwall möglichst weit seitlich gelegt wird. Die entstandene Wundhöhle wird mit Leukasekegeln austamponiert, der kleine Schnitt mittels Klammerpflaster (Stericlip, Butterfly etc.) verschlossen. Darauf folgt ein steriler Salbenverband.

Beim ersten Verbandwechsel nach 6-7 Tagen ist die Wundheilung meist schon weitgehend abgeschlossen. Bis auf den Operationstag sind die Patienten nicht arbeitsunfähig, es sei denn, der Patient hätte eine überwiegend stehende oder körperlich schwere Arbeit.

Diskussion

Die beschriebene kleine Operation des Unguis incarnatus stellt gewissermaßen eine Minimalvariante einer umgedrehten Emmetschen Keilexzision dar, wobei nur eine Nagelverschmälerung erzielt und die Verschmälerung der Halluxendphalanx als Folge der durch die gesamte Nagelbettlänge gelegten Keilexzision vermieden wird. Dadurch wird die für die Entstehung des Unguis incarnatus pathogenetisch so bedeutsame Diskrepanz zwischen Nagel- und Nagelbettbreite beseitigt. Die Extraktion des gesamten Nagels ist nicht erforderlich. Die Wundheilung ist schneller abgeschlossen. Rezidive wurden nicht beobachtet.
Herrn E. Tomek danke ich für die sorgfältige Herstellung der Abbildungen.

Literatur

Beisenherz, D.; Der eingewachsene Großzehennagel. Dtsch. Med. Wochenschr. *93*, 1712-1714 (1968)

Eufinger, H.: Kleine Chirurgie, S. 286-291, München, Berlin, Wien: Urban & Schwarzenberg 1966

Gertler, W.: Systematische Dermatologie und Grenzgebiete, S. 1995-1996. Leipzig: G. Thieme 1973

Heller, J.: Die Krankheiten der Nägel. In: Handbuch der Haut- und Geschlechtskrankheiten. Jadassohn, J. (Hrsg.), Bd. XIII/2, 2. Aufl., S. 151-156, Berlin: Springer 1927

Korting, G.W.: Therapie der Hautkrankheiten. 2. Aufl., S. 243. Stuttgart, New York: F.K. Schattauer 1970

Petres, J., Hundeiker, M.: Korrektive Dermatologie, S. 30. Berlin, Heidelberg, New York: Springer 1975

Pfister, R.: Die Erkrankungen der Nägel. In: Dermatologie und Venerologie. Gottron, H.A., Schönfeld, W. (Hrsg.) Bd. III/2, S. 931−932, Stuttgart: G. Thieme 1959

Samman, P.D.: Nagelerkrankungen. Berlin, Heidelberg, New York: Springer 1968

Samman, P.D.: The nails. In: Textbook of Dermatology. Rook, A. Wilkinson, D. S. Ebling. F.J.G. (eds.) 2nd. ed., p. 1662-1663. Oxford: Blackwell Scientific 1972

Diskussionsbemerkungen

Kann man eine Nageloperation durch Verwendung einer Nagelspange umgehen? Die Nagelspange ist eine einfache Platte, die unter den Nagel gelegt wird. Das führt der Fußpfleger aus. Zunächst wird das Granulationsgewebe weggeätzt, dann wird die Nagelspange unter den Nagel gelegt und so lange belassen, bis alles verheilt ist. Anschließend wird die Nagelspange herausgezogen. Dies dauert insgesamt einige Monate.

Herr Haneke: Ich habe den Eindruck, daß unser Verfahren das kürzere ist. Der Patient kann 24 Std später bereits seiner Arbeit nachgehen. Mit der Nagelspange haben wir keinerlei Erfahrung. Durch konservative Behandlung mittels Reinigung von Granulationsgewebe und Unterschieben von Leinenläppchen z.B. kommt man gewöhnlich nicht zum Ziel. Es gibt vorübergehende Remissionen, aber selten eine echte Abheilung.

Herr Petres: Wichtig ist die Bemerkung, daß bei dieser Operation radikal operiert wird. Man sieht sonst häufig noch Rest-Nagelsubstanzen aus dem Gewebe herauswachsen!

Herr Berres: Es geht auch ganz gut, wenn Sie den überstehenden Nagel entfernen, damit er nicht das Gewebe traumatisiert. Danach sehe ich in der Regel gute Abheilungen.

Herr Reihs: Die Emmetsche Operation haben wir modifiziert: Wir schneiden den Nagel auf bis zum überhäuteten Bezirk, gehen mit dem Skalpell unter den überhäuteten Bezirk und benutzen diesen Schnitt als Führungslinie für den scharfen Löffel, mit dem wir den gespalteten Nagel in toto exzidieren. Wir haben so die Rezidive nicht gehabt, wie sie sonst häufig vorkommen.

Über die Zweckmäßigkeit chirurgischer Maßnahmen bei Verrucae vulgares

HANS-DIETER GÖTZ

Summary

Ultima ratio of all, remedies in curing warts — especially plantar mosaic warts — remains the cryotherapy (Liquid nitrogen) or the curettage after macerating by salicylic acid pflaster. Possibly, a proportionally high incidence of recurrence (10-20%) may be decreased in the future by postoperative topical application of virocidal agents (expecially capsid degrading proteolytic enzymes or suitable antimetabolites like 5-Fluorouracil or Idoxuridin).

Zusammenfassung

Ultima ratio Behandlung insbesondere rezidivfreudige, plantarer Warzen bleibt nach wie vor die Kryotherapie (Stickstoff-Kältesonde) oder die Kürettage eines mit Salizylsäure demarkierten Herdes. Möglicherweise ist eine gegenwärtig auch nach internationalen Statistiken noch verhältnismäßig hohe Rezidivquote (10 bis 20%) durch postoperative Applikation neuerer, virozider Externa (z.B. viruscapsidspaltende Proteinasen oder geeignete Antimetaboliten wie 5-Fluorouracil oder Joddesoxyuridin) zu senken.

Die Vielzahl der Behandlungsverfahren für Warzen beweist geradezu ihre nach wie vor begrenzte Effektivität. Eine „optimale", d.h. sicher wirksame, schmerzlose, einfache ambulant durchführbare und schließlich narbenfreie Therapie existiert noch nicht. Vorgeschlagen wurden bis zur Gegenwart in bunter Reihenfolge schälende oder mäßig entzündungsfördernde Dermatika (am bekanntesten Salizylsäure), intraläsionale Injektionen, Ätzverfahren, Ultraschallbehandlungen in Kombination mit desinfizierenden Externa, DNCB-Sensibilisierungen, Suggestiv-Therapie, Bestrahlungsverfahren, systemisch immunstimulierende oder zytostatische Behandlungen und — las not least — chirurgisches Vorgehen, zu dem im weiteren Sinne auch die Kryotherapie zu zählen ist. Die Heilungsquote vulgärer Warzen nach konservativer, durchschnittlich drei- bis fünfmonatiger Therapie beträgt je nach Untersuchungskollektiv 60 bis 80%, die der Plantar- oder auch Parungualwarzen liegt bei 50% (Bunney, 1977).

Ultima ratio bleibt, da wohl nur wenige Erkrankte eine Spontanremission nach durchschnittlich 2 bis 4 weiteren Jahren abzuwarten bereit sind, das chirurgische Vorgehen. Die Dermabrasio (Hermans, 1975; Hermans u. Hermans, 1958; Schnyder u. Sheikh, 1977) als eine der zur Auswahl stehenden Alternativen hat bisher keinen breiteren Eingang in die Warzentherapie gefunden.

Eine Excisio solitärer Warzen in geeigneter Lokalisation (z.B. Handrücken) sollte zur weitgehenden Vermeidung eines Rezidives nicht zu knapp am Warzenrand, sondern in einem etwa dem Durchmesser der Warze entsprechenden Abstand „weit im Gesunden" erfolgen, da nach eigenen histologischen Kontrollen das infizierte, durch eine typische Ballonierung oberer Stratum spinosum- oder Stratum granulosum-Zellen markierte Epithel über den klinisch sichtbaren Tumorrand mitunter erheblich hinausragt. Nur in seltenen Ausnahmefällen wird eine Lappenplastik bei therapieresistenten, funktionell jedoch erheblich störenden Palmar- oder Plantarwarzen indiziert sein. Curtin (1977) berichtete über ein schmerzhaftes, exulzeriertes Mosaikwarzenbeet über dem zweiten Metatarsalkopf, das nach sechsjährigen, konservativen Therapieversuchen weiträumig exzidiert und durch einen 6 x 4 cm messenden, am lateralen Fußrand gestielten, plantaren Rotationslappen mit Deckung des resultierenden, medialen Hohlfußdefektes durch Spalthaut versorgt wurde.

Zur Kryotherapie vulgärer Warzen vorzugsweise mit flüssigem Stickstoff, (vorzugsweise Kryosonde) sind im allgemeinen mehrere Sitzungen einzuplanen. Nach Bunney et al. (1976) soll mit mindestens sechs Vereisungen eines Herdes in höchstens zweiwöchigen Abständen eine Heilungsrate von durchschnittlich 70% zu erreichen sein. Eine Intervallverlängerung zwischen zwei Vereisungen auf 3 bis 4 Wochen senkte die Erfolgsquote bereits auf 40%. In Abhängigkeit einer besonderen Warzenlokalisation kann auch die risikolos erscheinende Kryotherapie schwerwiegende Komplikationen provozieren. Eine Warzenvereisung über dem Ellbogen führte zu einer irreversiblen Lähmung des N. ulnaris (Finelli, 1975). Im lateralen Fingerbereich sind die Digitalnerven (Nix, 1965), über dem Fibulakopf ist der N. peronaeus gefährdet.

Die *Elektrokoagulation* stellt eine weitere Behandlungsalternative dar, die wir insbesondere für kleine, isolierte Warzen oder ihre Sonderformen wie filiforme oder einzelne plane Verrucae bevorzugen.

Nach wie vor ist die *Kürettage* nach unseren Erfahrungen insbesondere für Plantarwarzen die Methode der Wahl. Nach Abtragung eines mit Salizylsäure-Pflaster demarkierten Herdes applizieren wir virozide Agentien (z.B. unmittelbar postoperativ Wasserstoffperoxyd, dann mehrtägige Wundbettpinselungen mit Jod- oder phenolischen Lösungen und $KMnO_4$-Fußbäder). Eine 90%ige Heilungsrate erzielten Davidson u. Schuler (1976) mit einer linsengroßen, schlingenförmigen, hobelnden Dermalkürette in Kombination mit einer mehrtägigen, topischen Applikation von Proteinasen in Cremegrundlage. Unabdingbare Voraussetzung für eine hohe Heilungsrate ist dabei auch nach unseren Erfahrungen die sorgfältige Entfernung des periverrucösen Areales bis — sofern möglich — zum zwei- bis dreifachen Durchmessers des Warzenbeetes.

Auch bei drastischer, ausgiebiger Kürettage liegt die Rezidivquote der Plantarwarzen nach eigenen Erfahrungen immer noch bei rund 10 bis 20%. Vielleicht läßt sich diese unbefriedigende Situation in Zukunft durch eine kurzfristige, virozide Nachbehandlung einer kürettierten Zone mit Nukleinsäure-Hemmstoffen wie 5-Fluorouracil oder Jod-Desoxyuridin — nach neueren Mitteilungen schon in alleiniger Anwendung bei etwa 50 bis 60% vulgärer Warzen wirksam (Hursthouse, 1975; Gonzalves, 1975) — verbessern.

Literatur

Bunney, M.H.: The treatment of viral warts. Drugs *13*, 445 (1977)

Bunney, M.H., Nolan, M.W., Williams, D.A.: An asessment of methods of treating viral warts. Br. J. Dermatol. *94*, 667 (1976)

Curtin, J.W.: Functional surgery for intractable conditions of the sole of the foot. Plast. Reconstr. Surg. *59*, 806 (1977)

Davidson, M.R., Schuler, B.S.: Skin curette und the treatment of plantar verrucae. J. Am. Podiatry Assoc. *66*, 331 (1976)

Finelli, M.P.F.: Ulnar neuropathy after liquid nitrogen cryotherapy. Arch. Dermatol. *111*, 1340 (1975)

Gonzalves, J.C.A.: 5-Fluorouracil in the treatment of common warts of the hands. Br. J. Dermatol. *92*, 89 (1975)

Hermans, E.H.: Behandlung kosmetisch störender Hauterscheinungen mit rotierenden Instrumenten. Dermatologica *111*, 294 (1975)

Hermans, E.H.: Die Indikation der Frästherapie. Hautarzt *9*, 374 (1958)

Hursthouse, M.W.. A controlled trial on the use of topical 5-fluorouracil on viral warts. Br. J. Dermatol. *92*, 93 (1975)

Nix, T.E.: Liquid nitrogen neuropathy. Arch. Dermatol. *92*, 185, (1965)

Schnyder, U.W., Sheikh, M.M.: Dermabrasion des Gesichtes. Hautarzt *28*, 241 (1977)

Diskussionsbemerkungen

Herr Happle: Ich habe gehört, daß durch kryochirurgische Warzenbehandlung im Ulnarbereich eine Nervenschädigung eingetreten ist.

Herr Götz: Kryochirurgie sollte nie über Nerven durchgeführt werden. Die Ausfälle und Beschwerden danach sind häufig nicht mehr rückbildungsfähig.

Herr Petres: Die elektrochirurgische Behandlung der Warzen, das sei hier vermerkt, hat mehr Nachteile als die Entfernung mit der Kürette oder dem scharfen Löffel. Durch die Nachverätzung ist die Heilungsgeschwindigkeit sehr verlangsamt.

Herr Friederich: Es wird gelegentlich behauptet, daß die Dermabrasion bei Warzen vorteilhaft wäre.

Herr Konz: Bei einer Abrasion von planen Warzen bei einem Kind kam es zu generalisierter Warzenaussaat im ganzen Gesichtsbereich.

Lymphonodektomie beim malignen Melanom

HELMUT TRITSCH

Summary

In the primary treatment of malignant melanoma of the skin the immediate elective discontinuous node dissection offers not better prognosis than does a therapeutic dissection. Indeed for patients with excision only of the primary melanoma, follow-up examination must be done once a month, which is difficult due to long term surveillance. In this connection an inguinal skin excision for lymph node dissection is described which minimizes wound complications in the postoperative period. The main factor in wound complications is due to dissection of the vascular architecture. The wide spindle-S-shaped excision prevents the later devascularisation of skin flaps. If malignant melanoma is in an anatomical position which lends itself to incontinuity dissection, removing primary tumor, intervening lymphatics and regional lymph nodes en bloc can be combined with the incision lines. Furthermore the excised groin skin can be used for a free flap to cover the excision wound of the primary tumor.

Zusammenfassung

Nach neueren statistischen Erhebungen bietet beim malignen Melanom der Haut, Stadium I, die einzeitige prophylaktische diskontinuierliche Lymphknotenektomie regionaler Lymphknotengruppen keine Gewähr für bessere Überlebenschancen als die zweizeitige kurative Methode, bei der zunächst der Primärtumor weitgreifend entfernt wird und die regionalen Lymphknotengruppen bei einem evtl. späteren metastatischen Befall extirpiert werden. Letzteres Vorgehen erfordert jedoch eine engmaschige Überwachung der Kranken über Jahre, deren Durchführungsmöglichkeit problematisch erscheint. In diesem Zusammenhang wird eine Hautschnittführung zur Ektomie der Leistenlymphknoten aufgezeigt, durch die postoperative Wundheilungsstörungen vermieden werden können, da dabei das durch operationsbedingte Devaskularisation in seiner Trophik gefährdete Hautareal beseitigt wird. Die Hautschnittführung eignet sich auch zur Ausführung der Kontinuitätsdissektion, bei der Primärtumor, ableitende Lymphbahnen und regionale Lymphknotengruppen einzeitig entfernt werden.

Nachfolgend wird zunächst auf die Bedeutung der operativen Entfernung von Lymphbahnen und regionalen Lymphknoten für den Krankheitsverlauf beim malignen Melanom der Haut *(MM)*, Stadium I, eingegangen. Daran schließt sich die Beschreibung einer Hautschnittführung zur Leisten-Lymphonodektomie an. Durch sie entfällt ein infolge des Eingriffs von Devaskularisation bedrohter Hautbezirk, wodurch die bei der Leistenlymphknotenausräumung gefürchteten postoperativen Heilungsstörungen vermieden werden.

Frühmetastasierung

Insbesondere durch Arbeiten von Herzberg [2] und Nödl [4] konnte gezeigt werden, daß
es in der Umgebung des *MM* zu einer eindrucksvollen Erweiterung der Lymphkapillaren
kommt. Diese Lymphgefäßerweiterung wird im Frühstadium der Geschwulst als Folge
eines möglichen „Organisatoreffektes" der Geschwulstelemente auf das Umgebungs-
stroma gedeutet. Im Spätstadium der Geschwulst wird in der Lymphkapillarerweiterung
die Folge einer Verstopfung durch abgeschwemmte Tumorzellen mit Rückstau vermutet.
Die Befunde weisen jedoch darauf hin, daß die frühe Geschwulstzellabsiedlung über die
weitgestellten Lymphkapillaren erfolgt, d.h., daß die Frühmetastasierung die Lymphwege bevorzugt.

Therapeutische Konsequenzen

Aus dem Wissen über das Frühmetastasierungsverhalten des *MM* ergeben sich Fragen, die
die therapeutischen Konsequenzen betreffen: Wie weit sollen das Lymphabflußgebiet des
Tumors einerseits und die regionalen, klinisch unverdächtigen Lymphknotengruppen andererseits mit in die operative Therapie einbezogen werden?

Über das Ausmaß der örtlichen Exzision des *MM* herrscht weitgehende Übereinstimmung. Histologisch bestimmbare prognostische Kriterien geben dazu Hinweise. Eine möglichst weitgreifende Ausschneidung des Tumorgebiets kann das Auftreten von Satelitten-
metastasen verhindern.

Kontinuitätsdissektion

Die Ausschneidung der vom Primärtumor in Richtung regionale Lymphknotengruppen
verlaufenden Lymphbahnen unter Mitentfernung eines breiten Haut-Subkutisstreifens
und möglicherweise auch der Begleitvenen geht von der Überlegung aus, daß hierdurch
Transit-Metastasen ausgerottet werden können. Diese Art der Ausschneidung wird möglichst als Kontinuitätsdessektion durchgeführt, wenn das *MM* in Nähe der drainierenden
Lymphknoten angeordnet ist, was bedeutet, daß die anatomische Lage des Primärtumors es gestatten sollte, daß seine Lymphabflußbahnen mit in die Ausschneidung einbezogen werden können. Die Hautgeschwulst sollte nicht zu weit von ihren regionalen
Lymphknotengruppen angesiedelt sein. Die Voraussetzungen sind hierfür bei Tumoren
im Bereich von Kopf, Hals, Schulter, Rumpf und proximalen Extremitätenabschnitten
gegeben [1].

Die Effektiviät dieser Methode, die mit der Exstirpation der regionalen Lymphknoten verbunden ist, scheint hauptsächlich dann gegeben, wenn es sich um *MM* im Stadium
II handelt [6]. Als prophylaktische Kontinuitäts-Dissektion erfüllt allerdings die Methode die chirurgische Forderung nach radikaler Ausrottung weitgehend. Sie ist als prophylaktische Maßnahme hinsichtlich ihres therapeutischen Nutzens jedoch umstritten, zumal
in der zugänglichen Literatur bei der statistischen Auswertung der Behandlungsergebnisse
prognostische Kriterien der *MM* der Tumorträger weitgehend unberücksichtigt blieben
[7]. Für derartige Untersuchungen eignet sich insbesondere das von der Arbeitsgemeinschaft malignes Melanom der Deutschen Forschungsgemeinschaft angebotene „Sympto-
menzwillingsverfahren", das es erlaubt, dem Prüfkrankengut aus dem großen Pool der

Arbeitsgemeinschaft ein nach prognostischen Kriterien aufgeschlüsseltes, praktisch identisches Kontrollkrankengut gegenüberzustellen.

Die Bedeutung der Lymphonodektomie

Eine befriedigende Beantwortung scheint die Frage nach dem Wert der prophylaktischen Lymphonodektomie beim *MM* der Extremitäten gefunden zu haben. Die von der WHO-Melanomgruppe unter Führung von Veronesi vorgelegten Ergebnisse aus einer randomisierten und prospektiven Studie an 553 Fällen zeigen auf, daß die prophylaktische Lymphonodektomie der therapeutischen – Dessektion beim Auftreten von Lymphknotenmetastasen – nicht überlegen ist [9].

Die über 8 Jahre angelegten Absterbekurven zweier Kollektive (267 und 286 Fälle) wiesen einen gleichen Verlauf auf. Auch erbrachte die statistische Analyse der beiden Kollektive bei der Aufschlüsselung nach prognostischen Kriterien – Geschlecht, Lokalisation, größter horizontaler und vertikaler Durchmesser, Eindringtiefe, Entstehungsmodus – keinen Anhalt dafür, daß durch die einzeitige, diskontinuierliche, prophylaktische Lymphonodektomie im Gegensatz zur alleinigen weitgreifenden Ausschneidung beim *MM* der Extremitäten, Stadium I, eine Verbesserung der Prognose zu erzielen ist.

Die statistischen Ergebnisse treffen jedoch nur dann zu, wenn die regionalen Lymphknoten sofort nach einem Verdacht auf tumorösen Befall entfernt werden. Dieses Vorgehen erfordert eine intensive 4wöchentliche Überwachung der Kranken über Jahre, zumal bei der abwartenden Haltung in 20-25% der Fälle mit Lymphknotenmetastasen zu rechnen ist.

Zu ähnlichen Ergebnissen kommt auch McBride bei seinen Erhebungen an 493 über 10 Jahre verfolgten Fällen mit MM, Stadium I, im Bereich des Stammes [3]. Von 337 Fällen überlebten nach alleiniger weitgreifender Tumorexzision 58% und nach zusätzlicher regionaler Lymphonodektomie 63%. Von den 493 Melanomkranken waren 63% Männer und 33% Frauen. Die Wahl der zu exstirpierenden Lymphknotengruppe hatte sich nach einem modifizierten, von Sappey entworfenen Lymphabflußschema gerichtet [5].

Heilungsstörungen nach Lymphonodektomie

Die Ausräumung insbesondere der inguinalen Lymphknotengruppen ist mit einem relativ hohen Prozentsatz von Wundheilungsstörungen belastet. Bei der üblichen hohen schrägen oder vertikalen, geraden oder bogenförmig verlaufenden Hautinzision als Zugang zu den in der Leiste gelegenen Lymphknoten, kommt es nach Angaben aus dem Schrifttum in 27-41% der Fälle zu postoperativen Komplikationen [8]. Sie treten in Form von Serombildung, Nahtdehiszenz, Hautnekrose und auch Wundinfektion in Erscheinung. Diese Wundheilungsstörungen bedingen nicht nur zusätzliche Manipulationen wie Drainage, Wundrevision, Debridement oder gar Hauttransplantation, sondern auch Verlängerung des Krankenlagers und zusätzliche Narben.

Ursachen der Heilungsstörungen

Für die Ätiologie der postoperativen Wundheilungsstörungen der Leistenregion spielt vor allem die mit der Ektomie verbundene Beeinträchtigung der Hautversorgung und -entsorgung eine wesentliche Rolle. Der unterhalb des Leistenbandes gelegene Hautbezirk wird aus der meist in zwei Äste gesteilten A. circumflexa ilium superficialis und der oberhalb gelegene aus der A. epigastrica ilium superficialis versorgt. Beide Arterien entspringen relativ konstant ca 2 cm unterhalb des Leistenbandes der palpablen A. femoralis. Die Entsorgung dieser Bezirke erfolgt durch Venen gleicher Namen, die oft über einem gemeinsamen Zufluß in die V. saphena magna münden. Anastomosen sorgen vornehmlich im kranialen Versorgungsgebiet für enge Verbindungen.

Nach unseren Erfahrungen ist vor allem der Hautbezirk der Regio inguinalis unterhalb des Leistenbandes nach Ektomie der Leistenlymphknoten durch Devaskularisation in seiner Trophik am störungsanfälligsten. Er wird vornehmlich über die A. und V. circumflexa ilium superficialis ver- und entsorgt. Wir verwenden deshalb zur Lymphonodektomie eine Schnittführung, mit der gleichzeitig das störungsanfällige Leistenhaut-Subkutisareal exzidiert wird [8].

Schnittführung zur Leisten-Lymphonodektomie

Die Fläche des spindelförmig umschnittenen Hautareals schwankt je nach den Gegebenheiten der Örtlichkeit zwischen 20-28 cm im Längs- und 5-10 cm im Breitendurchmesser (Abb. 1).

Der Längsdurchmesser durchläuft schräg, leicht S-förmig gekrümmt die Leistenbeuge, wobei die Fossa iliopectinea überkreuzt wird. Er beginnt ca. 3 cm unterhalb der Spina iliaca anterior superior und erreicht distal die Nähe der Regio femoris medialis, ca. 4 cm unterhalb der Furche zwischen Oberschenkel und Damm.

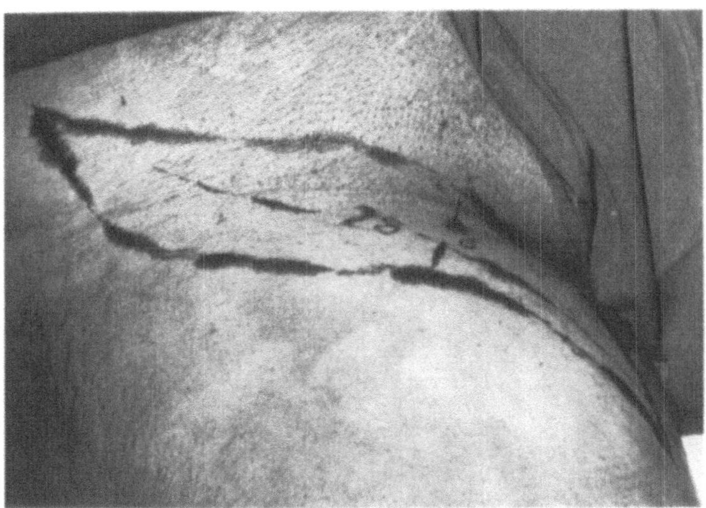

Abb. 1. Schnittführung zur Leistenhautexzision

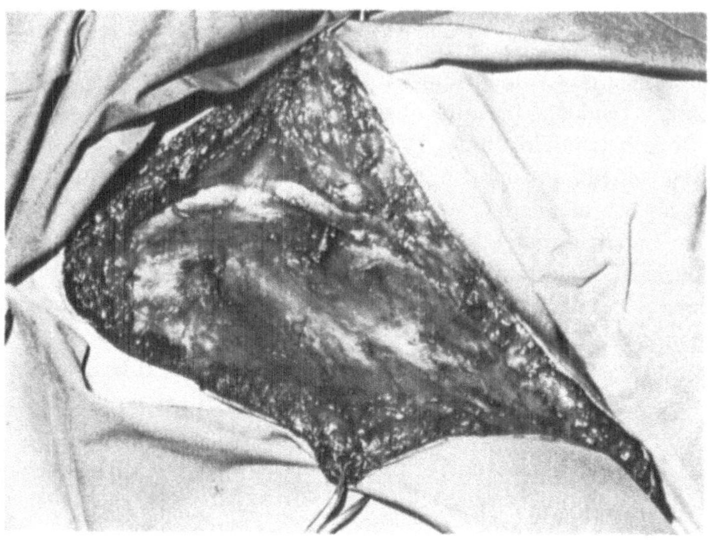

Abb. 2. Darstellung der Leistenregion nach Ektomie von Leistenhaut und Fettgewebe

Das spindel-S-förmig umschnittene Hautareal wird mit seiner Subkutis exzidiert. Damit ist ein breiter Zugang zu den horizontalen und vertikalen Lymphonoduli inguinales superiores und Lymphonoduli inguinales profundi geschaffen, der durch Unterminierung der Wundränder noch wesentlich erweitert werden kann (Abb. 2).

Der exzidierte Hautbezirk kann, falls erforderlich, als freies Hauttransplantat verwendet werden. Darüber hinaus besteht die Möglichkeit, den umschnittenen Hautbezirk zu belassen, um ihn dann en bloc mit dem Lymphknoten-Fettpaket darzustellen und zu exstirpieren (Abb. 3).

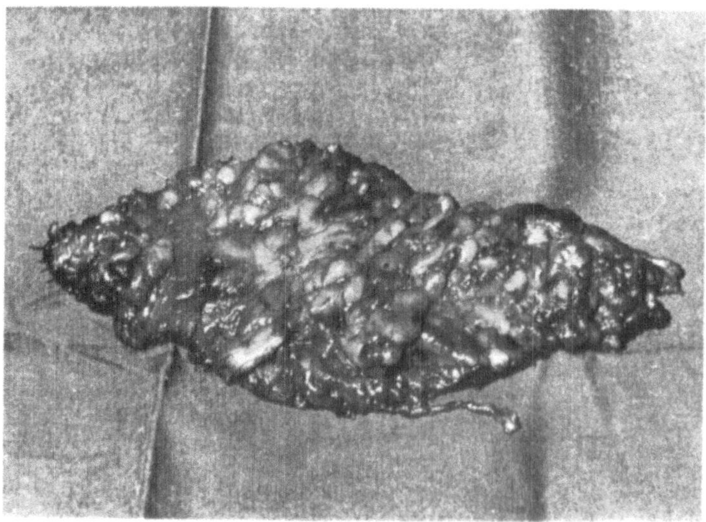

Abb. 3. Operationspräparat mit Aufsicht von unten.

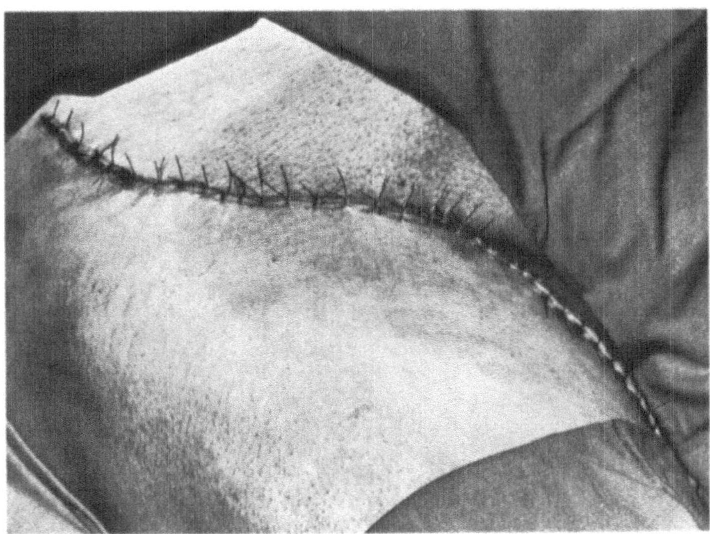

Abb. 4 S-förmiger Verlauf der adaptierten Wundwänder

Der Verschluß der an sich breiten Exzisionswunde gestaltet sich weitgehend unproblematisch. Die unterminierten Wundränder lassen sich bei etwas im Hüftgelenk angewinkeltem Oberschenkel mit nur geringer Hautdehnung leicht adaptieren (Abb. 4).

Die hohe schräge spindel-S-förmige Hautexzision als Zugang bei der Ektomie der Leistenlymphknoten bietet in erster Linie einen ungestörten postoperativen Heilungsverlauf. Als weiterer Vorteil hat der weite Zugang zu den zu exstirpierenden Lymphkno-

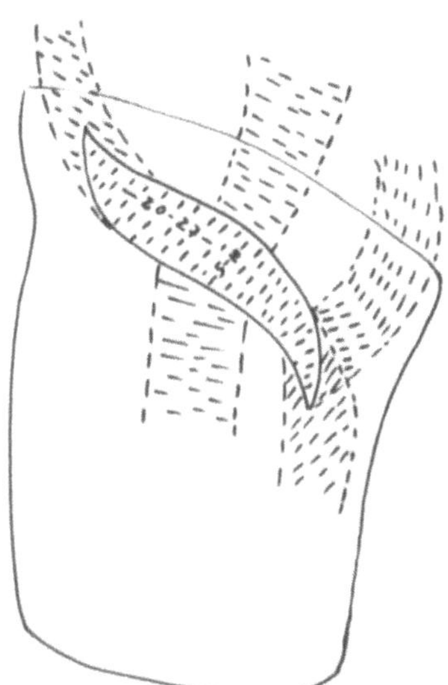

Abb. 5. Schematische Darstellung der spindel-S-förmigen Leistenhautexzision als Zugang zur Ektomie der Lymphknoten mit Anschlußmöglichkeiten für die Kontinuitätsdissektion

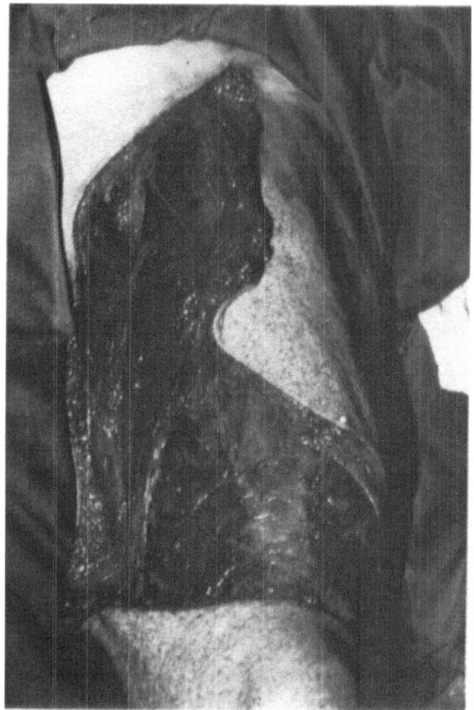

Abb. 6

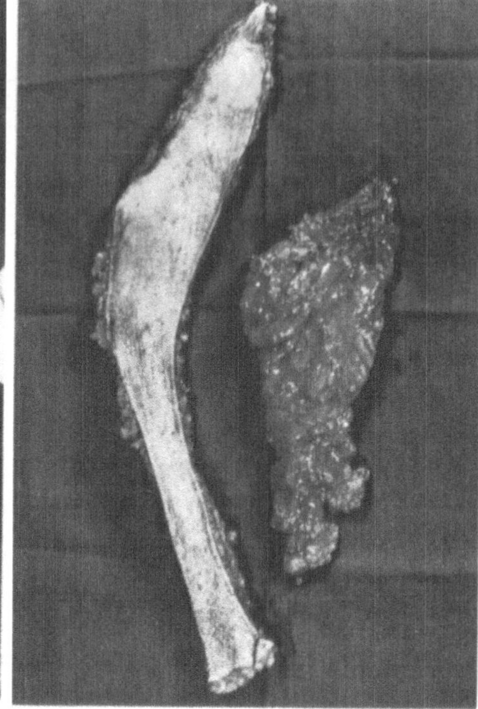

Abb. 7

Abb. 8

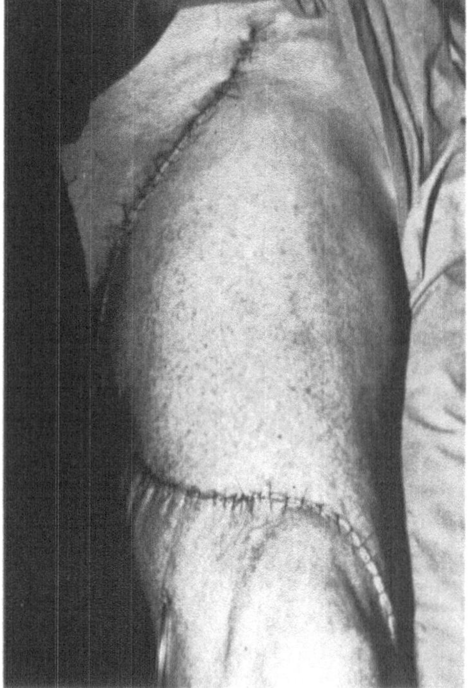

Abb. 6. Kontinuitätsdissektion am Oberschenkel
Abb. 7. Operationspräparat der Kontinuitätsdissektion
Abb. 8. Wundverschluß nach Kontinuitätsdissektion am Oberschenkel

tengruppen zu gelten. Außerdem erfaßt die Schnittführung die von kranial und kaudal mündenden Lymphstränge, insbesondere auch die an der Innenseite des Oberschenkels dem Gefäßverlauf folgenden (Abb. 5). Damit begünstigt sie ihre Anschlußmöglichkeit in Kontinuität an die Exzision von Primärtumor und ableitenden Lymphsträngen (Abb. 6–8). Sie bietet sich somit als Methode bei der häufig erhobenen Forderung nach einer en bloc-Exzision von Primärtumor, ableitenden Lymphsträngen und regionalen Lymphknotengruppen — auch als Kontinuitätsdissektion bezeichnet — beim *MM* an.

Literatur

1. Fortner, J.G., Schottenfeld, D., Maclean, B.J.: En bloc resection of primary melanoma with regional lymph node dissection. Arch. Surg. *110*, 674–676 (1975)
2. Herzberg, J.J.: Das Verhalten der cutanen Lymphgefäße beim malignen Melanom. Arch. Klin. Exp. Dermatol. *220*, 129–141 (1964)
3. McBride, Ch.M.: Malignant melanoma of the trunk. Vortrag anläßlich 20th Ann. Clin. Conference, Houston/Tex., 14.–16.11.1975
4. Nödl, F.: Die Lymphbahnen beim malignen Melanom. Arch. Klin. Exp. Dermatol. *238*, 168–178 (1970)
5. Sappey, M.P.C.: Anatomie, physiologie, pathologie des vaisseaux lymphatiques consitérés chec l'homme et les vertebres. Paris: A. De Lahaye et E. Lecrosnier 1874
6. Shah, J.P., Goldsmith, H.S.: Incontinuity versus discontinuous lymph node dissection for malignant melanoma. Cancer *26*, 610–614 (1970)
7. Southwick, H.W.: Malignant melanoma. Role of node dissection reappraised. Cancer *37*, 202–205 (1976)
8. Tritsch, H.: Hautschnittführung zur Ektomie der Leistenlymphknoten. Hautarzt *29*, 531–535 (1978)
9. Veronesi, U. et 20 al.: Inefficacy of immediate node dissection in stage 1 melanoma of the limbs. N. Engl. J. Med. *297*, 627–630 (1977)

Diskussionsbemerkungen

Herr Drepper: In Anbetracht der erschwerten Heilungsbedingungen nach Lymphknotenexstirpation in der Leiste hat sich bei uns folgendes Vorgehen bewährt: 1. Vermeidung von Traumatisierung der Wundränder und des subkutanen Fettgewebes. Keine Subkutannähte. 2. Antibiotikagabe *vor* der Operation, da die spätere Medikation nicht mehr die Stellen erreicht, wo das Antibiotikum gebraucht wird. 3. Gut funktionierende Saugdrainage seitab von der Hautnaht.
Als Alternative zur Leistenlymphknotenausräumung bietet sich in hierfür geeigneten Fällen die endolymphatische Radionuklidtherapie an, die nach den Erfahrungen in unserem Krankengut etwa gleich gute Ergebnisse wie die prophylaktische Lymphknotenausräumung bietet; allerdings nur im klinischen Stadium I.

Herr Petres: Herrn Drepper möchte ich darin zustimmen, daß das Anlegen einer Wunddrainage in diesem Bereich von entscheidender Bedeutung für die Heilungsgeschwindigkeit ist. Eine Bemerkung zur „heißen" Lymphographie: Sie hat nach unseren Erfahrungen therapeutisch nichts gebracht. In gewisser Weise meinen wir, daß die Metastasierung etwas später auftritt, aber nicht verhindert werden kann. Wir sind deshalb von dieser Methode abgegangen.

Herr Tritsch: Die korrekte Ausrämung der Leistenlymphknoten erfordert auch die Durchtrennung der Arteria epigastrica superficialis und der circumfleca ilium superficialis. Die Unterbrechung der arteriellen Versorgung durch diese beiden Gefäße ist dafür verantwortlich, daß postoperative Heilungsstörungen in der Leistenregion nach Leistenlymphonodektomie auftreten, da sie die Ernährung dieses Gebietes gewährleisten. Aus diesem Grund exzidieren wir das gefährdete Hautgebiet bei der Leistenlymphonodektomie mit der gezeigten Schnittführung. Bei etwas angewinkeltem Oberschenkel lassen sich bei der erwähnten Schnittführung die Wundränder leicht adaptieren. Postoperative Heilungsstörungen treten nach Anwendung des Vorgehens in dieser Weise nicht mehr auf. Auch wir legen, wie aus den gezeigten Diapositiven ersichtlich, postoperativ eine Saugdrainage.

Herr Berres: Nehmen Sie zur Schnellschnittdiagnostik unfixiertes oder fixiertes Material?

Herr Tritsch: Zur Anfertigung von Schnellschnitten verwenden wir ein neues Gerät (Frigomat, Fa. Jung, Nussloch), das qualitativ so gute Präparate liefert, daß Diagnosen am unfixierten Gewebe in einem hohen Prozentsatz möglich sind.

Herr Konz: Wir haben Schnellschnittuntersuchungsergebnisse verglichen mit HE-Untersuchungen. Wir konnten in 85% der Fälle feststellen, daß der Schnellschnitt in guter Übereinstimmung mit dem fixierten Schnitt stand.

Ergebnisse dermatochirurgischer Basaliombehandlung

FRANZIS BÖNNIGER und BIRGER KONZ

Summary

Surgical treatment of primary basal-cell carcinomas leads to good cosmetic and functional results. The incidence of recurrence is low. Location and extension of the tumor determine the surgical technique of closing the defect. Recurrent basal-cell carcinomas demand more aggressive surgery. The incidence of recurrence is markedly higher than in primary basal-cell carcinomas.

Zusammenfassung

Die operative Therapie der primären Basaliome erzielt gute kosmetische und funktionelle Ergebnisse mit geringer Rezidivhäufigkeit. Die Methoden zur Defektdeckung sind abhängig von der Lokalisation und der Tiefenausdehnung des Tumors. Die chirurgische Behandlung von Basaliomrezidiven verlangt meist ausgedehntere Eingriffe und zeigt eine deutlich geringere Heilungsrate.

Basaliome sind die häufigsten Hauttumoren des hellhäutigen Menschen (Mora u. Robins, 1978). In Mitteleuropa können sie bei 54% der an Hauttumoren erkrankten Patienten beobachtet werden (Rassner, 1977). Basaliome wachsen meist langsam und bleiben daher oft unbeachtet. Durch ihr infiltratives Wachstum können sie aber zu ausgedehnten Zerstörungen führen.

In den Jahren 1968–1976 wurden in der Dermatologischen Universitätsklinik München 611 Patienten mit Basaliomen oder Basaliomrezidiven zur operativen Behandlung stationär aufgenommen. Bei diesen Patienten war wegen der Lokalisation und der Tumorgröße eine ambulante operative Versorgung nicht möglich. In anderen Fällen mußte die chirurgische Tumorentfernung mit anschließender Defektdeckung in Allgemeinnarkose durchgeführt werden. Insgesamt wurden bei diesen 611 Patienten 717 Basaliome operativ entfernt und plastisch-chirurgisch versorgt.

Eine deutliche Bevorzugung eines Geschlechtes bestand nicht, die meisten Patienten wurden in ihrem 5.–7. Lebensjahrzehnt behandelt.

In Übereinstimmung mit der Literatur (Ehlers, 1965; Kleine-Natrop et al., 1969; Mora und Robins, 1978) bestand auch bei unseren Patienten mit 82,9% eine eindeutige Bevorzugung der Kopf-Hals-Region (Abb. 1). Im Gesicht sind die Nase mit 26,3% und die Stirn-Schläfen-Region mit 19,5% am häufigsten betroffen. Eine Lieblingslokalisation des Tumors ist mit 8,1% der Basaliome auch die relativ kleine Region des inneren Augenwinkels (Abb. 2).

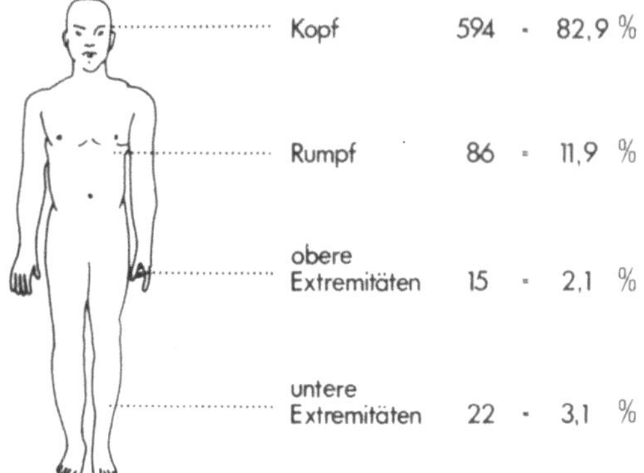

Abb. 1. Lokalisation der Basaliome (1968–1976: 717 Basaliome bei 611 Patienten)

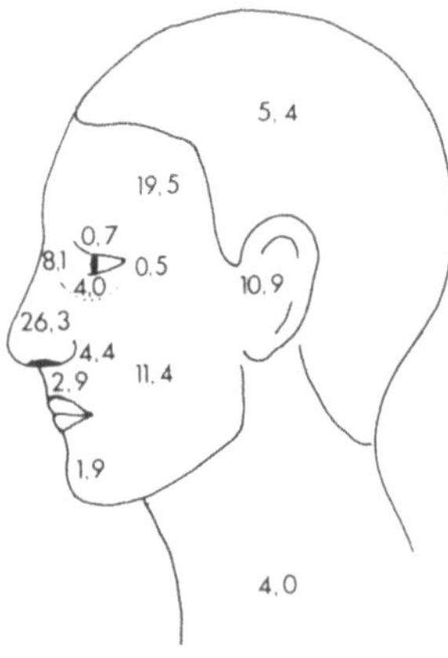

Abb. 2. Lokalisation der Basaliome im Kopf- und Halsbereich (1968–1976: 594 Basaliome)

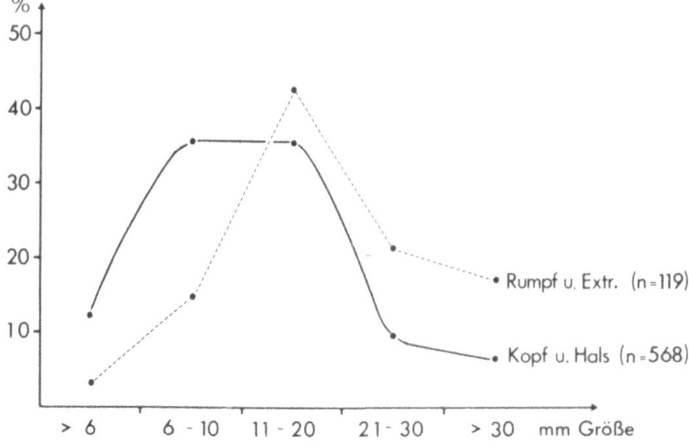

Abb. 3. Klinische Größe der Basaliome nach Lokalisation (1968–1976: 687 Basaliome)

Von Wichtigkeit für die Auswahl der Operationsmethode sind neben der Lokalisation die Größen- und die Tiefenausdehnung des Tumors. Die Tumoren am Stamm und an den Extremitäten waren in unserem Krankengut meist größer als die im Kopfbereich (Abb. 3).

Gut abgegrenzte solide Tumoren sollten mit einer Sicherheitszone von mindestens 3–5 mm exzidiert werden. Demgegenüber ist bei sklerodermiformen Basaliomen nach den Untersuchungen von Burg und Hirsch (1977) ein subklinisches, eisbergartiges Wachstum des Tumors festzustellen, das im Mittel 7 mm allseitig über die klinisch erkennbaren Grenzen herausreicht. Wir wählen daher bei diesen Basaliomformen je nach klinischem Bild einen Sicherheitsabstand von 0,8 bis 1,5 cm.

Operationsmethoden

Voraussetzung für ein kosmetisch und funktionell zufriedenstellendes postoperatives Ergebnis ist ein spannungsfreier Wundverschluß. Je nach Alterszustand der Haut sind dem primären Wundverschluß im Gesicht engere Grenzen gesetzt als am Rumpf und an den Extremitäten. Bei unseren Patienten war bei den primären Basaliomen im Kopf-Hals-Bereich in 53,4% eine Mobilisationsplastik möglich. Am Stamm und an den Extremitäten konnte dagegen der Defekt in 86,6% primär verschlossen werden (Abb. 4).

Beim primären Wundverschluß müssen die Spannungslinien der Haut beachtet werden. Diese Linien entsprechen den Altersfalten und erleichtern den spannungsfreien Wundverschluß nach vorangegangener Mobilisation der Wundränder. Da die Narben in die natürlichen Hautfalten zu liegen kommen, ist das kosmetische Ergebnis gut (Konz, 1977).

Bei den anderen Patienten war auf Grund der Defektgröße nach Tumorexstirpation ein primärer Verschluß nicht möglich. In 30,6% der primären Basaliome im Kopf-Hals-Bereich wurde die Indikation zu einem freien Transplantat gestellt (Abb. 4). Für die Entscheidung, ob Vollhaut- oder Spalthauttransplantate verwendet werden, sind die regionalen Gegebenheiten der Tumorlokalisation zu berücksichtigen. Da die Haut der Retroaurikularregion sowie der Supra- und Infraklavikularregion der Gesichtshaut am ehesten entspricht, ist eine Vollhautplastik meist einer Spalthautplastik vorzuziehen. Defektdeckung mit Vollhautlappen zeigen besonders an der Nase und periorbital gute kosmetische Ergebnisse (Konz, 1977).

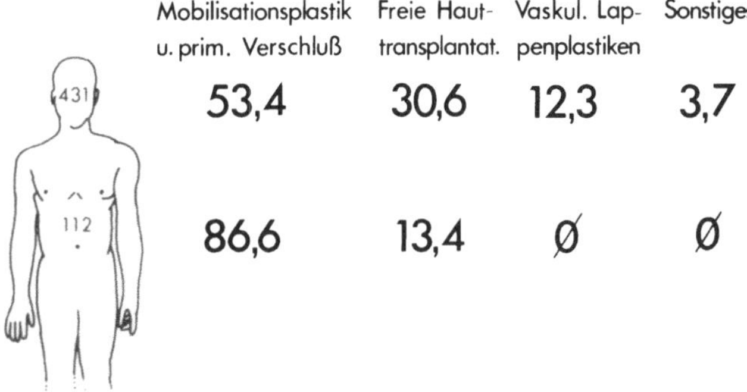

Abb. 4. Operationsmethoden bei primären Basaliomen in Abhängigkeit von der Lokalisation (1968–1976: 543 primäre Basaliome)

Da Vollhauttransplantate nicht in beliebiger Größe verfügbar sind, müssen wir bei ausgedehnteren Defekten Spalthauttransplantate verwenden. Besonders häufig trifft dieses im Stirn-Schläfen-Bereich zu.

In 12,3% wurden nach Tumorexzision im Kopfbereich vaskularisierte Lappenplastiken verwendet (Abb. 4). Es handelte sich in diesen Fällen um tiefgreifende Defekte, die teilweise auch zum Verlust form- und funktionstragender Elemente geführt hatten. Eine wichtige Voraussetzung für die Verwendung von Lappenplastiken ist die totale Entfernung des Tumors.

In 3,7% führten wir nicht rekonstruktive Operationsverfahren wie eine Ablatio des Ohres oder Teilablatio der Nase durch.

In anderen Fällen mußte wegen des reduzierten Allgemeinzustandes der Patienten oder der nicht sicheren Totalentfernung des Tumors auf einen Wundverschluß zum Zeitpunkt der Exzision verzichtet werden (Abb 4).

Bei der operativen Behandlung primärer Basaliome im Kopf-Hals Bereich war in 53,4% eine Mobilisationsplastik möglich gewesen. Basaliomrezidive konnten mit dieser Methode nur in 28,2% verschlossen werden (Abb. 5). Die größere Ausdehnung des Tumors oder eine Schädigung des umgebenden Gewebes durch die Vorbehandlung waren dafür verantwortlich. Der Anteil der freien Transplantate sowie der gestielten Lappenplastiken und der Verzicht auf einen Wundverschluß waren höher als der bei der Behandlung primärer Basaliome.

Mobilisationsplastik u. prim. Verschluß	Freie Hauttransplantationen	Vaskularisierte Lappenplastiken	Sonstiges
53,4 %	30,6 %	12,3 %	3,7%
28,2 %	40,6%	15,3 %	15,9 %

☐ primäre Basaliome (n = 431)   ▦ Basaliomrezidive (n = 163)

Abb. 5. Operationsmethoden bei 594 Basaliomen und Basaliomrezidiven im Kopf-Hals Bereich (1968–1976: 594 Basaliome)

Ergebnisse

Im Abstand von einem bis zu acht Jahren nach der Operation konnten wir 361 Basaliome nachuntersuchen. Bei den primären Basaliomen fanden sich in 3,3% der Fälle Rezidive. Bei den ein- oder mehrmalig vorbehandelten Basaliomen war die Rezidivhäufigkeit mit 9,8% erheblich höher. Insgesamt wurden bei 361 kontrollierten Basaliomen 18 Rezidive festgestellt, was einer Heilungsrate von 95,0% entspricht (Tabelle 1).

Tabelle 1. Heilungsrate von 361 kontrollierten Basaliomen (1968–1976)

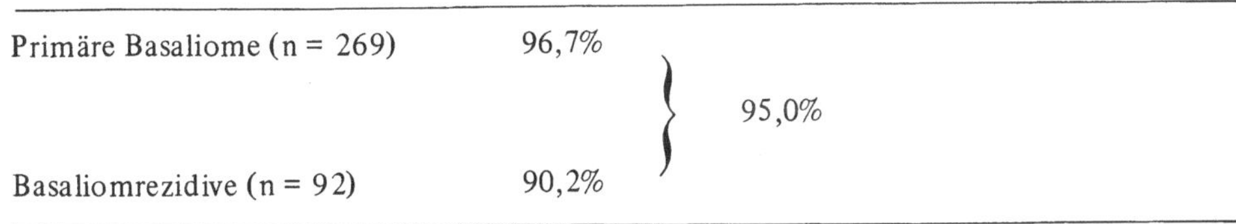

Primäre Basaliome (n = 269)	96,7%	
		95,0%
Basaliomrezidive (n = 92)	90,2%	

Das kosmetische Ergebnis war bei 74,4% gut, schlecht war es bei 4,3%. Bei diesen Patienten war meist kein Wundverschluß vorgenommen, sondern der Defekt einer sekundären Heilung zugeführt worden.

Die Ursache für das Auftreten von Basaliomrezidiven liegt meist in der klinisch nicht erfaßbaren Größenausdehnung der Tumoren. Daher wenden wir in zunehmender Häufigkeit das Verfahren der mikroskopisch kontrollierten Basaliomchirurgie an (Burg et al., 1975; Burg, 1977). Hierbei wird das gesamte entnommene Tumorgewebe bei topographisch genauer Markierung histologisch untersucht. Die Schnittführung der histologischen Aufarbeitung verläuft dabei parallel zur Hautoberfläche. Dieses Vorgehen gewährt eine große Sicherheit bei der Erfassung randständiger und tiefenwärts gerichteter Tumorausläufer. Wird dabei eine nicht radikale Tumorentfernung festgestellt, so erfolgt in dem betroffenen Bezirk eine Nachexzision. Einen Defektverschluß führen wir erst dann durch, wenn das gesamte Tumorgewebe im Gesunden entfernt ist. Burg und Hirsch (1977) stellten bei den so behandelten Basaliomen eine Heilungsrate von 98% fest.

Wie bereits erwähnt, konnten wir bei den von uns stationär behandelten primären Basaliomen und Basaliomrezidiven insgesamt eine Heilungsrate von 95% feststellen. In der Literatur liegen die Angaben zur Heilungsrate nach operativer Basaliomtherapie zwischen 89,6% (Friederich, 1967) und 96,6% (Kleine-Natrop et al., 1969). Die Ergebnisse dieser Autoren beziehen sich auf Basaliomoperationen, die stationär und ambulant vorgenommen waren. Bei den von uns operativ behandelten Patienten handelt es sich im Vergleich zu den anderen Autoren um ein ausgesucht negatives Kollektiv, bei denen keine ambulante Behandlung mehr möglich gewesen war.

Literatur

Burg, G.: Mikroskopisch kontrollierte (histographische) Chirurgie. In: Dermatochirurgie in Klinik und Praxis. S. 72–82. Berlin, Heidelberg, New-York: Springer 1977

Burg, G., Hirsch, R.D.: Verbesserte Prognose maligner Hauttumoren durch mikroskopisch kontrollierte Chirurgie. Therapiewoche 27, 7364–7376 (1977)

Burg, G., Konz, B., Braun-Falco, O.: Mikroskopisch kontrollierte Chirurgie (MKC) des Basalioms. Therapiewoche 25, 2865–2871 (1975)

Ehlers, G.: Zur Klinik der Basalzellepitheliome unter Berücksichtigung statistischer Untersuchungen. Z. Haut Geschlechtskr. 6, 226–238 (1965)

Friederich, H.G.: Über die chirurgische Therapie der Hautkarzinome. (Ergebnisse einer Nachuntersuchung nach 3 und 5 Jahren). Z. Haut Geschlechtskr. 42, 623–631 (1967)

Kleine-Natrop, H.E.: Richter, G., Ziegenbalg, H.: Zur Klinik und Therapie der Basalzellepitheliome und Spindelzellkarzinome. Eine Zehnjahres-Analyse. Dermatol. Monatsschr. 155, 469–484 (1969)

Konz, B.: Möglichkeiten zum Wundverschluß im dermatologischen Bereich. In: Dermato-
    chirurgie in Klinik und Praxis. S. 20–40. Berlin, Heidelberg, New York: Springer
    1977
Mora, R.G., Robins, P.: Basal-cell carcinomas in the center of the face: Special diagnostic,
    prognostic and therapeutic considerations. J. Dermatol. Surg. *4*, 315–321 (1978)
Rassner, G.: Hautkrebs – ein gelöstes Problem? München Derm. Gesell. Nov. 1975. Haut-
    arzt *28*, 432 (1977)

Dermatochirurgische Behandlungsergebnisse bei spinozellulären Karzinomen

IRVING WEISSMANN und BIRGER KONZ

Summary

229 patients with cutaneous squamous cell carcinoma had been surgically treated from 1968 to 1976. 183 patients with primary tumors are reviewed in this study. 106 patients were re-examined one to seven years after their operation. In four cases a reocurrence was found, whereas 102 cases (96,2%) remained free of the disease at the time of examination. Tumorsite, surgical methods and indications are discussed.

Zusammenfassung

In den Jahren 1968–1976 wurden an der Dermatologischen Universitätsklinik München 229 Patienten mit einem spinozellulären Karzinom (davon 183 Patienten mit einem Primärtumor) unter stationären Bedingungen operativ behandelt. In der vorliegenden Studie wurden nur Patienten mit primären spinozellulären Karzinomen untersucht. 106 Patienten konnten in einem Zeitraum von 1–7 Jahren nachuntersucht werden. In vier Fällen fand sich ein Rezidiv. Es ergibt sich somit eine Heilungsrate von 96,2% bei der operativen Behandlung von primären spinozellulären Karzinomen durch den Dermatologen. Es wird auf die Lokalisationsverteilung sowie auf die damit verbundenen Operationsmethoden und ihre Indikation eingegangen.

Die Diagnostik maligner Hauttumoren zählt zum Aufgabenbereich des Dermatologen, der auch in den meisten Fällen die Wahl des therapeutischen Vorgehens bestimmt [3]. Bei der Therapie spinozellulärer Karzinome der Haut stehen das operative Vorgehen und die Bestrahlungsbehandlung zur Verfügung. Die Indikationen für beide Möglichkeiten sind bei der Erstellung eines Behandlungsplanes sorgfältig zu überprüfen. Hierbei ist besonders zu beachten, daß im Gegensatz zu Basaliomen spinozelluläre Karzinome die Fähigkeit zur Metastasierung haben. Die Metastasierungsneigung spinozellulärer Karzinome ist abhängig von der Tumorgröße, von der Zeitdauer des Bestehens, von der Lokalisation sowie vom histologischen Reifegrad. Besonders bei Rezidivtumoren ist mit einem Befall der regionalen Lymphknoten zu rechnen.

Die operative Behandlung spinozellulärer Karzinome durch den Dermatologen kommt im allgemeinen nur bei Tumoren im Stadium I in Frage, da im anderen Fall (z.B. Stadium II) die operativen Möglichkeiten der Dermatochirurgie schnell überschritten sind. Solche Patienten sollten benachbarten Fachdisziplinen überwiesen werden. Aus diesem Grunde wird im folgenden nur über primäre spinozelluläre Karzinome der Haut berichtet.

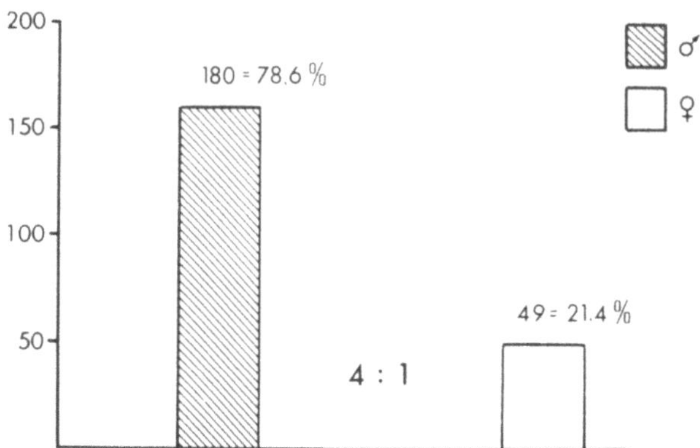

Abb. 1. Spinozelluläres Karzinom: Geschlechtsverteilung (1968–1976: 229 Pat.)

229 Patienten mit einem spinozellulären Karzinom wurden in den Jahren 1968–1976 an der Dermatologischen Universitätsklinik München unter stationären Bedingungen operativ behandelt. Die Patienten befanden sich meistens im 6.–8. Lebensjahrzehnt (Abb. 1). Männer erkrankten viermal häufiger an einem spinozellulären Karzinom als Frauen (Abb. 2). Die Diagramme der Alters- und Geschlechtsverteilung stimmen mit den Angaben anderer Autoren überein [1, 2, 4, 7].

Lokalisationsverteilung

Mit signifikanter Häufung entstehen spinozelluläre Karzinome in chronisch UV-exponierten oder anders geschädigten Hautarealen [3, 7]. Durch experimentelle Versuche konnte Urbach zeigen, daß die Häufigkeit des Auftretens von spinozellulären Karzinomen in den lichtexponierten Arealen des Körpers streng von der Stärke der Lichtexponierung ab-

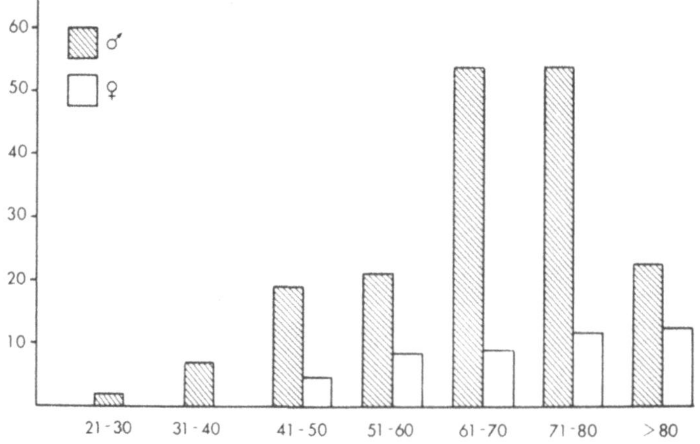

Abb. 2. Spinozelluläres Karzinom: Altersverteilung (1968–1976: 229 Pat.)

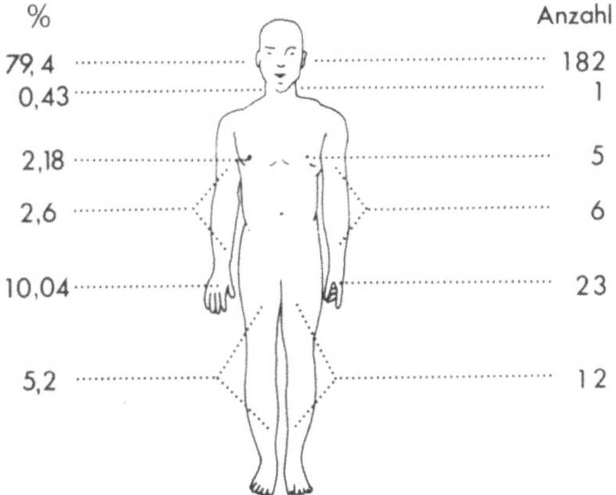

Abb. 3. Spinozelluläres Karzinom: Lokalisationsverteilung (1968–1976: 229 Pat.)

hängt [8]. So konnte er feststellen, daß Nase, Ohren, Unterlippe, Stirn und Jochbeinregion die am stärksten dem Licht ausgesetzten Partien des Kopfes sind. Diese Feststellungen von Urbach decken sich mit unseren eigenen Untersuchungsergebnissen. An Kopf, Hals und Händen fanden sich 90% der spinozellulären Karzinome, die in dieser Studie untersucht wurden. Die restlichen 10% verteilten sich gleichmäßig auf den übrigen Körper (Abb. 3).

Bei genauer Aufschlüsselung der Lokalisationsverteilung am Kopf fand sich der Hauptanteil von etwa 80% der spinozellulären Karzinome an der Unterlippe, an den Ohren, an der Stirn und an der Nase (Abb. 4). Die spinozellulären Karzinome der Hand fanden sich fast ausschließlich am Handrücken. Ein einziges Mal war die palma manus befallen. Es handelte sich in diesem Fall um ein spinozelluläres Karzinom auf dem Boden eines Röntgenodermes.

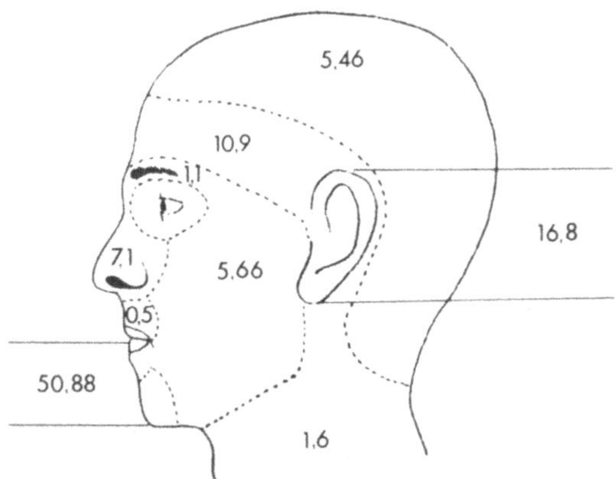

Abb. 4. Spinozelluläres Karzinom: Lokalisation (1968–1976: 183 Pat.) Angaben in %

Behandlungsindikation

In Folge einer verbesserten Aufklärung kommt der Patient heute, besonders bei von der
Norm abweichenden Veränderungen im Gesichtsbereich, frühzeitiger zum Arzt als noch
vor wenigen Jahrzehnten [6]. Aus diesem Grund haben 80% der Patienten, die den Dermatologen wegen eines spinozellulären Karzinoms aufsuchen, einen initialen Primärtumor,
der die Größe von 1 cm Durchmesser selten überschreitet [1]. Da solche Tumoren sowohl
einer Röntgentherapie als auch einer operativen Behandlung zugeführt werden können, ist
bei der Auswahl des therapeutischen Vorgehens von Bedeutung, mit welcher Maßnahme
der Patient zum Zeitpunkt der Erstbehandlung in kürzester Zeit, bei geringster körperli-
cher Belastung und ohne nachteilige Folgen von seiner Erkrankung befreit werden kann.

Einige Punkte, die für die Indikation zur operativen Therapie bedeutungsvoll sind,
wurden in Tabelle 1 zusammengestellt. Die Lokalisation und die Tumorgröße bestimmen
in der Regel die operative Methode, da beim spinozellulären Karzinom meistens formge-
bende und funktionell bedeutsame Strukturen betroffen sind. Alter und Allgemeinzustand der Patienten sind ausschlaggebend für die Größe und Schwere des operativen Eingriffs, der dem Patienten zugemutet werden kann. In diesem Zusammenhang muß bei der
Behandlungsindikation auch überlegt werden, ob ein radikal-kurativer Eingriff möglich
ist oder lediglich eine palliative Operation durchgeführt werden kann oder ob unter den
vorliegenden Bedingungen nicht-operative Maßnahmen angestrebt werden müssen. Aus
der Wechselwirkung dieser Faktoren muß die Operationsindikation festgelegt werden, wobei sich gleichzeitig Hinweise auf das rekonstruktive Verfahren zur Defektdeckung ergeben sowie eine Aussage zum funktionellen und ästhetisch postoperativen Resultat gemacht werden kann.

Methoden

Betrachtet man die einzelnen Operationsverfahren bei 183 primären spinozellulären Karzinomen der Jahre 1968—1976 zahlenmäßig, so ist festzustellen, daß die vaskularisierte
Lappenplastik mit 50,3% als häufigste Operationsmethode angewandt wurde (Tabelle 2).

Dies läßt sich dadurch erklären, daß 42% der behandelten Tumoren spinozelluläre
Karzinome der Unterlippe waren. An zweithäufigster Stelle (29,5%) wurden freie Hauttransplantationen zur Defektdeckung nach Tumorexzision verwendet. Diese Methode

Tabelle 1. Spinozelluläres Karzinom: Operationsindikation

Lokalisation		Radikal — kurativ
Tumorgröße		
Alter	**?**	
Allgemeinzustand		Operativ — palliativ

Tabelle 2. Spinozelluläres Karzinom: Operationsmethoden (1968—1976: 183 Primärtumoren)

Mobilisationsplastik u. prim. Verschluß	Freie Haut-Transplantationen	Vaskularisierte Lappenplastik	Sonstiges
16,9%	29,5%	50,3%	3,3%

kam im Nasen-, Schläfen-, Stirn- und Extremitätenbereich zur Anwendung. An der dritten Stelle liegt die Mobilisationsplastik mit primärem Wundverschluß, besonders in der Mund-Wangenregion und im Bereich des Rumpfes. Die Rubrik „Sonstiges" enthält Operationen wie Fingeramputationen und Ohrablationen.

Für die operative Technik im Handbereich ist ausschlaggebend, ob wir einen begrenzten oder ausgedehnten Tumorbefall vorfinden. Im ersteren Fall wird man mit einem freien Vollhauttransplantat, einer Cross-Finger-Technik oder mit einer V-Y-Plastik auskommen. Bei ausgedehntem Tumorbefall jedoch wird die radikale Entfernung tumortragender Bezirke notwendig sein.

In der Tabelle 3 haben wir die Operationsmethoden an der Lippe im einzelnen aufgeführt. Es läßt sich feststellen, daß die meisten Primärtumoren im Lippenbereich durch eine einfache Keilexzision behandelt werden können.

Dies stimmt mit der eingangs erwähnten Feststellung überein, daß die Patienten bei kosmetisch störenden Veränderungen im Gesicht verhältnismäßig frühzeitig den Arzt aufsuchen und somit die Tumoren relativ klein sind.

Die Vermilionektomie, oft auch in Kombination mit Keil- oder W-förmiger Exzision, war mit 26,6% der zweithäufigste Eingriff an der Lippe. Diese Methode wurde bei solchen Patienten angewandt, die flache, wenig infiltrierte Tumoren besaßen und/oder eine Cheilitis abrasiva praecancerosa aufwiesen.

Tabelle 3. Spinozelluläres Karzinom: Operationsmethoden, Lippe (1968—1976: 76 Primärtumoren)

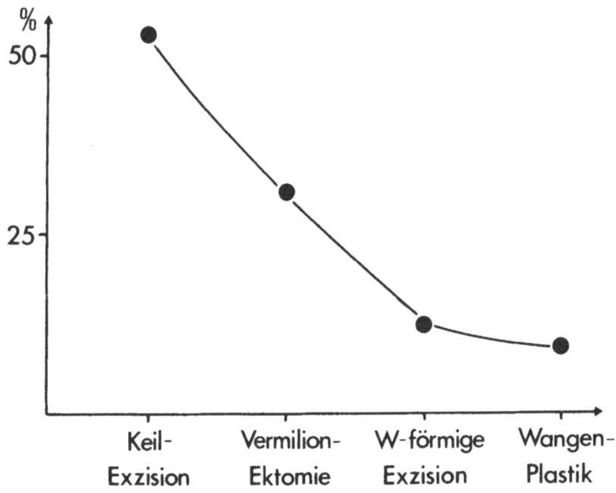

Elfmal wurde eine W-förmige Exzision durchgeführt, bei gut abgegrenzten Primärtumoren, die durch eine einfache Keilexzision funktionell nicht befriedigend zu entfernen
waren.

Bei sieben Patienten war der Tumor so groß, daß mehr als ein Drittel der Unterlippe
befallen war und somit eine Wangenplastik (wie z.B. nach Estländer, Burow, Bernard)
oder eine Fächerlappenplastik durchgeführt werden mußte [5].

Ergebnisse

Von den 183 Patienten mit primären spinozellulären Karzinomen, die in den Jahren
1968–1976 unter stationären Bedingungen an der Dermatologischen Universitätsklinik
München operativ behandelt wurden, konnten 106 Patienten in einem Zeitabstand von
1–7 Jahren nachuntersucht werden.

77 Patienten waren nicht verfolgbar. Der Grund dafür liegt im zu hohen Alter und im
oft reduzierten Allgemeinzustand der Patienten oder an zu weit entfernten Heimatorten.
Einige der Patienten sind an interkurrenten Erkrankungen gestorben, andere waren an
nicht ermittelbare Wohnorte verzogen.

Bei den 106 nachuntersuchten Patienten fand sich in vier Fällen ein Rezidiv (Abb.
5). Zweimal nach Keilexzision an der Lippe, einmal nach Exzision und Primärverschluß
am Präputium und einmal nach freier Hauttransplantation im Jochbeinbereich. Aus diesen Zahlen ergibt sich eine Heilungsrate von 96,2% bei der operativen Behandlung von
primären spinozellulären Karzinomen durch den Dermatologen, was sich mit anderen
Untersuchungen deckt [1, 2, 4]. Das heißt, bei der Beschränkung auf primäre, umschriebene, gut abgrenzbare spinozelluläre Karzinome, die besonders im Bereich des Gesichts-
schädels keine tragenden Strukturen erfaßt haben, kann der operativ tätige Dermatologe
gute kurative sowie funktionell und kosmetisch befriedigende Ergebnisse erzielen. Voraussetzung ist die indikationsgerechte Anwendung sowie die Beherrschung der einzelnen
Methoden und die Erkenntnis, bei irgendwelchen Zweifeln oder zu großen Tumoren Kollegen aus benachbarten Fachdisziplinen hinzuzuziehen, damit der Patient eine optimale
Behandlung erhält.

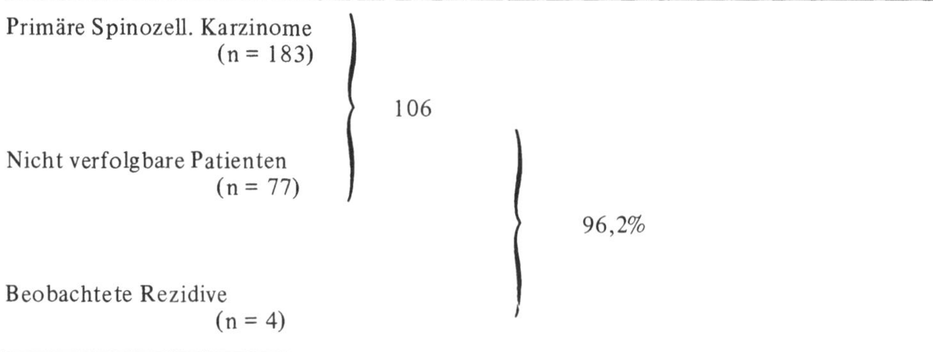

Abb. 5. Spinozelluläres Karzinom: Heilungsrate (1968–1976)

Literatur

1. Eberhartinger, C., Santler, R.: Prognose und Therapie der Lippenkarzinome. Z. Haut-Geschlechtskr. *44*, 585–588 (1969)
2. Friederich, H.C., Peper, E.R.: Ergebnisse der Therapie der Basaliome und Spinaliome im Lippenbereich (ein Zehnjahresbericht). Z. Haut- Geschlechtskr. *45*, 279–292 (1970)
3. Keining, E., Braun-Falco, O.: Dermatologie und Venerologie, 2. Aufl. München: J.F. Lehmanns 1969
4. Kleine-Natrop, H.E., Richter, G., Ziegenbalg, H.: Zur Klinik und Therapie der Basalzellepitheliome und Spindelzellkarzinome. Dermatol. Monatsschrift. *155*, 469–484 (1969)
5. Konz, B.: Rekonstruktive Methoden nach Excision im Lippenbereich. Wiss. Ausstellung zur 30. Tgg. d. Deutschen Dermatologischen Ges., Graz, September 1974
6. Konz, B.: Zur operativen Behandlung maligner Hauttumoren im Gesichtsbereich. Therapiewoche *25*, 2877–2884 (1975)
7. Krause, W., Soll, C.: Altersverteilung und Lokalisation der Hautkarzinome. Z. Haut-Geschlechtskr. *44*, 575–580 (1969)
8. Urbach, F.: Geographic pathology of skin cancer. In: The biologic effects of ultraviolet Radication. Oxford, New York: Pergamon Press 1969

Diskussionsbemerkungen

Herr Happle: Man hört immer wieder von metastasierenden Basaliomen. Haben Sie während Ihrer Münchner Zeit erlebt, daß Basaliome Metastasen gesetzt haben?

Frau Bönniger: Selbst bei sorgfältiger Beobachtung haben wir bisher metastasierende Basaliome nicht gesehen.

Herr Hundeiker: Unter den in der Literatur angeführten Basaliomen mit Metastasierung finden sich nur wenige echte Basaliome. Sonst handelt es sich ausnahmslos um verwilderte Geschwülste nach mehrfacher Bestrahlung, manchmal auch nach nicht genügender operativer Behandlung. Hierüber existiert ausgedehnte Literatur.

Herr Tritsch: Bei den sog. metastasierenden Basaliomen handelt es sich wahrscheinlich um Plattenepithelkarzinome mit basalzelliger Entdifferenzierung.

Herr Landes: Wir haben den Fall eines metastasierenden Basalioms inzwischen publiziert. Bei sorgfältiger Untersuchung konnten wir feststellen, daß es sich um ein intermediäres Karzinom handelte.

Herr Berres: Wie sehen eigentlich radiologisch induzierte Karzinome aus? Haben Sie Plattenepithelstruktur oder Basalzellenanordnung?

Herr Hundeiker: Es ist beides bekannt, sowohl Basaliome als auch Plattenepithelkarzinome können ebensogut wie durch Ultraviolett- auch durch Röntgenstrahlen induziert werden.

Herr Welke: Wie hoch ist die Rate der Metastasierung bei spinozellulären Karzinomen?

Herr Weissmann: Wir haben keine Metastasen bei spinozellulären Karzinomen gesehen. Es ist aber bekannt, daß spinozelluläre Karzinome in Lymphknoten metastasieren können. Die Rate hängt vom Differenzierungsgrad des Primärtumors und von der Länge des Bestehens des Tumors ab. Deswegen läßt sich diese Frage nicht so global beantworten.

Die subkutane Schweißdrüsenresektion bei der Hyperhidrosis axillaris mittels Kürettage

MICHAEL HARTMANN und JOHANNES PETRES

Zusammenfassung

Die subkutane Schweißdrüsenentfernung mittels Kurettage stellt eine neuere Methode zur operativen Behandlung der axillaren Hyperhidrosis dar. Wie die eigenen Operationsergebnisse zeigen, bringt sie in den meisten Fällen hervorragende kosmetische Ergebnisse. Im Vergleich zur radikalen Schweißdrüsenexzision besteht jedoch gelegentlich die Gefahr eines Rezidivs.

Summary

Subcutaneous sweat gland excision by curettage represents a recent advance in the surgical treatment of axillary hyperhidrosis. Our experience has shown that excellent cosmetic results can be achieved in the majority of cases. By comparison with radical sweat gland excision, however, there is an occasional risk of recurrence.

Einleitung

Die Zahl der Operationen bei axillarer Hyperhidrosis nimmt von Jahr zu Jahr zu. Die Ursache hierfür ist in der begrenzten Wirksamkeit lokal applizierbarer Antihydrotika zu suchen. So gilt die operative Behandlung des axillaren Schwitzens allgemein als „Ultima ratio" und gleichzeitig erfolgversprechendste Methode der Therapie dieser, die Lebensfreude so beeinträchtigenden „Erkrankung".

Obwohl es sich im axillaren Bereich vorwiegend um apokrine Schweißdrüsen handelt, die immer zu Haarfollikeln assoziiert sind (Hurley u. Shelley, 1963; Ellis et al., 1977), ist die Hyperhidrosis das Ergebnis einer Aktivitätssteigerung der ekkrinen Schweißdrüsenanteile dieses Hautareals. Während die apokrinen Drüsen keine sekretorische Innervation haben, sind die ekkrinen Drüsen sympathisch innerviert. Als Überträgersubstanz des sympathischen, postganglionären Nervenendes dient hierbei Acetylcholin.

Es ist bis heute unbekannt, warum es gerade im Bereich der Axilla und dort vor allem im behaarten Anteil zu dieser übermäßigen Schweißproduktion kommt. Nur selten findet man im histologischen Präparat eine gegen die Norm gesteigerte Vermehrung der ekkrinen Schweißdrüsen. Ellis (1977) gibt die axillare Lokalisation nach Häufigkeit geordnet noch vor der der primären Hyperhidrosis der Hände und Füße an. Da der axillare Hautbereich nicht durch einen segmentalen Nerv sympathisch innerviert wird, bleibt zur operativen Therapie nur der lokale Eingriff. Weitergehende operativ-therapeutische Eingriffe im Sinne einer Sympathektomie sind hierbei nicht sinnvoll.

In unserer letzten Publikation (Hartmann u. Petres, 1978) haben wir die z.Z. gängigen Operationsmethoden aufgeführt und über unsere Ergebnisse mit der auch von anderen Autoren beschriebenen Methode der lanzettförmigen Exzision der axillaren Hyperhidrosis berichtet (Skoog u. Thyresson, 1962; Hurley u. Shelley, 1963; Tipton, 1968; Salfeld, 1973; Bretteville-Jensen et al., 1975; Jemec, 1975).

In seiner Publikation von 1975 beschreibt Jemec auch eine sog. Kurettage der axillaren Schweißdrüsen. Von 20 mit dieser Methode behandelten Patienten war der Großteil mit dem Operationserfolg zufrieden. An der Universitäts-Hautklinik Freiburg i.Br. wurden in den letzten 1 1/2 Jahren 18 Patienten nach der von Jemec beschriebenen Methode operiert.

Operationstechnik

Wie die meisten Autoren führen wir vor der Operation zur Lokalisation und Dokumentation den Minor'schen Schweißtest durch. Dabei wird eine Jod-Alkohol-Lösung auf die Haut aufgetragen und danach mit Weizenstärke bestreut. Im Bereich der stärksten Schweißreaktion erfolgt Schwarzfärbung.

Nach Rasur beider Axillen führen wir den oben beschriebenen Test am präoperativen Tag durch (Abb. 1). Der schwarzgefärbte Bezirk wird mit einem nicht abwaschbaren Stift gekennzeichnet. In Intubationsnarkose folgt am nächsten Tag die Operation. Dabei werden nach Rückenlagerung des Patienten auf dem Operationstisch beide Arme in Abduktionsstellung fixiert. Im Bereich des Thoraxanteiles der Axilla, am besten am axillaren Rand des M. pectoralis major, erfolgt eine 2 cm lange Inzision. Dann wird der bezeichnete hyperhidrotische Bezirk mit der Schere unterminiert und anschließend dieser Bereich zur Tiefe und zur Epidermis hin kurettiert (Abb. 2). Es sollte darauf geachtet werden, daß das subkutane Fett bis zum Auftreten eines charakteristischen Reibegeräusches abradiert wird, das dem sog. „Muskelton" bei der gynäkologischen Kurettage ähnelt. Bei der Kurettage der oberflächlichen Hautanteile können kleine petechiale Blutungen entstehen, doch sollte auf keinen Fall die Haut zwischen Kurette und Chirurgenfinger gequetscht werden. Nach Beendigung der Kurettage müssen Gewebsreste und Blutkoagel aus der Wundhöhle sorgfältig abgesaugt werden. Anschließend wird eine Saugdrainage eingelegt und die Inzisionsstelle mit atraumatischem Nahtmaterial verschlossen.

Die Entfernung der Saugdrainage erfolgt in der Regel am 3. postoperativen Tag, die Entlassung des Patienten 1–2 Tage später.

Ergebnisse

Bis zu einer ersten aussagefähigen Nachuntersuchung sollten unserer Meinung nach mindestens 4 Monate vergehen. So wurden von den 18 Patienten, die in den letzten 1 1/2 Jahren von uns operiert wurden, 14 zur Nachuntersuchung einbestellt, von denen schließlich 11 erschienen. Die durchschnittliche Nachbeobachtungszeit betrug 7 Monate.

Bis auf zwei Patienten waren alle mit dem Operationsergebnis subjektiv zufrieden

 Michael Hartmann und Johannes Petres

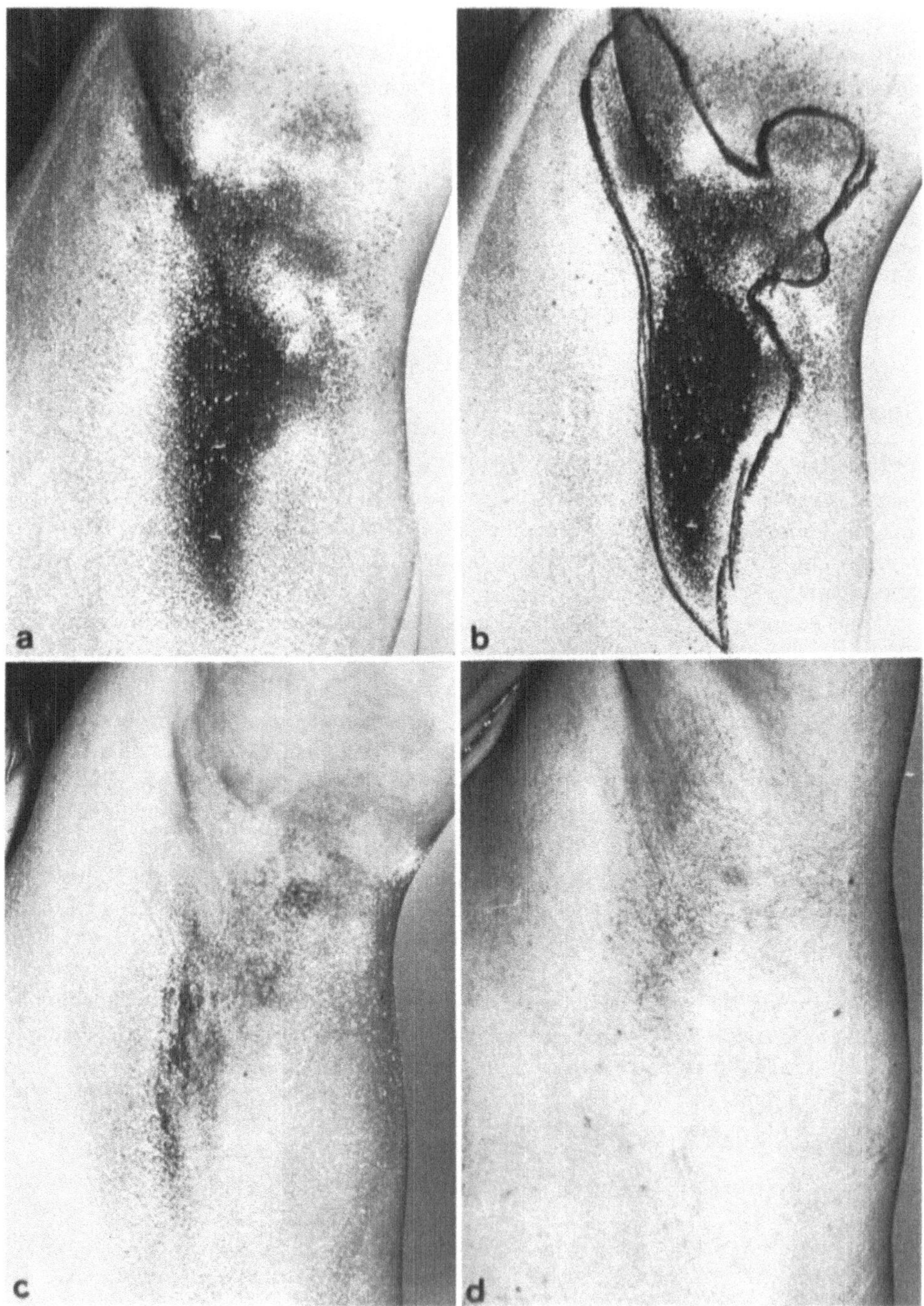

Abb. 1. a u. b Minorscher Schweißtest präoperativ. c Minorscher Schweißtest 8 Monate postoperativ. d Lokalbefund 8 Monate nach subkutaner Schweißdrüsenabrasion

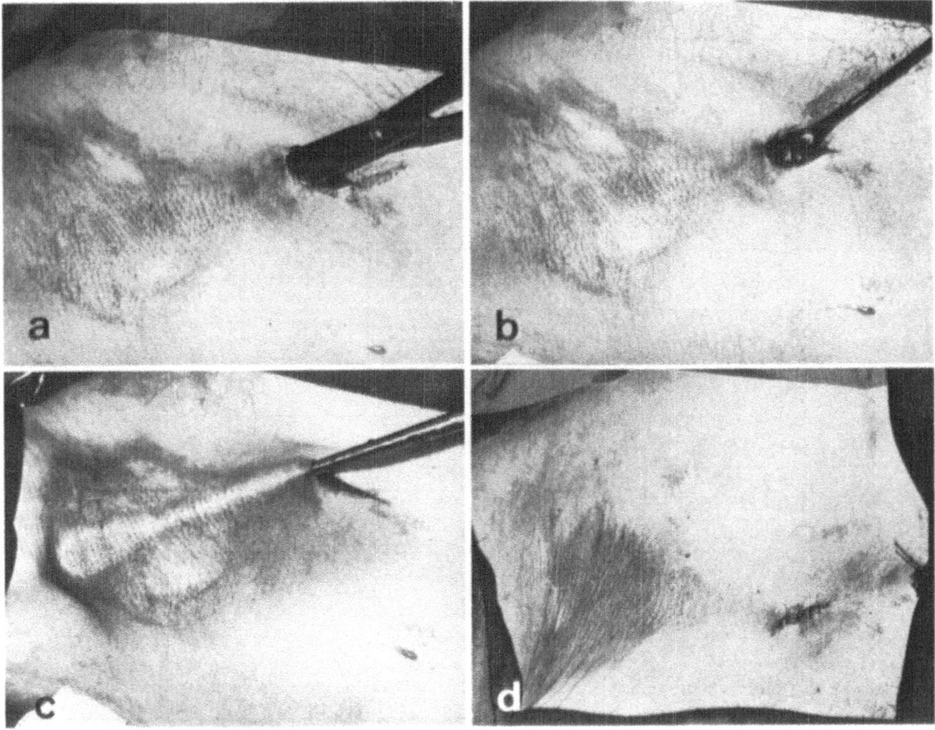

Abb. 2. a Unterminierung mit der Schere. b u. c Kurettage. d Operationsende mit einge-
legter Saugdrainage

(Tabelle 1). Zwei Patienten reichte allerdings zu ihrer Zufriedenheit eine Besserung von
50%. Die objektivierbaren Befunde, wie sie der Minor'sche Schweißtest liefert, zeigte bei
den weniger zufriedenen Patienten gegenüber dem subjektiven Empfinden bessere Ergebnisse an, bei den voll zufriedenen Patienten konnten aber immer noch einzelne „schwarze"
Bezirke gefunden werden (Tabelle 2).

Auffällig für uns war doch die Tatsache, daß insgesamt 4 Patienten angaben, ca. 3 Mo-
nate nach erfolgter Operation schlagartig wieder in unterschiedlicher Ausprägung von
Achselnässe befallen zu sein. Zwei dieser Patienten ließen sich noch einmal auf die gleiche
Weise operieren und erreichten dann einen voll zufriedenen Zustand.

An Operationskomplikationen ist gegenüber der radikalen Schweißdrüsenexzision
trotz der eingelegten Saugdrainage das erhöhte Risiko von postoperativen Hämatomen
und Seromen zu erwähnen. In unserem gesamten Patientengut mußte viermal abpunktiert
werden. Vorübergehend kam es bei sieben Patienten für einige Monate zu subkutanen
Knoten bzw. zu derben subkutanen Strangbildungen. Zwei dieser Patienten hatten noch
nach 8 Monaten eine leichte Bewegungseinschränkung bei Elevation der Arme.

Tabelle 1. Subjektive Ergebnisse

	Pat. Zahl	voll zufrieden	zufrieden	nicht zufrieden
♀	8	3	3	2
mit Nachop.	2	5	2	1
♂	3	3		
Summe	11	8	2	1

Tabelle 2. Objektive Ergebnisse (Minorscher Schweißtest)

	Pat.Zahl	Besserung 100%	Besserung > 75%	Besserung 50%	keine Besserung
♀	8	–	4	3	1
mit Nachop.	2	–	6	2	–
♂	3	–	3	–	–
Summe	11	–	9	2	–

Beurteilung

Insgesamt kann gesagt werden, daß die subkutane Schweißdrüsenabrasion eine hervorragende Methode zur operativen Behandlung der axillaren Hyperhidrosis darstellt. Sie bringt zufriedenstellende Ergebnisse hinsichtlich der Hyperhidrosis bei gleichzeitig sehr gutem kosmetischen Befund. Die Operation ist wiederholbar oder, falls notwendig, durch eine radikale Exzision ergänzbar. Unserer Meinung nach sollte auf jeden Fall vor einer radikalen Exzision zu einer subkutanen Abrasion geraten werden.

Allem voran aber sollte ein Arzt-Patienten Gespräch die psychosomatischen Hintergründe des Leidens abklären, auch sollte der Patient über die Grenzen der operativen Therapie aufgeklärt werden.

Literatur

Bretteville-Jensen, G., Mossing, N., Albrechtsen, R.: Surgical treatment of axillary hyperhidrosis in 123 patients. Acta Derm. Venereol. *55*, 73–77 (1975)
Ellis, H.: Zur Behandlung der Hyperhidrose. Extracta Dermatologica *1*, 361–368 (1977)
Hartmann, M., Petres, J.: Operative Therapie der Hyperhidrosis axillaris. Hautarzt *29*, 82–85 (1978)

Hurley, H.J., Shelley, W.B.: A simple surgical approach to the management of axillary hyperhidrosis. J. Am. Med. Assoc. *186*, 109–112 (1963)
Jemec, B.: Abrasio axillae in hyperhidrosis. Scand. J. Plast. Reconstr. Surg. *9*, 44–46 (1975)
Salfeld, K.: Schweißdrüsenoperation bei Hyperhidrosis axillaris. Fortschr. prakt. Dermatol. *7*, 272–276 (1973)
Skoog, T., Thyresson, N.: Hyperhidrosis of axillae. Acta Chir. Scand. *124*, 531–538 (1962)
Tipton, J.B.: Axillary hyperhidrosis and its surgical treatment. Plast. Reconstr. Surg. *42*, 137–140 (1968)

Schick-Dermatom-Technik bei der Operation der Hyperhidrosis axillaris

HANS-JÜRGEN KAPPESSER und ERICH LANDES

Summary

The possibility of using a standard schick-injector-razor and blade in operative treatment of axillary hyperhidrosis is reported.

Zusammenfassung

Es wird über die Anwendungsmöglichkeiten eines handelsüblichen Schick-Injektor-Rasierapparates bei der operativen Behandlung der Hyperhidrosis axillaris berichtet.

Seit den ersten Mitteilungen von Skoog u. Thyresson, 1962 und Hurley u. Shelley, 1963, über die Operation der Hyperhidrosis axillaris sind noch zahlreiche Operationsmethoden mitgeteilt worden. Die Methoden unterscheiden sich z.T. grundsätzlich. Während Skoog u. Thyresson nach einem Kreuzschnitt 4 rechteckige Areale in der Axilla aufklappen und die Schweißdrüsen abpräparieren, haben Hurley u. Shelley die zunächst quer durch die Axilla verlaufende, später aber auch längs durch die Axilla verlaufende schmale Exzision eines elliptischen Areals vorgenommen und durch Unterminierung der Ränder die Schweißdrüsen soweit wie möglich entfernt.

Bretteville-Jensen u. Mitarb., 1975, exzidieren das gesamte haartragende Areal und verschließen mit einer Z-Plastik. Methoden, bei denen ohne Sicht durch einen Hautschnitt mittels Kurettage (Jemek, 1975) oder mit einem Spezialmesser (Inaba u. Esaki, 1977) die Schweißdrüsen entfernt werden, sind sicher weniger effektiv und mit einer höheren Rezidivquote begleitet. Eine wesentliche Verbesserung der Effektivität der Operationstechnik ist sicher durch den Längsschnitt durch die Axilla erreicht worden (Salfeld, 1973). Die Schnittführung wurde in etwas abgewandelter Technik auch von uns (Landes, 1977; Hartmann u. Petres, 1978) übernommen. Die Entfernung der Schweißdrüsen geschieht entweder durch Exzision des gesamten behaarten Bezirkes oder durch ovaläre Exzision eines etwa 3 cm breiten Areals mit anschließendem Decollement bis zu dem Rand der Schwitzzone und Abpräparation der gut sichtbaren Schweißdrüsen teils mit der Schere, teils mit dem scharfen Löffel (Landes, 1977).

In einer von Rigg, 1977, beschriebenen Technik wird nach ovalärer Exzision und Decollement, allerdings quer durch die Axilla der Axillarfalte folgend durch eine „flap-to-graft-conversion" eine radikale Entfernung der Schweißdrüsen vorgenommen, so daß ein spalthautlappendünnes, haarloses Areal entsteht. Diese Methode schien uns einleuchtend, da bei anderen Methoden durch Belassen kleiner Schweißdrüsenareale offenbar

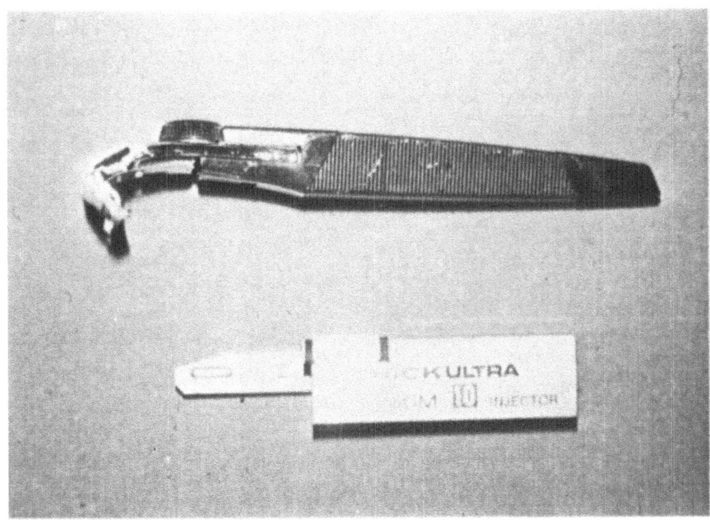

Abb. 1. Handelsüblicher Schick-Injektor-Rasierapparat (Schick-Dermatom)

später erneut ein stärkeres Schwitzen auftritt, wobei ein Neuwachstum von Schweißdrüsen diskutiert werden muß.

Angeregt durch die von Obi u. Bayles, 1972, beschriebene Technik der Operation des Rhinophyms mit einem handelsüblichen Schick-Injektor-Rasierapparat (Abb. 1), bei dem der Winkel der Schneidefläche eingestellt werden kann, haben wir eine Technik entwickelt, nach der folgendermaßen vorgegangen wird:

1. Feststellung des schwitzenden Areals durch die Minorsche Probe (Abb. 2).
2. Ovaläre Exzision eines etwa 3 cm breiten Gebietes mit Subkutis in Länge des Schwitzareals (Abb. 3).

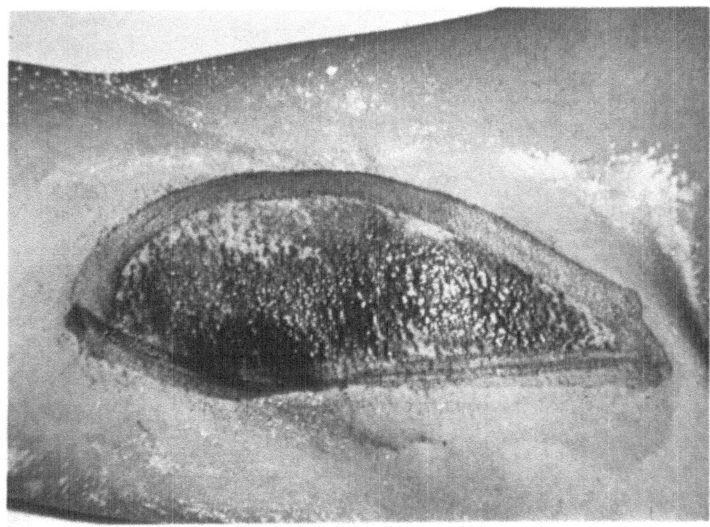

Abb. 2. Minorscher Schwitzversuch

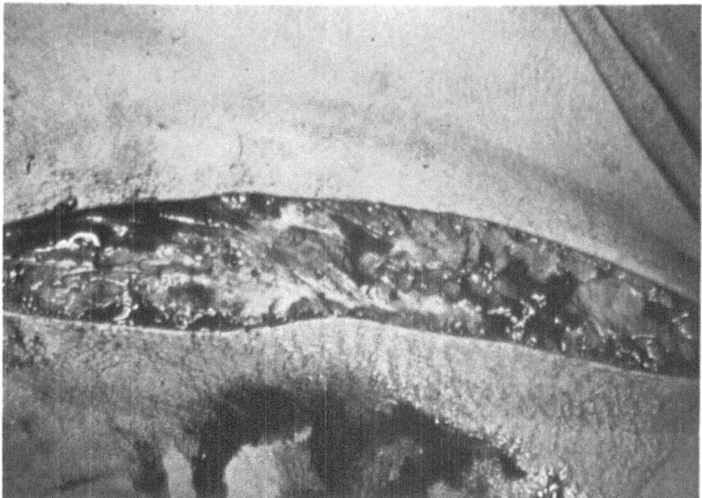

Abb. 3. Ovaläre Exzision

3. Decollement bis zur Grenze des Schwitzareals (Abb. 4).
4. Anschlingen und Hochheben des decollierten Hautgebietes.
5. Abrasieren der Unterseite bis zur Spalthautlappendünne mit dem Schick-Dermatom (Abb. 5 u. 6).
6. Subkutannaht.
7. Wundverschluß mit Donati- und Einzelknopfnähten.

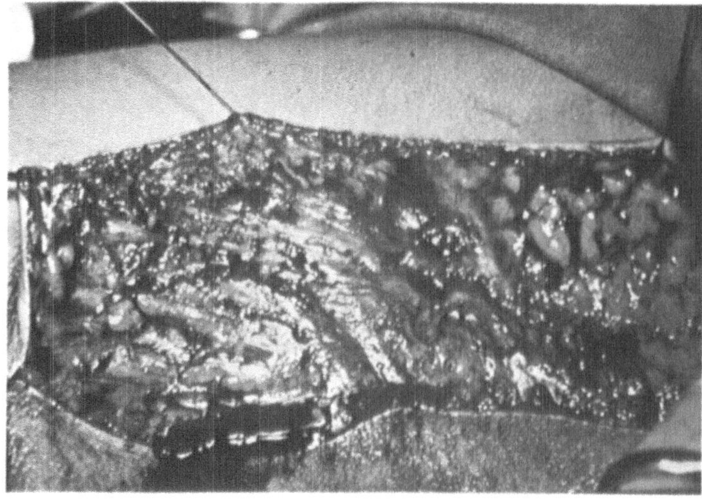

Abb. 4. Decollement bis zur Grenze des Schwitzareals

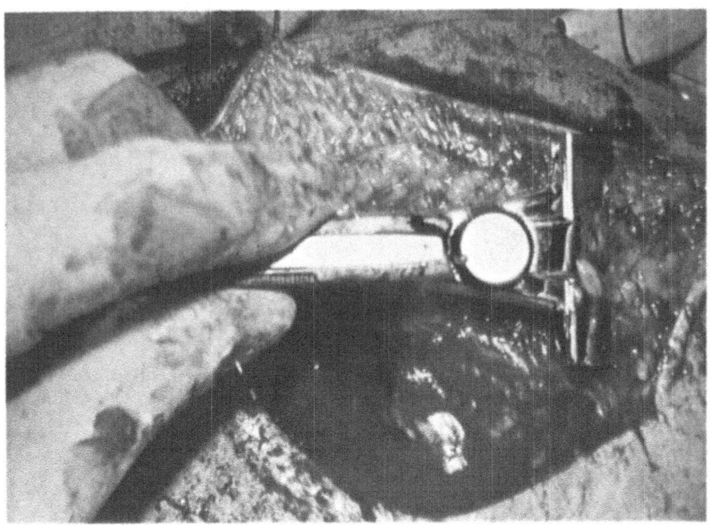

Abb. 5. „Abrasieren" der Schweißdrüsen mit dem Schick-Dermatom

Auf das Einlegen eines Drains haben wir in der letzten Zeit vollkommen verzichtet. Die Operation wird ausschließlich in Lokalanästhesie durchgeführt, wobei eine Sedierung durch Valium-Tropf und zusätzliche Sauerstoffbeatmung erfolgt. Die Operation wird von den Patienten durchweg gut toleriert.

Mit dieser sog. Schick-Dermatom-Technik ist eine einwandfreie Entfernung der Schweißdrüsen gewährleistet, die u.E. der Kurettage bzw. der Präparation überlegen ist. Außerdem sind ähnlich wie bei der Methode von Rigg Kontrakturen und Narbendehiszenzen nicht zu erwarten.

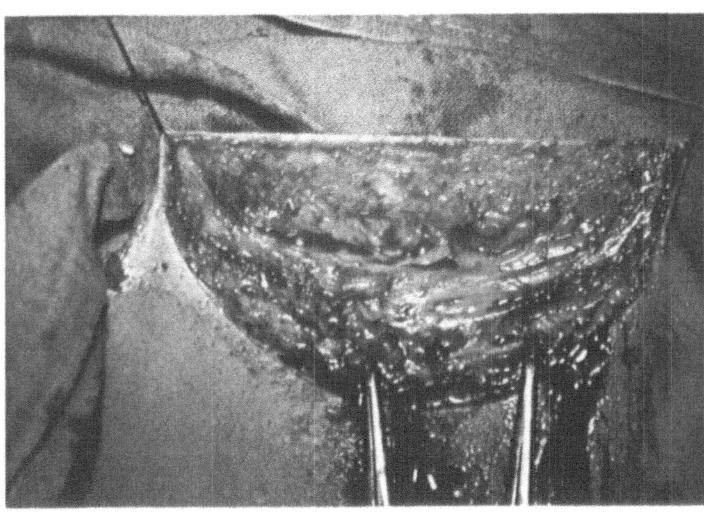

Abb. 6. Zustand nach Abtragen der Schweißdrüsen mit dem Schick-Dermatom auf Spalthautlappendünne

Literatur

Bretteville-Jensen, G., Mossing, N., Albrechtsen, R.: Surgical Treatment of Axillary Hyperhidrosis in 123 Patients. Acta Derm. Venereol. *55*, 73 (1975)

Hartmann, M., Petres, J.: Operative Therapie der Hyperhidrosis axillaris. Hautarzt *29*, 82–85 (1978)

Hurley, H.J., Shelley, W.B.: A simple surgical approach to the management of axillary hyperhidrosis. Jama *196*, 109 (1963)

Inaba, M., Ezaki, T.: New Instrument For Hircismus And Hyperhidrosis. Plast. Reconstr. Surg. *59*, 864 (1977)

Jemec, B.: Abrasio axillae in hyperhidrosis. Scand J. Plast. Reconstr. Surg. *9*, 44–46 (1975)

Landes, E.: Zur operativen Behandlung der Hyperhidrosis axillaris. In: Dermatochirurgie in Klinik und Praxis. B. Konz u. G. Burg (Hrsg.). Berlin, Heidelberg, New York: Springer 1977

Obi, L.J., Bayles, D.E.: A New Instrument for the Treatment of Rhinophyma. Plast. Reconstr. Surg. *50*, 414 (1972)

Rigg, B.M.: Axillary Hyperhidrosis. Plast. Reconstr. Surg. *59*, 334 (1977)

Salfeld, K.: Die operative Behandlung der Hyperhidrosis axillaris. Fortschritte der prakt. Dermatologie und Venerologie. Bd. 7, S. 272. Berlin, Heidelberg, New York: Springer 1973

Skoog, T., Thyresson, N.: Hyperhidrosis of the axillae. A method of surgical treatment. Acta Chir. Scand. *124*, 531 (1962)

Snow, J.W.: Safety razor dermatome. Plast. Reconstr. Surg. *41*, 184 (1968)

Bisherige Erfahrungen zur operativen
Behandlung der Hyperhidrosis axillaris

KURT SALFELD

Summary

The surgical technique by means of the oval incision or its modification (Y-incision, semi-circular incision) represents the radical method of removing the Hyperhidrosis axillaris by total excision of the sweating region. The recently propagated variants of therapy (currettage, Schick-Dermatom-Technique) could lead to better cosmetical results, but the actual experience shows that the radical elemination of the sweating area cannot be effected thoroughly.

By use of a hard resorbable plastic thread (Vicryl) in practising the excision technique we are able to reduce the scarformation to a minimum.

Zusammenfassung

Die Operationstechnik mittels Ovalärschnitt oder dessen Modifikationen (Y-Schnitt, halbkreisförmige Schnittführung) stellt als totale Exzision des schwitzenden Areals die radikalste Methode zur Beseitigung der Hyperhidrosis axillaris dar. Die neuerdings propagierten Behandlungsvarianten (Kürettage, Schick-Dermatom-Technik) könnten zu einem kosmetisch besseren Resultat führen, das aber nach den bisherigen Erfahrungen zu Lasten der Radikalität geht. Durch Verwendung eines schwer resorbierbaren Kunststoff-Fadens (Vicryl) konnte in unserer Klinik die Narbenbildung bei der Exzisionstechnik auf ein Minimum reduziert werden.

Derzeitig übersehen wir über 800 operative Behandlungsergebnisse der Hyperhidrosis axillaris. Mit wenigen Ausnahmen ist die längsovale Exzisionstechnik angewandt worden [4]. In etwa 5% der Fälle wurde der Ovalärschnitt modifiziert. Je nach Ausdehnung des schwitzenden Areals wandten wir die bereits bekannte Y-Technik an [6] oder aber bevorzugten eine halbkreisförmige Schnittführung, eine weitere Operationsvariante, die sich uns in der letzten Zeit bei bestimmter Schweißdrüsenausdehnung in den Achselhöhlen bewährt hat (Abb. 1a u. b). Hierdurch erreichen wir auch die Schweißdrüsen, die weit in die ventrale Beugefalte hineinreichen. Mit den in der Abbildung aufgezeigten Operationstechniken sind wir somit in den letzten Jahren ausgekommen. Verschiebeplastiken, z.B. in Anlehnung an Bretteville-Jensen [1] oder Gonzalez [2], haben wir in der letzten Zeit bei Anwendung der obengenannten Techniken nicht mehr durchführen müssen.

Die bisher schon recht guten Behandlungsergebnisse hinsichtlich des weiteren Schwitzens und des kosmetischen Resultates sind weiterhin verbessert worden. Es scheint jedoch ein gewisser Grenzwert für die Behandlung des axillaren Schwitzens erreicht worden zu sein. Während das in seltenen Fällen noch verbleibende Restschwitzen wohl durch keine

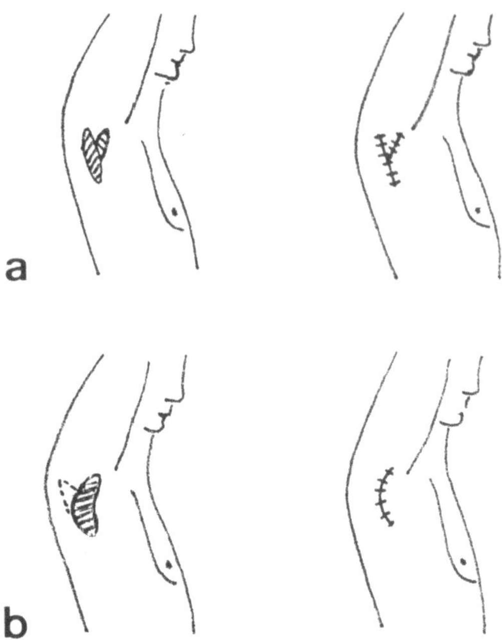

Abb. 1 a u. b. Hyperhidrosis axillaris. Schnitt-Technik bei OP. a Y-Schnitt. b bogenförmiger Schnitt

andere operative Methode im axillaren Bereich verbessert werden kann — uns scheint die
totale Exzision des schwitzenden Areals die radikalste Methode —, könnte das kosmetische Resultat evtl. durch die von Petres [3] und Landes [5] aufgezeigten Behandlungsvarianten gegenüber den von uns geübten Methoden von Vorteil sein. Die subkutane Kürettage der Schweißdrüsen im axillaren Bereich von einem kleinen Hautschnitt aus, wie
sie von Petres propagiert wird, müßte theoretisch zu einem kosmetisch besseren Resultat
führen. Allerdings kann man sich kaum vorstellen, daß durch eine subkutane Kürettage
die Schweißdrüsen exakt entfernt werden können. Rezidive in größerem Ausmaß sind deshalb mit einiger Wahrscheinlichkeit nicht auszuschließen. Dagegen dürfte die Methode von
Landes durch geringeren Hautsubstanzverlust vom Kosmetischen her gewisse Vorteile beinhalten. Ob dieses zu Lasten der Radikalität geht oder ob es nicht infolge Entfernung des
gesamten subkutanen Fettgewebes zu Nekrosen der Hautränder kommen kann, wird abzuwarten sein.

Abb. 2. Minorscher Schwitzversuch
Abb. 3. Beginn der subkutanen Naht nach erfolgter Exzision
Abb. 4. Zustand nach abgeschlossener subkutaner Naht — die Wundränder sind span-
nungslos adaptiert — danach kann die Knopfnaht ohne Zug auf die Haut gelegt werden
Abb. 5. Zustand nach abgeschlossener subkutaner Naht bei Y-Schnitt-Technik — span-
nungsfreie Adaptation
Abb. 6. Ergebnis nach Teilfädenentfernung — 1 Woche post operationem
Abb. 7. Spätergebnis (5 Monate post operationem)

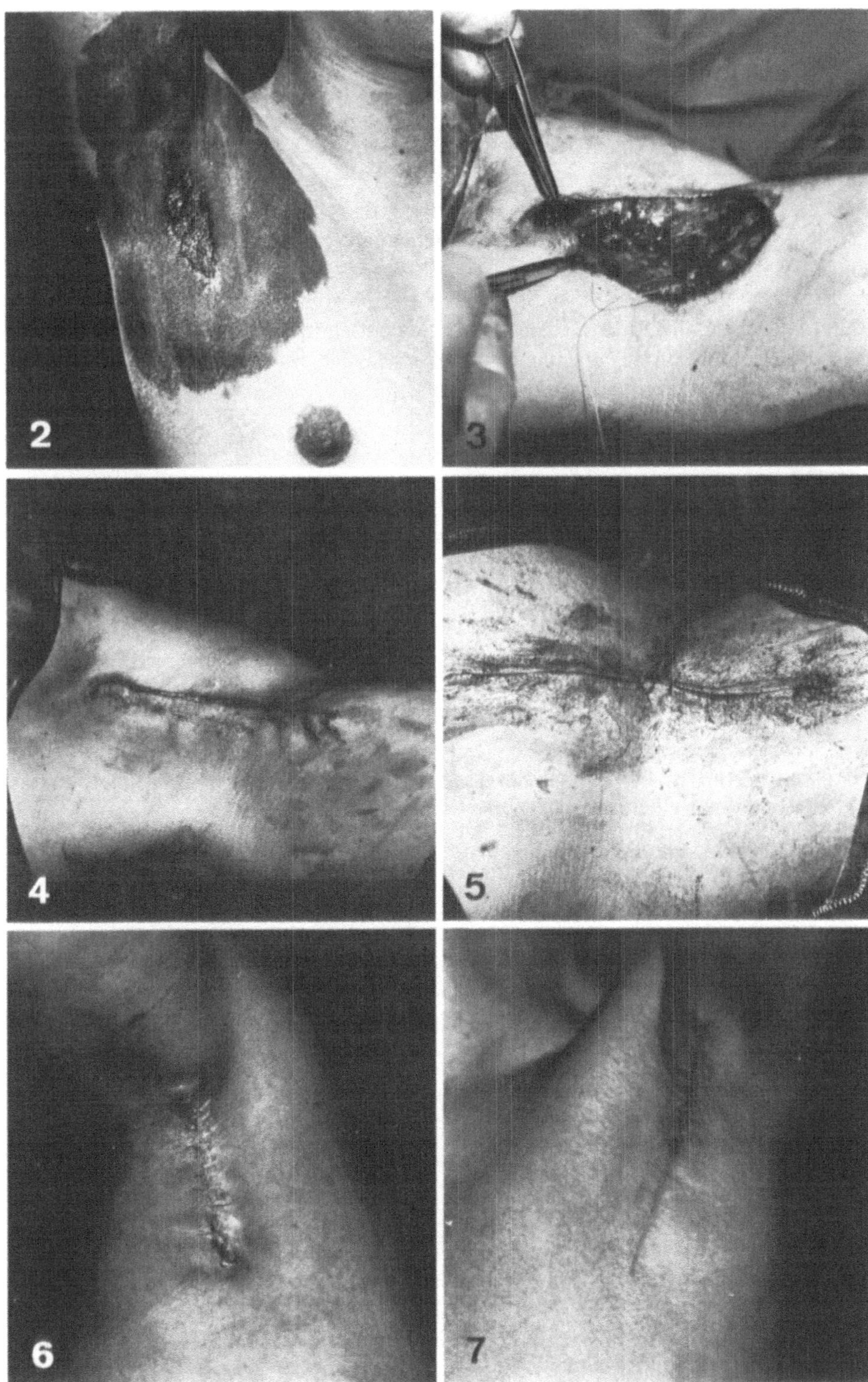

Ungeachtet dieser Tatsache haben wir versucht, durch subkutane Entspannung der Hauträder die Wundheilung zu verbessern und die Narbenbildung auf ein Minimum zu reduzieren. Durch subkutan gelegte Ligaturen, die die Zugwirkung auf die noch frische Narbe verringern, scheint uns dieses gelungen zu sein. Wir verwenden ein entsprechend schwer resorbierbares Material. Derzeitig verwenden wir den Kunststoffaden Vicryl. Wesentlich erscheint hierbei, daß das subkutane Fettgewebe nach Möglichkeit in zwei oder drei Schichten so aneinandergebracht wird, daß die Schnittränder der Haut letztlich ohne Spannung aneinanderzuliegen kommen und leicht durch Knopf- oder Intrakutannähte verschlossen werden können (Abb. 2–7). Bei Auflösung des Vicrylfadens dürfte das subkutane Fettgewebe so gefestigt sein, daß eine größere Zugkraft auf die noch frische und leicht in die Breite wachsende Narbe nicht eintritt. Erste Nachuntersuchungen auf diese Weise operierter Patienten lassen erkennen, daß das kosmetische Resultat durch diese Nahttechnik weiterhin verbessert werden kann.

Literatur

1. Bretteville-Jensen, G.: Radical sweat gland ablation for axillary hyperhidrosis. Br. J. Plast. Surg. *26*, 158–162 (1973)
2. Gonzalez, F.R.: Aportacion al tratamiento quirurgico de la hiperhidrosis axilar. Actas Dermosifiliogr. *61*, 99–106 (1970)
3. Hartmann, M., Petres, J.: Die subkutane Schweißdrüsenresektion bei der Hyperhidrosis axillaris mittels Kürettage. In: Dermatochirurgie in Klinik und Praxis. Salfeld, K. (Hrsg.), Bd. II. Berlin, Heidelberg, New York: Springer (im Druck)
4. Hurley, H.J., Shelley, W.B.: A simple surgical approach to the management of axillary hyperhidrosis. J. Am. Med. Assoc. *186*, 109–112 (1963)
5. Kappesser, J., Landes, E.: Schick-Dermatom-Technik bei der Operation der Hyperhidrosis axillaris. In: Dermatochirurgie in Klinik und Praxis. Salfeld, K. (Hrsg.), Bd. II. Berlin, Heidelberg, New York: Springer 1979
6. Salfeld, K.: Hyperhidrosis axillaris und Hidradenitis suppurativa. In: Dermatochirurgie in Klinik und Praxis. Konz, B. u. Burg, G. (Hrsg.), Bd. I. Berlin, Heidelberg, New York: Springer (1977)

Diskussionsbemerkungen

Vortrag Hartmann/Petres: Die subkutane Schweißdrüsenresektion bei Hyperhidrosis axillaris mittels Kürettage
Vortrag Landes/Kappesser: Schick-Dermatom-Technik bei der Operation der Hyperhidrosis axillaris
Vortrag Salfeld: Bisherige Erfahrungen bei der operativen Behandlung der Hyperhidrosis axillaris

Herr Koch: Es kommt in der Anamnese der Hyperhidrosis axillaris häufig eine Hidradenitis mit entsprechenden Narben vor. Ist dann diese Methode ebenfalls so unproblematisch oder sollte man eine radikale Exzision vorziehen?

Herr Hartmann: In dem Fall sollte man radikal operieren, weil man sonst Schwierigkeiten mit der Mobilisation hat.

Herr Landes: Wir beobachten nach Vollnarkose Plexusüberdehnung durch die Lagerung mit über Monate gehenden Beschwerden mit subjektiv unangenehmen Mißempfindungen.

Haben Sie ähnliche Beobachtungen gemacht? Sie legen Saugdrainage an. Kann dadurch die Heilung nicht verzögert werden?

Herr Petres: Bei richtiger Lagerung gibt es keine Plexusüberdehnungen. Die Saugdrainagen sind sicher notwendig, da es postoperativ zu geringen Nach- bzw. Sickerblutungen kommen kann, die abgesaugt werden müssen. Eine verzögerte Wundheilung als Drainage-Folge haben wir in keinem Fall gesehen.

Herr Happle: Ist die von Ihnen vorgeschlagene Methode nicht aufwendiger?

Herr Petres: Sie ist anspruchsvoller.

Herr Salfeld: Trotz sehr strenger Präparation unmittelbar unter der Haut sehen wir nicht selten sehr oberflächlich liegende Gefäße. Ich kann mir vorstellen, daß man bei einer Kürettage diese Gefäße sehr leicht einreißen kann. Ist hierin nicht eine ernst zu nehmende Komplikation zu sehen?

Frau Bönniger: Sehen Sie bei Ihrer Methode nicht umschriebene Nekrosen? Selbst bei vorsichtiger Präparation der Wundränder bei der totalen Exstirpation, die von Salfeld inauguriert wurde, sehen wir gelegentlich Randnekrosen.

Herr Hartmann: Wir haben einige nekrotisierende Herde gesehen, aber dies kommt nicht häufig vor.

Herr Landes: Wir hatten früher, als wir unsere Wundränder noch mit der Kürette von den Schweißdrüsen befreiten, in zwei oder drei Fällen Randnekrosen gesehen. Bei der Benutzung des Schick-Dermatoms kommt dies wegen der besseren Schonung der Ränder nicht mehr vor.

Herr Tritsch: Räumen Sie das gesamte subkutane Fettgewebe aus oder beschränken Sie sich nur auf das Abkratzen der Schweißdrüsen an der Haut?

Herr Hartmann: Es wird insgesamt das subkutane Fettgewebe entfernt. Wir abradieren in zwei Richtungen, einmal zur Haut hin, zum anderen zur Achselhöhle hin und abradieren hier so, daß wir einen sog. „Muskelton" hören, entsprechend dem Uteruston.

Herr Tritsch: Auf welchem Muskel kürettieren Sie denn da? In den Achselhöhlen liegen die großen Gefäße und der Nervenplexus.

Herr Petres: Hier ist offensichtlich ein Mißverständnis aufgetreten. Herr Hartmann hat den Muskelton in Analogie zum Uteruston genannt – als akustisches Zeichen! Mit Sicherheit gehen wir nicht tiefer als in die Subkutis der Haut, liegen somit also in ähnlicher Höhe wie Sie. Das Abradieren in Richtung Haut ist kein Problem. Wir haben dann quasi einen Vollhautlappen. Zur Tiefe hin ist es eine Frage der Erfahrung, das subkutane Fettgewebe zu exzidieren, ohne die großen Gefäße und Nerven zu verletzen. Diese Methode kann nicht jeder junge Assistent durchführen.

Herr Salfeld: Wenn man einmal präpariert hat und sieht, wie die Schweißdrüsen vielfach nicht an der Haut, sondern an dem darunterliegenden Gewebe festhaften und nur mit der Schere abpräpariert werden können, kann ich mir nicht vorstellen, daß durch die Kürette eine Beseitigung der hier verbleibenden Schweißdrüsen erzielt werden kann. Ich glaube, Ihre Rezidive resultieren aus dieser Tatsache.

Herr Petres: Meine primäre Skepsis dieser Methode gegenüber wurde durch unsere Operationsergebnisse weitgehend ausgeräumt. Wir haben postoperativ nur etwa 20% der Schweißneigung des präoperativen Ausgangswertes, womit der physiologische Bereich erreicht sein dürfte.

Herr Haneke: Wenn Sie nach 3–6 Monaten ein leichtes Schwitzen wiederbekommen, haben Sie mit Ihrer Methode lediglich denerviert. Die unterhalb der Subkutis befindlichen Schweißdrüsen finden offensichtlich später wieder Kontakt mit der Hautoberfläche und es kommt somit zur erneuten Schwitzneigung.

Neue Gesichtspunkte in der kryochirurgischen Behandlung von Neubildungen der Haut

ECKHARD W. BREITBART

Summary

The treatment with liquid nitrogen has not yet become popular and widely enough used as a therapeutic method in the Federal Republic of Germany. This method of treatment, which is less painfull, in the hands of an experienced surgeon gives the best curative and cosmetic results, if accurately used in the treatment of benign and malignant tumors of the skin. Beside the general indications and rules for cryosurgery, we consider the three-dimensional control of temperature with special equipment, the protection of the surrounding tissue and the histological examination of the treated tumor. Special care is given to the preoperative cryofixation (freezing) of the malignant melanoma.

Zusammenfassung

Die Therapie mit flüssigem Stickstoff ist eine in der BRD wenig bekannte und angewandte Behandlungsmethode, obwohl sie in der Hand eines erfahrenen Therapeuten bei fast allen benignen und malignen Tumoren der Haut ausgesprochen gute kurative und kosmetische Ergebnisse bei geringer Schmerzhaftigkeit zeitigt. Wir fordern neben den allgemein gültigen Richtlinien der Kryotherapie die histologische Kontrolle der behandelten Tumoren, die dreidimensionale Temperaturkontrolle mit entsprechenden Temperaturelementen und Meßinstrumenten und den sicheren Schutz des peritumoralen Gewebes durch Moulagenabdeckung. Besonderen Wert legen wir auf die präoperative Kryofixation des malignen Melanoms.

Die kryochirurgischen Behandlungsmethoden sind in den letzten Jahren recht unterschiedlich berücksichtigt, ja z.T. vergessen worden. Die letzten sehr gründlichen und ausführlichen Untersuchungen wurden 1974 von Hausamen im Mund-, Kiefer- und Gesichtsbereich durchgeführt. Dennoch ist die Popularität der Kryotherapie in der BRD längst nicht so groß wie beispielsweise in Nordamerika, England, der DDR und in Österreich, wo sie den Veröffentlichungen nach inzwischen zu einer Standardmethode wurde. Wir führen daher seit nunmehr einem Jahr an der Universitäts-Hautklinik Eppendorf in Zusammarbeit mit Mitarbeitern der Klinik für Mund-, Kiefer- und Gesichtschirurgie, unter Berücksichtigung der neuen Technologie in der Kryotherapie, kryochirurgische Eingriffe durch. Die Ergebnisse können ausschließlich positiv bewertet werden.

Im Nachfolgenden die Postulate einer erfolgreichen Kryotherapie. Sie wurden bereits früher mehrfach von verschiedenen Autoren erarbeitet und sind Parameter der physiologischen Grundlagen und des kryotechnischen Funktionsprinzips.

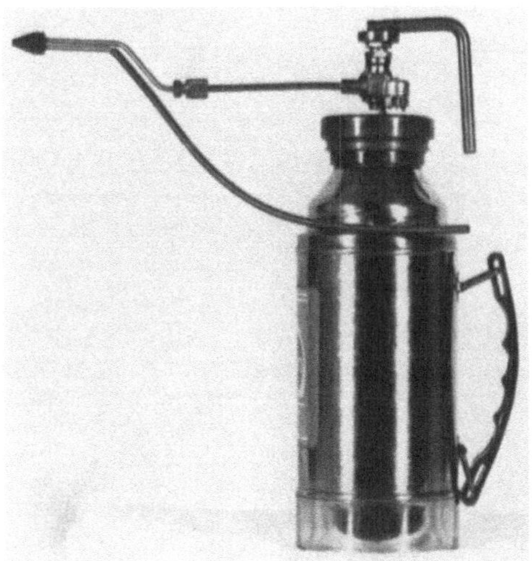

Abb. 1. Kryochirurgie in der Dermatologie. Kryogerät, „Cry-Own" der Alcon Pharma Freiburg

1. Um eine homogene Nukleation (d.h. Gefrierung sowohl des extrazellulären Wassers, als auch des intrazellulären Wassers) zu erreichen, wird eine Gefriergeschwindigkeit von mindestens 100°C/min gefordert.
2. Die homogene Nukleation ist dann sicher erreicht, wenn das Temperaturminimum im behandelten Gebiet unter −20 K liegt.
3. Der Auftauvorgang soll möglichst protrahiert sein, etwa 10°C/min.
4. Der Vereisungszyklus sollte wenigstens einmal wiederholt werden.

Durch diese technischen Größen wird gleichzeitig die Kapazität eines brauchbaren Kryogerätes umschrieben. Wir arbeiten mit einem ausgesprochen einfachen, mit flüssigem

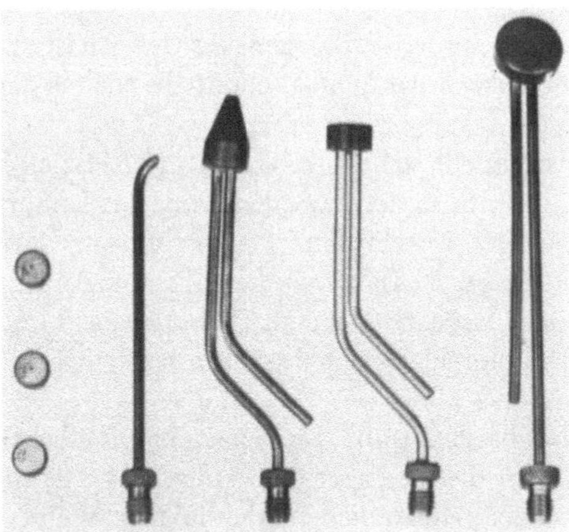

Abb. 2. Kryochirurgie in der Dermatologie. Kältesonden. Die 4 Sonden links für das offene Sprayverfahren, die 3 Sonden rechts für das geschlossene Kontaktverfahren

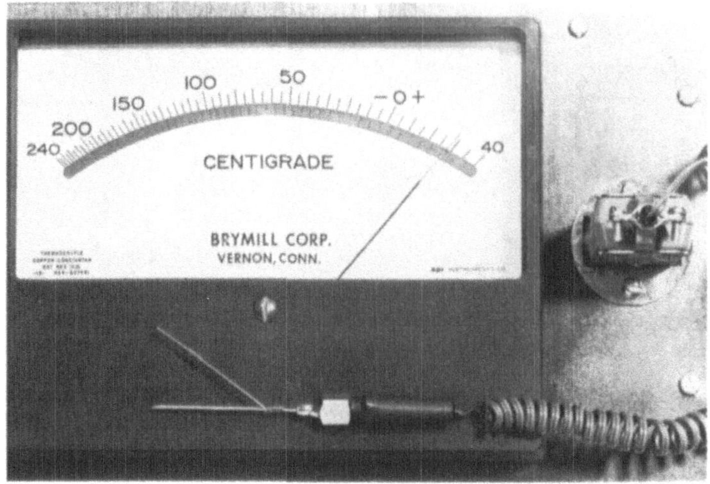

Abb. 3. Kryochirurgie in der Dermatologie: Meßinstrument mit Thermoelement

Stickstoff betriebenen Gerät (Abb. 1). Über diese rein technischen Postulate hinaus verlangen wir weitere Behandlungskontrollen:

1. die histologische Kontrolle,
2. die dreidimensionale Temperaturkontrolle und
3. die sichere Abgrenzung zum gesunden peritumoralen Gewebe

Besonders zierliche und genau gearbeitete Kryosonden (Abb. 2) und Thermoelemente in Form einer Injektionskanüle und der dazugehörigen Meßstation (Abb. 3) ermöglichen in einfacher Weise diese Kontrollen.

Die kryochirurgische Probeexzision kann ohne Lokalanästhesie durchgeführt werden, das Gewebe wird in noch gefrorenem Zustand exzidiert oder bei exophytischen Tumoren abgebrochen und kann in seiner ursprünglichen anatomischen Form ohne Quetschung der histologischen Untersuchung zugeführt werden. Wir verlangen bei Tumoren wenigstens eine Ausgangs- und eine Abschlußhistologie. Kryochirurgisch behandeltes Gewebe ist ohne Einschränkung histologisch auszuwerten, sowohl in der Schnellschnitt- als auch in der Paraffinschnitthistologie.

Die dreidimensionale Temperaturkontrolle bezieht sich auf das zuverlässige Plazieren von einem oder mehreren Thermoelementen, die sich in der Sicherheitszone des Tumors befinden und über einen Mehrkanalschreiber oder verschiedene Meßinstrumente Auskunft über die räumliche Temperaturausbreitung geben. Dabei wird ein Thermoelement so unter den Tumor plaziert, daß mit Hilfe einer Meßsonde an dem Thermoelement und nach Ausmessen der Strecken die Tiefe des Thermofühlers nach dem Satz des Pythagoras leicht berechnet werden kann.

Die sichere Abgrenzung gegenüber der Nachbarschaft und den Schutz empfindlicher Organe in der Nachbarschaft erreicht man durch die Moulagenabdeckung. Aus Silikonkautschuk − der Silikonkautschuk wurde aus der zahnärztlichen Abdrucktechnik übernommen − wird die Moulage in einfacher Weise jedesmal individuell hergestellt. Die hervorragenden physikalischen und chemischen Eigenschaften des Silikonkautschuks erlauben ebenso durch Sterilisieren das aseptische Arbeiten. Gleichzeitig läßt sich durch die

Moulage die Form des Nekrosebezirkes bestimmen, indem man sich die Vereisungsöffnung entsprechend zurechtschneidet.

An unserer Klinik wurden hauptsächlich die folgenden Neubildungen der Haut kryochirurgisch behandelt:

Verrucae vulgares (incl. paraungualen und plantaren)

Mollusca contagiosa

Seborrhoische Warzen

Fibrome

Basaliome

Spinaliome

Zylindrome

Hämangiome

Leukoplakien

Keloide

Erythematodes chronicus discoides

Malignes Melanom (präoperative Kryofixation)

In allen Fällen — mit Ausnahme der Melanombehandlung — wurden die Eingriffe ohne Lokal- oder Allgemeinanästhesie vorgenommen und in jedem Fall eine kryochirurgische Abschlußbiopsie gemacht.

Wir konnten — wie schon eingangs gesagt — sehr gute bis gute Ergebnisse erzielen.

Um die Therapie des malignen Melanoms sicherer zu gestalten, forderten Grüneberg u. Eggeling schon 1961 die präoperative Vereisung des Tumors. Wir haben es uns zur Routine gemacht, jedes maligne Melanom nach Moulagenabdeckung und Tiefenvereisung in seiner tatsächlichen anatomischen Form mit seiner näheren Umgebung als festen Block im Stadium der völligen Geweberuhe zu exzidieren. Die Exzision erfolgte dann nach den üblichen, von der „Arbeitsgemeinschaft für malignes Melanom" aufgestellten Behandlungsvorschriften. Wir glauben, daß durch diese zusätzliche Sicherheitsmaßnahme eine intraoperative Metastasierung vermieden werden kann.

Literatur

Grüneberg, T., Eggeling, E.M.; Tiefe Vereisung zur Sicherung der chirurgischen Behandlung des Melanocytoblastoms, Hautarzt *12*, 181–183 (1961)

Hausamen, J.E.: Klinische und experimentelle Untersuchungen zur Kryochirurgie im Kiefer- und Gesichtsbereich. „Die Quintessenz" Berlin 1974

Kleine-Natrop, H.E.: Kryochirurgie von Hauttumoren mit besonderer Berücksichtigung des Basalioms. Dermatol. Monatsschr. *163*, 272–282 (1977)

Zacarian, S.A.: Cryosurgery of skin cancer? Springfield: Thomas 1969

Dermabrasion
Maßnahmen und Hilfsmittel zur Verbesserung der Ergebnisse

ERICH LANDES

Summary

The results of dermabrasion alone, especially in cases of scars caused by acne, are frequently unsatisfactory.

A method of dermabrasion with a lattice like carborundum material is presented by means of which better results can be achieved — by using it alone in cases of slight scars or dirt tatoo, or in combination with dermabrasion. By fixing a dental plaster over the lower row of teeth the dermabrasion of the critical zone from chin to prolabium can be much improved.

By applying a punch technic for lifting varioliform scars the results of a dermabrasion — either at the same time or later — can be vitally improved.

Zusammenfassung

Die Ergebnisse alleiniger Dermabrasion, insbesondere bei Aknenarben, sind häufig unbefriedigend. Es wird auf die Dermabrasion mit einem gitterähnlichen Carborundum-Material aufmerksam gemacht, mit dem, sowohl bei alleiniger Anwendung, bei geringeren Narbenbildungen oder Schmutztätowierungen, als auch in Kombination mit der Dermabrasion bessere Ergebnisse erzielt werden können.

Durch Einpassen einer zahnärztlichen Vorabformmasse über die untere Zahnreihe bis zum Gingivarand kann das Schleifen der kritischen Zone im Bereich des Kinns bis zum Lippenrot erleichtert werden.

Durch Anwendung der Punch-Technik zum Anheben von ausgestanzten varioliformen Narben können die Ergebnisse der gleichzeitigen oder nachfolgenden Dermabrasion wesentlich verbessert werden.

Die maschinelle Dermabrasion, gleich mit welchen Geräten sie erfolgt, führt nicht immer zu dem gewünschten befriedigenden Resultat, sei es, weil tiefliegende Narben nicht ausreichend entfernt werden können, sei es, weil die Geringfügigkeit der Veränderungen eine effektive Therapie mit dem Schleifgerät nicht zulassen, andererseits aber der Wunsch des Patienten nach Entfernung der Veränderungen besteht.

Eine Mitteilung von Tuerk (1972) „A New Material for Dermabrasion" hat uns auf ein gitterähnliches Carborundum-Material aufmerksam gemacht, welches der Autor zur Dermabrasion ähnlich der früher geübten Sandpapier-Methode benutzt (Abb. 1).

Diese Methode eignet sich besonders zur Entfernung lokalisierter Schmutztätowierung (Abb. 2 u. 3), ausgedehnter Milien (Abb. 4 u. 5) und geringgradiger Narbenbildung nach Akne, insbesondere im Bereich der Nase, da damit ein besseres Angleichen an die

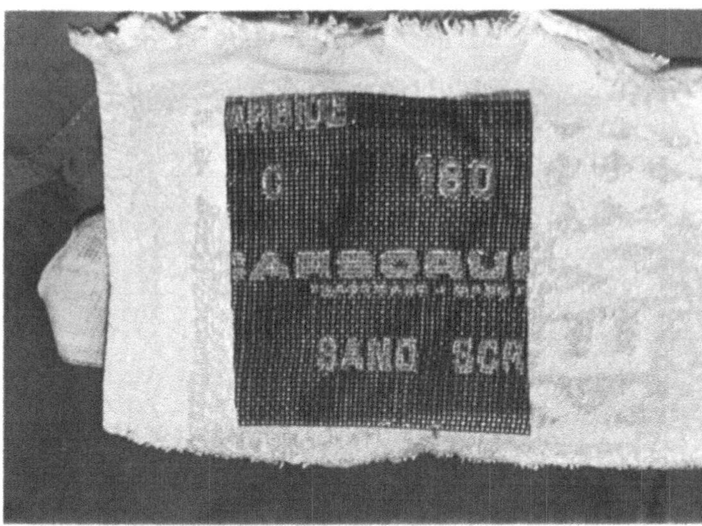

Abb. 1. Carborundum-Schleifgitter

anatomischen Verhältnisse gewährleistet ist. Sehr gut hat sich das Schleifgitter bewährt als zusätzliches Hilfsmittel nach maschineller Dermabrasion, wobei kleine Unebenheiten begradigt werden können.

Es hat sich bewährt, dies unmittelbar nach der Dermabrasion durchzuführen, ggf. aber auch in einer 2. Sitzung.

Eine besondere Schwierigkeit bei der Dermabrasion bietet bekanntlich das Kinn, insbesondere die Kinnfurche bis zur Grenze des Unterlippenrotes. Wir haben daher nach einer Methode gesucht, um hier bessere technische Voraussetzungen zu schaffen. Sie bot sich uns an durch das Einlegen einer zahnärztlichen Vorabformmasse, die relativ schnell härtet. Die Abbindezeit beträgt etwa 5—6 min (Optosil).

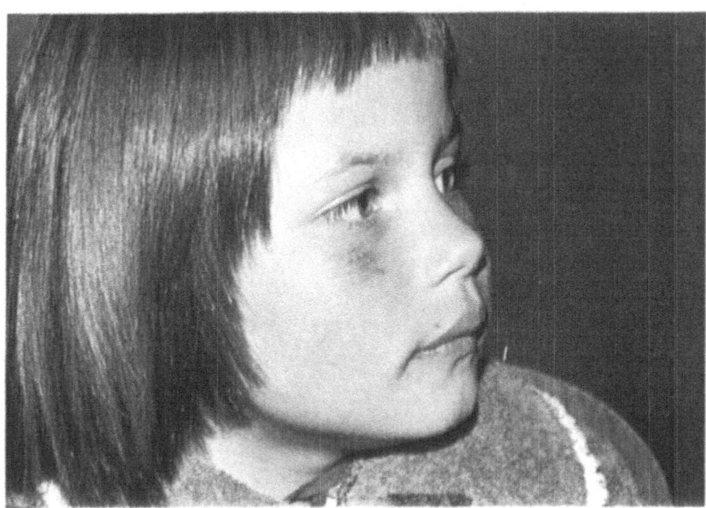

Abb. 2. Schmutztätowierung auf der rechten Wange eines 6jährigen Kindes

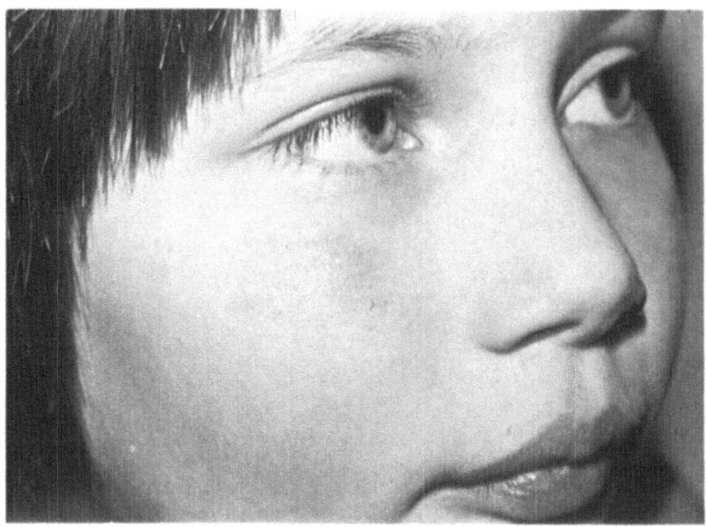

Abb. 3. Zustand nach Schmirgeln mit dem Carborundum-Gitter

Technik: Nach Intubation und Einleitung der Narkose wird die Plastikmasse über die untere Zahnreihe bis zur Gingivaumschlagfalte eingepaßt und modelliert. Nach Abbinden kann die Unterlippe und das Kinngebiet, da nun eine feste Unterlage existiert, leicht mit der hochtourigen Fräse bis an den Rand des Lippenrotes geschliffen werden (Abb. 6 u. 7).

Bei ausgestanzten varioliformen Narben führt die Dermabrasion stets zu unbefriedigenden Ergebnissen (Abb. 8), von Arouete (1976) wurde eine Methode mitgeteilt, bei der die Narbe in das Niveau der Haut angehoben wird.

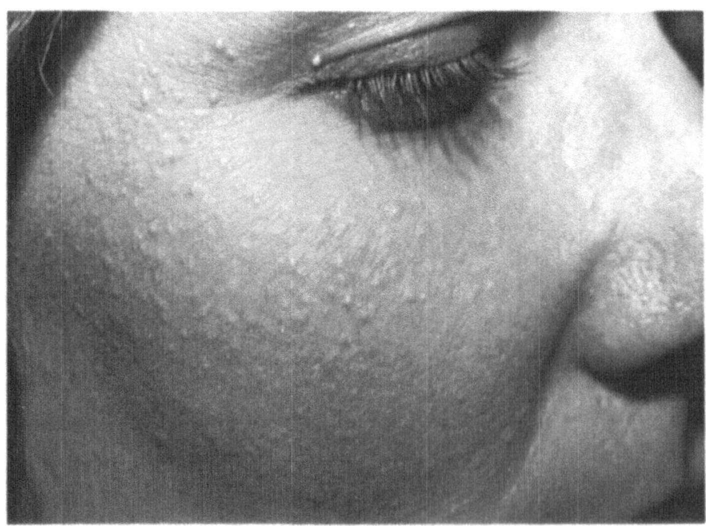

Abb. 4. Ausgedehnte Milien bei 20jähriger Frau

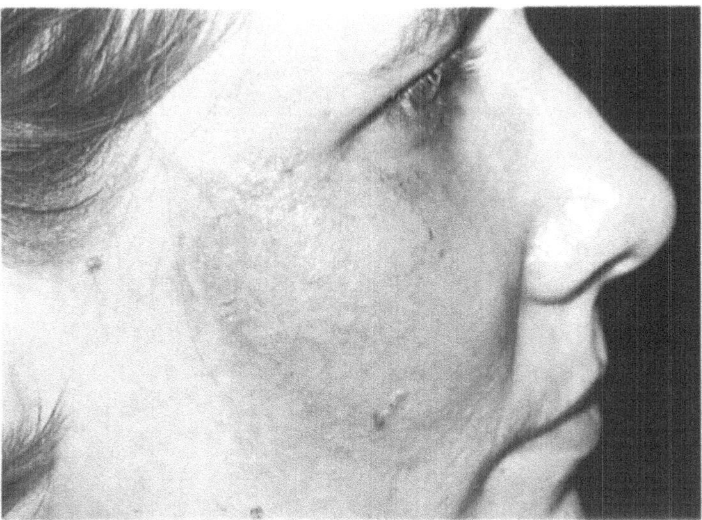

Abb. 5. Zustand unmittelbar nach Schmirgeln mit dem Carborundum-Gitter

Technik: Mit einer Biopsiestanze 2–6 mm wird die Narbe so weit ausgestanzt, daß eine Ablösung von dem umgebenden Gewebe erfolgt, jedoch eine Verbindung mit dem subkutanen Gewebe bleibt (Abb. 9). Die Stanze soll etwas größer als die anzuhebende Narbe sein. Ggf. können bei einer größeren Narbe mehrere kleine Stanzen genommen werden. Bei zu tiefem Stanzen kann es zu einer pflastersteinartigen Einheilung kommen. Dies spielt aber für die spätere Abrasion keine Rolle. Variationen der von Arouete beschriebenen Technik sind möglich. Das Anheben der Narben kann in einer ersten Sitzung

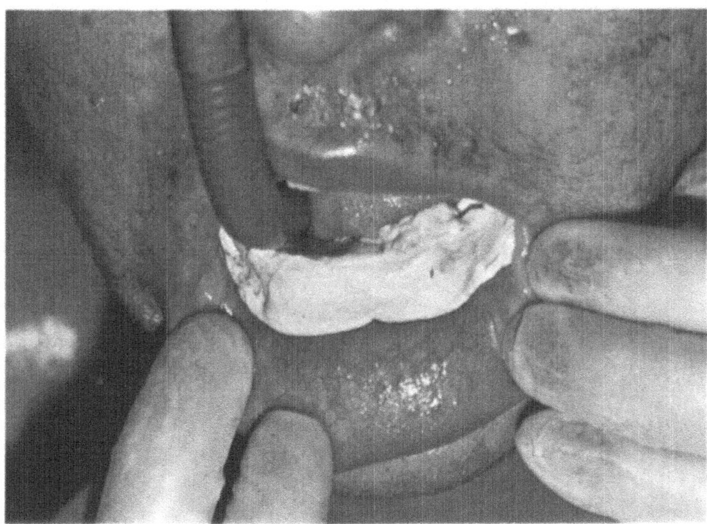

Abb. 6. Einpassen von Vorabformmasse nach der Intubation

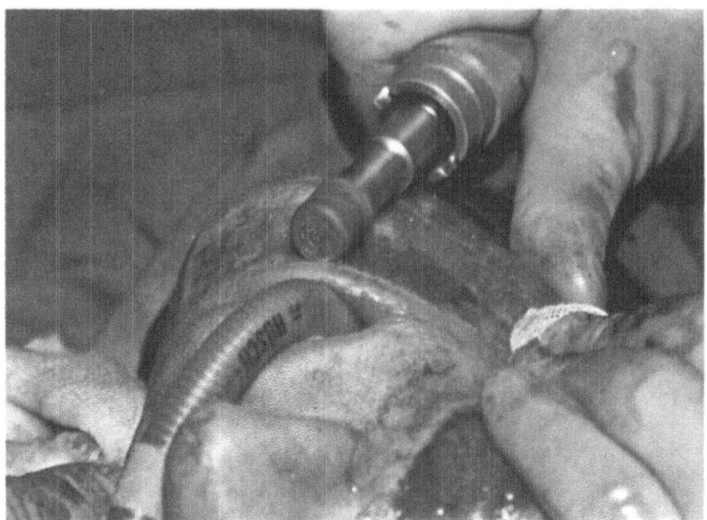

Abb. 7. Schleifen bis zur Grenze des Lippenrotes

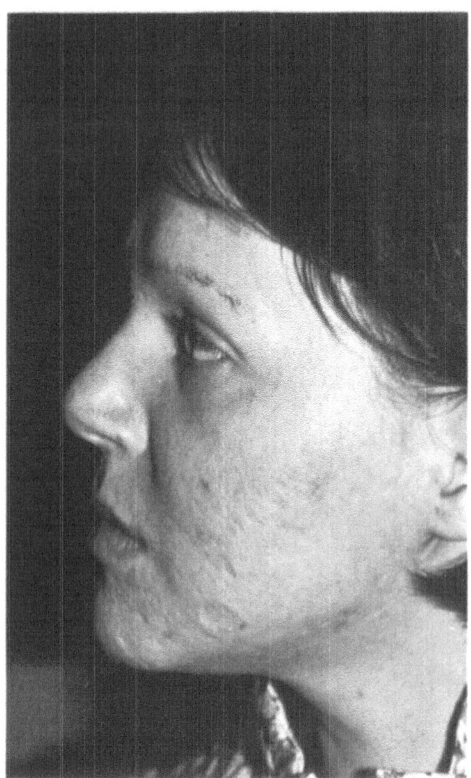

Abb. 8. 32jährige Patientin mit varioliformen Narben nach Akne

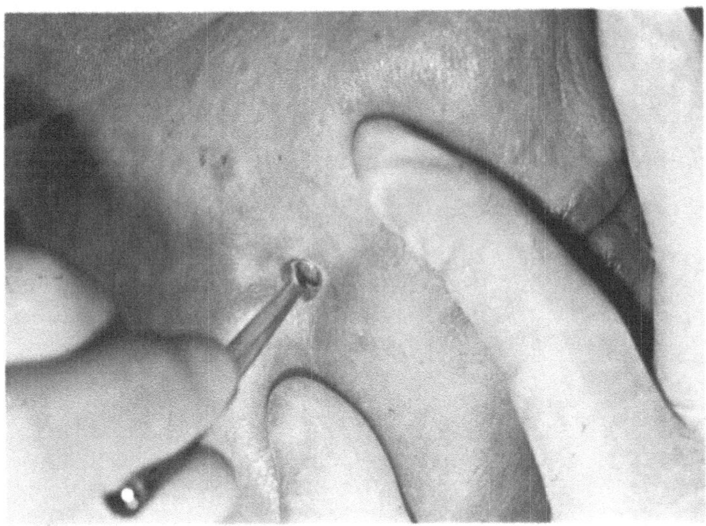

Abb. 9. Anheben der Narbe mit der Biopsiestanze

erfolgen. Die Dermabrasion sollte 14 Tage bis 3 Wochen später durchgeführt werden (Abb. 10 u. 11).

Das Anheben der Narben kann auch in einer Sitzung während der Dermabrasion durchgeführt werden. Die Narbenanhebung mit der Biopsiestanze kann das Ergebnis einer Dermabrasion wesentlich verbessern.

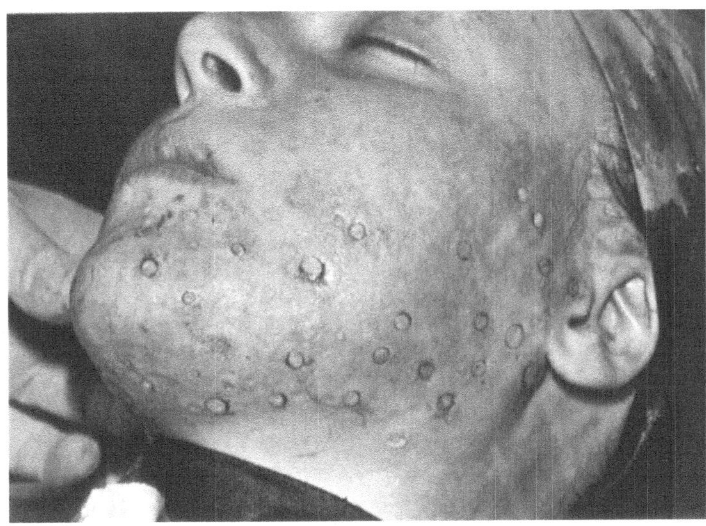

Abb. 10. Zustand nach Anhebung der Narben

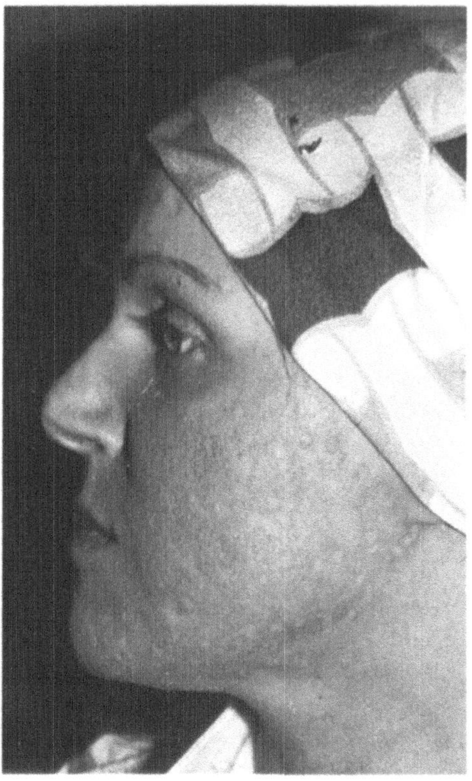

Abb. 11. 14 Tage nach Anhebung der Narben vor der Dermabrasion. Bereits jetzt zufriedenstellendes Ergebnis

Literatur

Arouete, J.: Correction of Depressed scars on the Face by a Method of Elevation. J.
    Dermatol. Surg. *2*, 337–339 (1976)
Tuerk, M.: A New Material for Dermabrasion. Plast. Reconstr. Surg. *49*, 661 (1972)

Dermabrasion beim Rhinophym

ROLAND MÜLLER und JOHANNES PETRES

Summary

To accomplish „decortication" of rhinophyma the offending tissue is removed with a scalpel and the nose reshaped by high-speed dermal abrasion. This technique produces extremely successful cosmetic results and only requires a short postoperative therapy period. Re-epithelization of the nasal region is usually complete within a week.

Zusammenfassung

Die „Dekortikation" des Rhinophyms besteht aus dem Abtragen der Knollennase mit dem Skalpell und der anschließenden Feinmodellierung der Nasenkonturen durch hochtourige Dermabrasion. Die Methode erbringt ästhetisch ausgezeichnete Operationsergebnisse bei kurzer postoperativer Behandlungszeit. Die Reepithelisierung im Nasenbereich ist in der Regel bereits nach einer Woche abgeschlossen.

Einleitung

Die Operation stellt die einzige erfolgversprechende Behandlungsmöglichkeit des Rhinophyms dar. Die in der Literatur angegebenen Operationstechniken reichen von der radikalen Exzision mit anschließender Defektdeckung durch Hauttransplantate (Anderson u. Dykes, 1962) über die subkutane Exzision (Freeman, 1970) bis zur Elektro- (Wittels, 1977) bzw. kryochirurgischen (Nolan, 1973) Behandlung der Talgdrüsenhyperplasie. Wir stimmen mit Karge und Konz (1975); Konz (1975); Karge (1977) und anderen überein, daß die Exzision des Rhinophyms durch Skalpell oder Einmalrasierapparat mit anschließender hochtouriger Dermabrasion die besten kosmetischen Ergebnisse bei kürzester Heilungsdauer erbringt.

Operationstechnik

In Allgemeinanästhesie wird das Rhinophym mittels Skalpell entsprechend alter Photographien des Patienten abgetragen und anschließend die Nasenkontur durch die hochtourige Fräse (Petres, 1977; Petres u. Hundeiker, 1978) feinmodelliert. Die intraoperativ auftretende Blutung kann bei dieser Methode erheblich sein. Sie erfordert in der Regel keine zusätzliche chirurgische Intervention. Blutungen werden durch die Anwendung

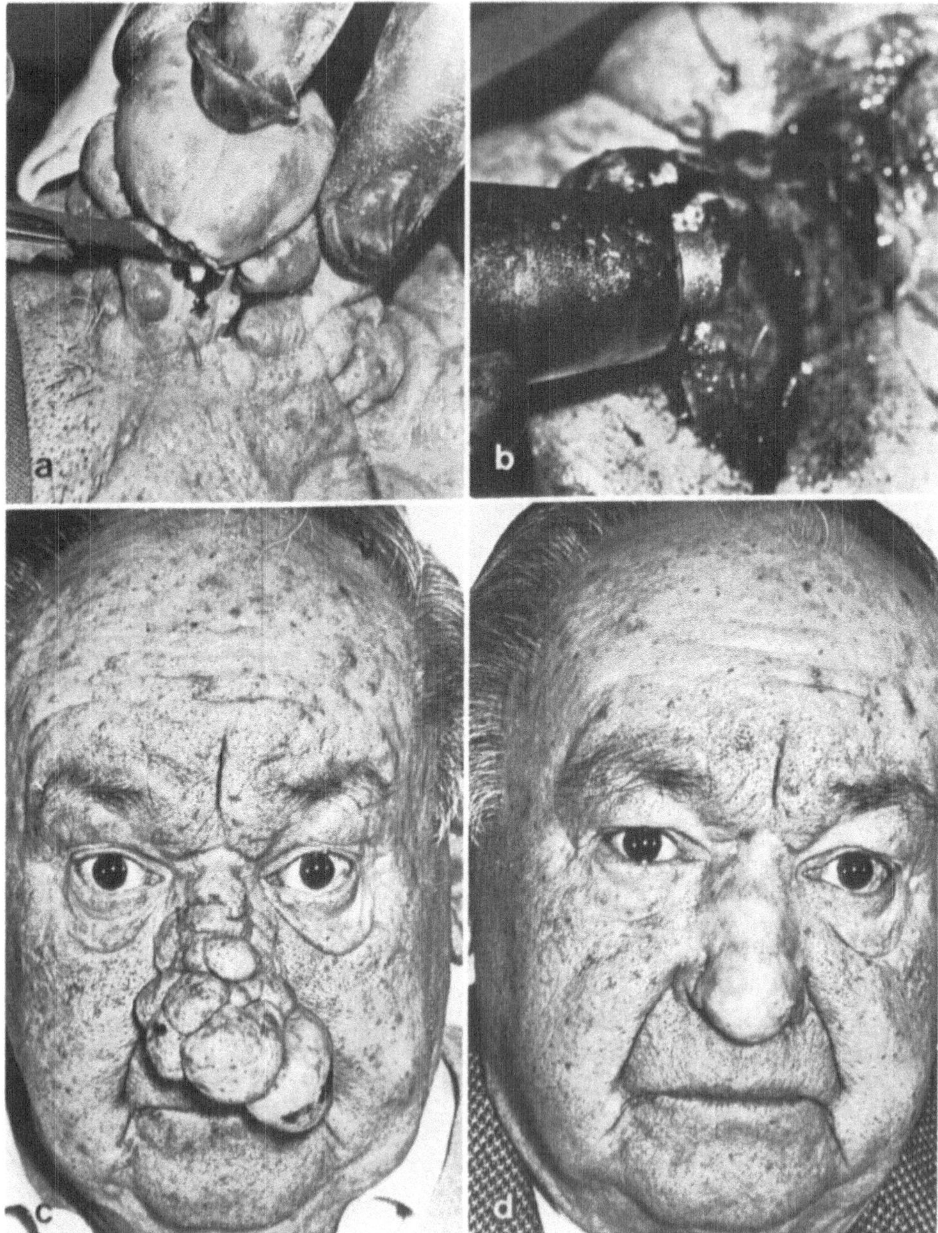

Abb. 1a–d. 68jähriger Mann mit einem seit ca. 15 Jahren bestehenden Rhinophym. a Abtragung der „Knollen" mittels Skalpell. b Feinmodellierung mittels Dermabrasion. c Präoperativer Befund. d Zustand 6 Monate p.op.

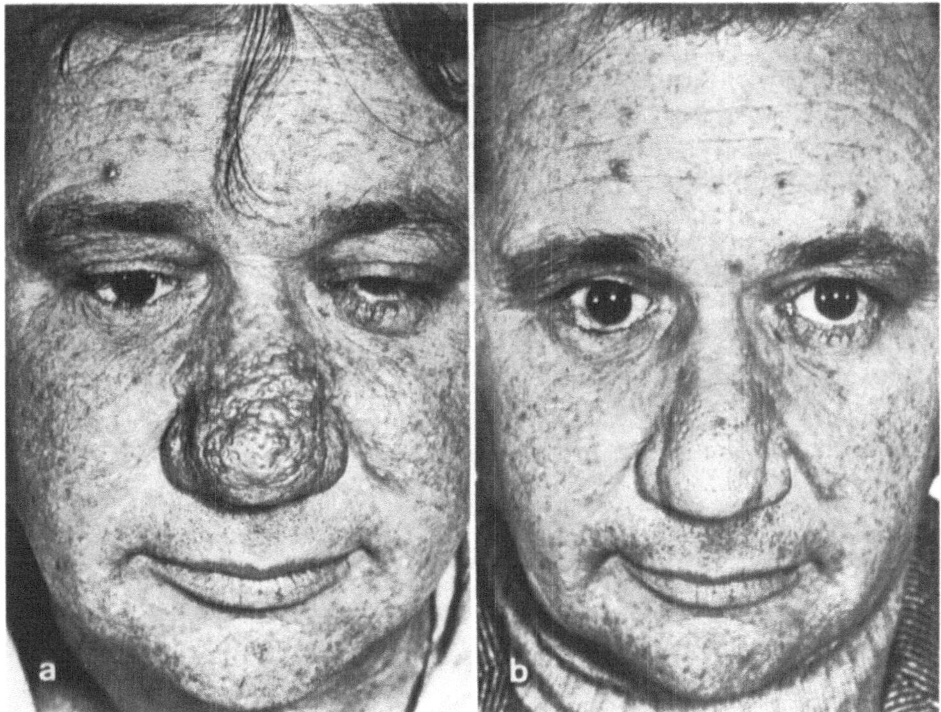

Abb. 2a u. b. 42jähriger Mann. Entwicklung des Rhinophyms seit ca. 6 Jahren bemerkt.
a Zustand präoperativ. b 4 Monate nach Dekortikation

lokaler Hämostyptika und das Anlegen eines postoperativen Druckverbandes relativ
rasch zum Stillstand gebracht.

Eigne Operationsergebnisse

Mit der von uns bevorzugten Operationstechnik wurden in den Jahren 1972 bis 1977 insgesamt 31 Patienten operativ behandelt (vgl. Abb. 1a–d; 2a u. b). Das postoperative Ergebnis war in allen Fällen gut, lediglich bei einem Kranken war im Bereich eines Nasenflügels nach Dermabrasion ein Keloid aufgetreten.

Diskussion der Ergebnisse

Unsere Operationstechnik bietet in der Hand erfahrener Operateure die Gewähr optima-
ler kosmetischer Ergebnisse. Störende postoperative Narbenbildungen können dadurch
vermieden werden, daß die Abtragung der Knollennase nicht zu tief erfolgt, andererseits
muß aber berücksichtigt werden, daß eine zu oberflächliche Exzision die Möglichkeit
eines Rezidivs beinhaltet. Die einzige Keloidbildung, die wir beobachtet haben, war u.E. durch

die Verwendung grober Metallfräsen bei der Feinmodellierung hervorgerufen worden. Seither benutzen wir in der Rhinophym-Chirurgie lediglich Diamant- oder Rubin-Fräsen.

Wir stehen der elektrochirurgischen und kryochirurgischen Behandlung des Rhinophyms sehr zurückhaltend gegenüber. Eine kontrollierte Tiefenausdehnung dieser Methoden ist nicht gewährleistet, womit auch die Gefahr der Schädigung tiefer gelegener Strukturen (z.B. Knorpel) besteht. Obwohl bei einer verschorfenden Behandlung primär die Blutstillung sicherer ist, überwiegt bei der elektro- und kryochirurgischen Therapie der Nachteil einer verzögerten Reepithelisierung, da zunächst die Abstoßung des Wundschorfs erfolgen muß.

Literatur

Anderson, R., Dykes, E.R.: Surgical treatment of rhinophyma. Plast. Reconstr. Surg. *30*, 397–402 (1962)

Freeman, B.S.: Reconstructive rhinoplasty for rhinophyma. Plast. Reconstr. Surg. *46*, 265–270 (1970)

Karge, H.-J.: Rhinophym. Dermatochirurgische Möglichkeiten zur Behandlung. In: Dermatochirurgie in Klinik und Praxis. B. Konz und G. Burg (Hrsg.), Bd. I, S. 195–201. Berlin, Heidelberg, New York: Springer 1977

Karge, H.-J., Konz, B.: Surgical methods in treatment of rhinophyma. J. Derm. Surg. *1*, 31–32 (1975)

Konz, B.: Zur operativen Behandlung des Rhinophyms. Hautarzt *26*, 211–214 (1975)

Nolan, J.O.: Cryosurgical treatment of rhinophyma. Plast. Reconstr. Surg. *52*, 437 (1973)

Petres, J.: Dermabrasion. In: Dermatochirurgie in Klinik und Praxis. B. Konz und G. Burg (Hrsg.), Bd. I, S. 211–213. Berlin, Heidelberg, New York: Springer 1977

Petres, J., Hundeiker, M.: Dermatosurgery. Berlin, Heidelberg, New York: Springer 1978

Wittels, W.: Elektochirurgische Behandlung des Rhinophyms. In: Dermatochirurgie in Klinik und Praxis. B. Konz und G. Burg (Hrsg.), Bd. I, S. 202–205. Berlin, Heidelberg, New York: Springer 1977

Korrektive und kurative Indikation der Dermabrasio

H. WIRTH, U.W. SCHNYDER, F. OSSWALD und M. SHEIKH

Von 1966–1977 wurden 571 Patienten wegen verschiedener Hauterkrankungen einer Schleifbehandlung unterzogen. Das Verhältnis weiblicher zu männlichen Patienten lag bei 2,5:1. Die steigende Zahl der Schleiftherapie soll durch 3 Zahlen veranschaulicht werden.

Anzahl der durchgeführten Schleifbehandlungen (Universitäts-Hautklinik Heidelberg)

1971 – 29
1974 – 46
1977 – 131

Für die hochtourige Dermabrasio verwenden wir an der Universitäts-Hautklinik Heidelberg folgende Geräte:
1. Das Schreus-Gerät mit 35.000 Umdrehungen/min.
2. Den Dermabrader der Fa. Stryker (USA) mit 45.000 U/min.

Als Schleifkörper gebrauchen wir nahezu ausschließlich Karbolrundsteine. Die Befunde vor und nach Schleifung werden jeweils fotografisch dokumentiert. Vor jeder Schleifung bekommen die Patienten ein Merkblatt ausgehändigt.

Dieses enthält als wichtigste Punkte:

1. Ziel der Dermabrasio
 – Erreichung eines kosmetisch besseren Hautzustandes
  z.B. einen narbigen Zustand der Gesichtshaut soweit wie möglich zu korrigieren

2. Warnung vor zu großen Erwartungen
 – Keine Verjüngung der Haut (Falten)
  z.B. keine Umwandlung einer großporigen in eine kleinporige Haut [1,7]

3. Anästhesie
 Je nach Größe der zu schleifenden Fläche Lokalanästhesie bzw. Vollnarkose
 a) Gesichtsschleifung in allgemeiner Betäubung
 b) kleinere Flächen mit Chloräthyl, Freon oder Lokalanästhetikum [8]

4. OP-Vorbereitungen
 – Bei Gesichtsschleifung Rasur der Haare an der Stirn-Haargrenze
  Dadurch fallen gelegentlich auftretende Randpigmentierungen an die Haargrenze und sind kosmetisch kaum störend

5. Dauer der Operation
 – Gesichtsschleifung ca. 30–45 min.

6. Dauer des stationären Aufenthaltes bei Gesichtsschleifung
 – 7 bis 14 Tage

7. Behandlung nach der Operation
 – steriler Wundverband 2 bis 3 Tage
 – dann offener Verband mit antibiotischer Salbe

8. Punkte, die nach der Entlassung aus der Klinik beachtet werden müssen
  − Meidung von direkter Sonnenbestrahlung
  − Verordnung von Lichtschutzmitteln

9. Komplikationen bei Gesichtsschleifung	%
Behaarungszunahme	1,7
Hyperpigmentierung	1,7
Hypertrophische Narben resp. Narbenkeloide	3,4
Vasomotorische Rötung	8,6
Hypopigmentierung	10,3
Lichtempfindlichkeit	13,8
Milien	15,5

Mit Ausnahme der Narben- und Keloidbildung sind alle Komplikationen reversibel bzw. leicht zu beheben [10]. Um weitere Erfahrungen zu gewinnen, unter welchen Vorstellungen und mit welchen Erwartungen die Patienten sich einer Schleiftherapie unterziehen, und wie sie das Ergebnis beurteilen, führten wir bei einem größeren Patientenkollektiv eine Befragung durch. Dabei konnte festgehalten werden: Es besteht insgesamt eine positive Einstellung zur Dermabrasio, und die Mehrzahl der Patienten (ca. 2/3) ist mit dem Ergebnis zufrieden. Ab und zu haben wir jedoch den Eindruck, daß die Patienten zufriedener sind als der Arzt [10].

Im folgenden sollen Indikationen erwähnt werden (Tabelle 1), bei denen die Dermabrasio für korrektive sowie für kurative Zwecke eingesetzt werden kann [5, 8−12]. (Diese Indikationen lassen sich nicht in jedem Fall ohne Zwang trennen. Die Schleiftherapie wird zumeist nicht als erste Therapiemöglichkeit eingesetzt).

Tabelle 1. Kurative und/resp. korrektive Indikationen

Diagnose	kurative	korrektive
Keloid		(+)
Verrucae vulgares		
(v.a. Einschlußkörperchentyp)	(+)	
Verrucae planae	(+)	
Lichen ruber verrucosus	+	
Lichen Vidal	(+)	
Morbus Favre-Racouchot	+	
Aknenarben		+
aktive therapieresistente Akne	+	
Naevus teleangiectaticus lat.		(+)
Eosinophiles Granulom	+	
Adenoma sebaceum		(+)
Tätowierung		(+)
Morbus Darier (verr. Veränderungen)	(+)	
Beckersche Melanose		+
Rhinophym	+	+
Rosacea (Typ Couperose)		+

Keine Erfolge sahen wir bei Keratoma senile, Porokeratosis Mibelli, Ulerythema ophryogenes und Naëvuszellnaevi, weshalb wir diese Dermatosen aus der Indikationsliste herausgenommen haben.

Akne

Die Schleiftherapie wird ausschließlich am Gesicht durchgeführt. Zunächst wurden bei uns nur Patienten mit therapeutisch inaktiver Akne behandelt. In den letzten Jahren führten wir jedoch in Übereinstimmung mit anderen Autoren zunehmend auch bei Patienten mit einer therapieresistenten floriden Akne eine Schleifung durch [3, 8, 10, 11]. Unsere Erfahrung beruht heute auf mehr als 120 Fällen.

Wir unterteilen bei der Indikationsstellung zur Gesichtsschleifung drei Gruppen:
1. Patienten mit Aknenarben (60%) zur korrektiven Schleifbehandlung.
2. Patienten mit Aknenarben und leichter Aktivität der Akne (35%) zur korrektiven und kurativen Schleifbehandlung. In Einzelfällen kam es nach der Dermabrasio zum Erlöschen der Akne.
3. Patienten mit therapieresistenter Akne (5%) zur kurativen Schleifbehandlung. Hier pendelt sich die Akne auf ein Niveau geringerer Aktivität ein.

In keinem Fall wurde die Akne aktiviert, In jedem Fall kam es zu einer Besserung des Befundes (Abb. 1 und 2).

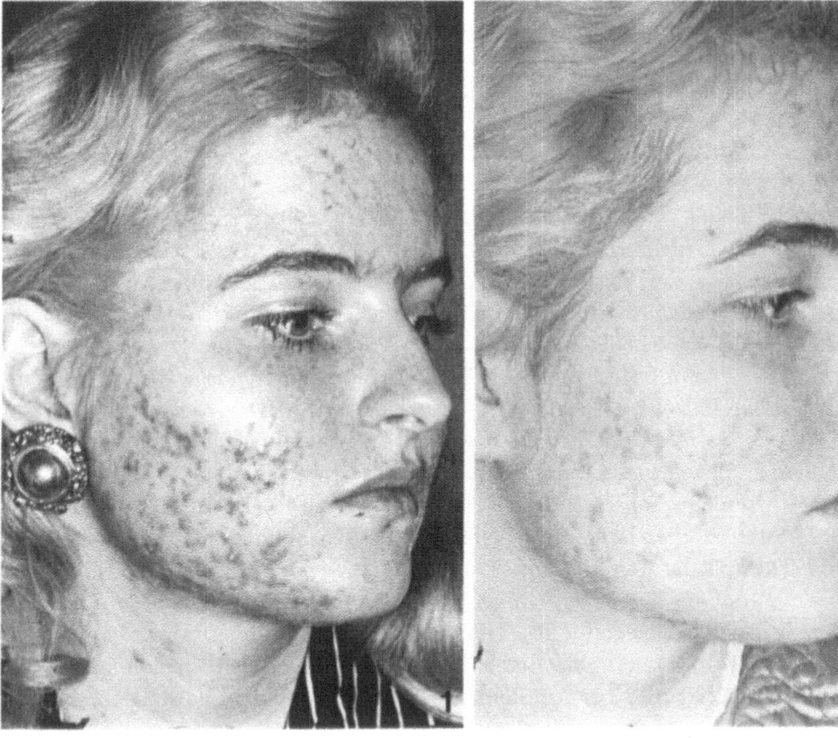

Abb. 1. Aknenarben bei Akne mit leichter Aktivität vor Schleifung
Abb. 2. 1 Jahr nach Schleifung

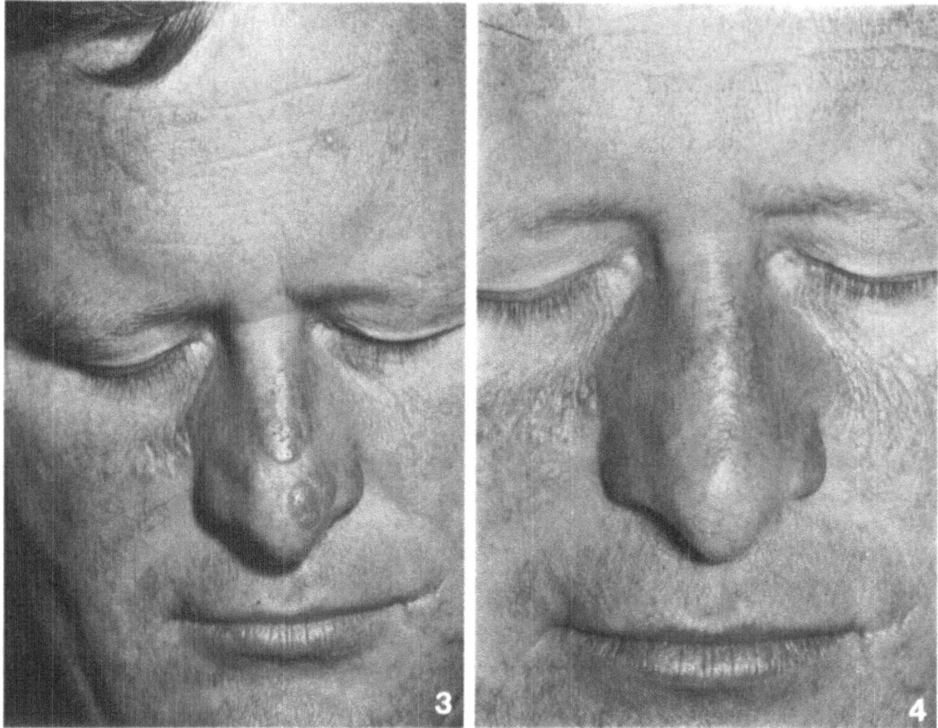

Abb. 3. Granuloma eosinophilicum faciei vor Schleifung
Abb. 4. Nach Schleifung

In mehreren Fällen wiederholten wir die Schleifung, dabei betrug der zeitliche Abstand zwischen den Schleifungen 6 Monate bis 2 Jahre. Besonders gut waren in Übereinstimmung mit den Ergebnissen anderer Autoren unsere Heilerfolge beim Rhinophym, die Oberfläche der Nase erscheint nach Abheilung regelmäßiger als bei Behandlung mit Skalpell und elektrischer Schlinge.

Bei den drei Fällen mit *Adenoma sebaceum Pringle* konnten kosmetisch gute Ergebnisse erzielt werden. Jedoch traten spätestens nach einem Jahr Rezidive auf [4, 9].

Ein Fall eines verrucösen *Morbus Darier* wurde an umschriebener Stelle geschliffen. An den Stellen, an denen so tief geschliffen wurde, daß Narbenbildung auftrat, fand sich keine Dyskeratosis mehr. Sonst kam es erwartungsgemäß zu Rezidiven. Für die üblichen Formen des Morbus Darier ist heute bekanntlich die Behandlung mit Vitamin-A-Säure-Derivaten die Therapie der Wahl [9].

Bei einem Patienten mit einem *Granuloma eosinophilicum faciei* wurde nach Versagen der üblichen Therapiemethoden (Resochin, Rö.-Bestrahlung) eine Dermabrasio durchgeführt. Das gute kosmetische Ergebnis zeigt, daß die Schleifbehandlung eine erfolgversprechende Alternative bei der Behandlung dieser Krankheit darstellen kann [2], (Abb. 3 u. 4).

Eindrucksvoll sind die guten Dauerergebnisse der Schleiftherapie bei *plantaren Warzen*, blieben doch mehr als zwei Drittel der Fälle über mehr als 6 Monate rezidiv-

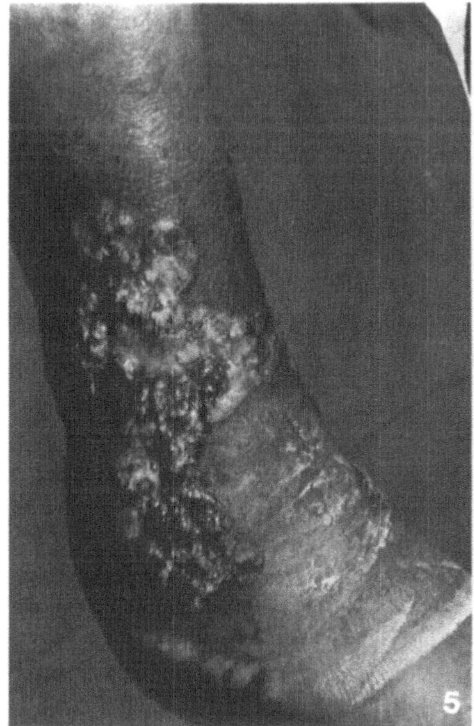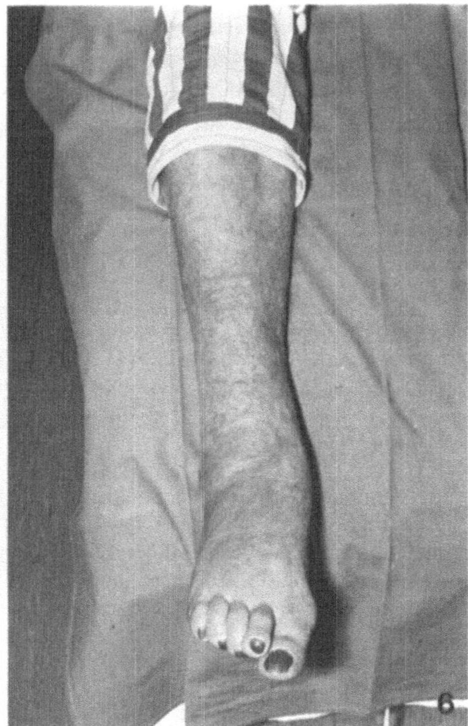

Abb. 5. Papillomatosis cutis vor Schleifung
Abb. 6. Nach Schleifung

frei. Unser Erfahrungsgut der letzten zwei Jahre umfaßt derzeit mehr als 30 Fälle. Auch Hermans [6] erwähnt die plantare Warze als eine Indikation für Dermabrasion.

Präkanzerosen stellen unserer Ansicht nach in Übereinstimmung der Ergebnisse der Düsseldorfer Schule keine Indikation zur Dermabrasio dar. In nahezu allen Fällen traten nach 6 bis 12 Monaten Rezidive auf.

Zuletzt soll über den Fall eines 47jährigen Patienten[1] K.M. berichtet werden. Von einem auswärtigen Krankenhaus wurde uns der Pat. zur Begutachtung bzw. Behandlung überwiesen. Vorgesehen war bei ihm eine Amputation am re. Oberschenkel. Im Laufe der letzten 3 Jahre waren am re. Unterschenkel sekundär superinfizierte tumoröse Gebilde aufgetreten. Es bestand eine chronisch venöse Insuffizienz. Der Pat. war immobil.

Aufgrund des klinischen Bildes wurde neben der Papillomatosis cutis carcinoides Gottron ein Halogeno-Bromoderm differentialdiagnostisch erwogen. Außerdem sollte durch eine Probeexzision ein Carcinoma spinocellulare ausgeschlossen werden. Aufgrund der Probeexzision wurde die histologische Diagnose einer pseudoepitheliomatösen Hyperplasie ausgesprochen. Daraufhin wurde probatorisch eine Schleiftherapie durchgeführt. Nach Epithelialisierung des Wundbettes und nach Mobilisierung des Patienten mittels gymnastischer Übungen konnte dieser entlassen werden (Abb. 5 u. 6).

---

[1] Ausführliche Publikation des Falles ist vorgesehen.

Nach unserer Erfahrung mit der Schleifbehandlung an 571 Patienten mit den verschiedensten Dermatosen ist die Dermabrasio mit hochtourigen Schleifgeräten nicht nur eine gute Methode zur Korrektur kosmetisch störender Folgen von Hautkrankheiten, sondern sie kann auch mit Erfolg kurativ eingesetzt werden.

Literatur

1. Ayres, S., Wilson, W., Luikart, R., Gregersen, A.: Dermal changes following dermabrasion. Arch. Dermatol. *79*, 553–568
2. Bergfeld, W.F., Schales, H.T., Roenigk Jr., H.H.: Granuloma faciale – treatment by dermabrasion. Cleve. Clin. Q. *37*, 215–218 (1970)
3. Blau, S., Rein, C.R.: Dermabrasion of acne pit. Arch. Dermatol. Syphilol. *70*, 754–766 (1954)
4. Earhart, R.N., Nuss, D.D., Martin, R.J., Imber, R., Aeling, J.L.: Dermabrasion for Adenoma sebaceum. J. Dermatol. Surg. *2*, 412–414 (1976)
5. Epstein, E.: Dermabrasion. Curr. Probl. Dermatol. *4*, 203–230 (1972)
6. Hermans, E.M.: Behandlung kosmetisch störender Hauterscheinungen mit rotierenden Instrumenten. Dermatologica *111*, 294–300 (1955)
7. Jurkas, L., Bartosova, L.: Veränderungen des Hautrelief nach Dermabrasion. Hautarzt *8*, 356–359 (1965)
8. Kurtin, A.: Corrective surgical planing of skin. Arch. Dermatol. *68*, 389–397 (1953)
9. Roenigk Jr., H.H.: Dermabrasion for miscellaneous cutaneus lesions. J. Dermatol. Surg. Oncol. *3*, 322–328 (1977)
10. Schnyder, U.W., Sheikh, M.M.: Dermabrasion des Gesichts. Hautarzt *28*, 241–245 (1977)
11. Schreus, H.Th.: Schleifen und Fräsen der Haut. Aesthet. Med. in Einzeldarstellungen. Bd. 2. Heidelberg: Hüthig 1956
12. Schuhmachers-Brendlers, R.: Indikationen zur Schleifung. Hautarzt *6*, 274–279 (1956)
13. Strauss, J.S., Kligmann, A.: Acne observations on dermabrasion and the anatomy of the acne pit. Arch. Dermatol. *74*, 397–404 (1956)

Round-Table-Diskussion

Moderator: G. Stüttgen

Teilnehmer: H. Drepper, Handorf; H. Friedrich, Marburg; J. Gabka, Berlin; E. Haneke, Erlangen; M. Hundeiker, Gießen; B. Konz, München; E. Landes, Darmstadt; J. Petres, Freiburg; G. Schwenzer, Tübingen; H. Tritsch, Köln; C. Walter, Düsseldorf; L. Welge-Lüssen, Marburg;

Einführung durch den Moderator

Die operative Dermatologie darf kein Tummelplatz für Autodidakten sein. Ich schlage deshalb vor, daß im Rahmen der Selbstkontrolle die DDG und der Berufsverband die Verantwortung hierfür übernehmen, die Vereinigung für Operative Dermatologie die Leit- und Richtlinien für die Weiterbildung erarbeitet und die Verantwortung für die Durchführung dieser exakten Weiterbildung übernimmt. Die Vereinigung für Operative Dermatologie bildet die Basis innerhalb der Dermatologie, der sie ja zugehörig ist. Sie erstellt einen Aufgabenkatalog in gemeinsamer Absprache mit benachbarten Fachgebieten wie der HNO-Klinik, der Klinik für ZMK- und Gesichtschirurgie und der Augenklinik. Alle vier Teilgebiete haben sich gegen den totalitären Anspruch der allgemeinen Chirurgie zu wehren. Dieses bildet eine gemeinsame Basis. Die anderen Fächer haben bereits die Berufsbezeichnung „Plastische Operationen" verliehen bekommen. Wir Dermatologen sollten in einem „Gentlemen-Agreement" mit diesen Fachdisziplinen die uns zustehende Berufsbezeichnung „Plastische Operationen" ebenfalls anstreben.

Herr Gabka sollte nunmehr in einem Kurzreferat aufzeigen, was Sache der plastischen Chirurgen und was die Sache der dermatologischen Chirurgie ist. Seine Ausführungen sollten lediglich einer Arbeitshypothese gleichkommen, die wir im Anschluß daran diskutieren sollten.

Herr Gabka:
Meine sehr verehrten Damen und Herren! Ich darf Ihnen vorab zunächst zur Gründung der Vereinigung für Operative Dermatologie gratulieren. Ich habe schon einmal die Gründung einer ähnlichen Gesellschaft erlebt, es handelte sich dabei um die Ästhetische Chirurgie. Die erste Tagung wurde seinerzeit von Herrn Funk in Regensburg durchgeführt. Wenn man den Verlauf der Ästhetischen Chirurgie betrachtet, muß man etwas wehmütig werden. Alle haben sich wieder auf die eigenen Fächer zurückgezogen. Sie, meine Damen und Herren, haben einen ganz großen Vorteil vor allen anderen Fächern — Sie sind das Sammelbecken aller schlecht behandelten Fälle. Ob das die Radio-Nekrosen sind oder ob es umfangreiche Hautulzera oder Karzinome sind, alles landet letzten Endes bei Ihnen. Und wenn Sie heute sehen, was plastisch-chirurgisch an kleineren und größeren Defekten versorgt worden ist, dann ist es schließlich das Ergebnis einer fruchtbaren Zusammenarbeit zwischen der Dermatologie und unserem Fach gewesen. Herr Stüttgen zieht klare Grenzen zwischen dem, was er voll verantwortlich operiert und was er uns überweist, obwohl er eine dermatologisch-operative Vorbildung hat, er über einen gut ausgestatteten Operationssaal verfügt und eine fachärztliche Anästhesie gewährleistet ist, er somit alle Voraussetzungen für gute Operationen hat und sie auch durchführt. Dies scheint mir insonderheit der Sinn zu sein, hier vor Ihnen für eine sinnvolle Zusammenarbeit unserer Fächer zum Wohle des Patienten zu sprechen. Darstellung einiger Fälle:

1. Basalzellkarzinome (Wange, Augenlid), die bestrahlt sind
2. Karzinom (Oberlippenbereich)
3. Melanom
4. Osteo-Radionekrose

Herr Schwenzer:
Wir haben als Mund-, Kiefer- und Gesichtschirurgen einen Operationskatalog, der den Erwerb der Zusatzbezeichnung „Plastische Operation" genau festgelegt. Der Mund-, Kiefer- und Gesichtschirurg hat bis zu seiner Anerkennung etwa 800 bis 900 entsprechende Eingriffe durchzuführen. Zur Erlangung der Zusatzbezeichnung „Plastische Operation" sind dann weitere operative Eingriffe notwendig.

Unsere operativen Eingriffe haben zum großen Teil plastisch-operativen Charakter. Neben Veränderungen an den Knochen sind von uns Weichteilstörungen des Gesichtes anzugehen, und hierzu gehört auch die Haut. Wir sind allerdings der Meinung, daß wir keinen Totalitätsanspruch stellen wollen. Sie haben auch Ihre bestimmten Bereiche, in denen Sie sowohl konservativ als auch operativ an der Haut tätig sind. Wenn Sie sich auf die Haut beschränken, wird keiner von uns etwas dagegen haben. Allerdings, und das sage ich hier ganz offen, werden wir Mund-, Kiefer- und Gesichtschirurgen, die eigentlich den Dermatologen immer sehr freundschaftlich verbunden waren und sind und auch immer eine gute Zusammenarbeit hatten, sehr böse, wenn Sie plötzlich hergingen und anfangen würden, Nectisection durchzuführen, große Rekonstruktionen und ähnliches mehr, die auch tiefere Gewebeanteile tangieren. Ich sage das hier auch als derzeitiger Präsident der Mund-, Kiefer- und Gesichtschirurgen.

Herr Walter:
Ich bin Mitglied des Vorstandes der Deutschen Gesellschaft für HNO-Heilkunde. Hier spreche ich allerdings als Privatmann. Bei allen Absprachen und Besprechungen sollten Sie die allgemeinen Chirurgen nicht vergessen. Ich könnte mir vorstellen, daß die Gesellschaft für Allgemeine Chirurgie gewisse Einwände sofort erheben würde, wenn sie nicht in den Kreis der Herren einbezogen würden, die Operationskataloge besprechen. Was die HNO-Ärzte betrifft, so kann ich eigentlich den Ausführungen von Herrn Schwenzer nur folgen. Das Vorgehen im Gesichtsbereich erfordert bei Nichtbeschränkung auf die Weichteile eine Menge anatomischer Kenntnisse und operativer Voraussetzungen. Nicht jedes Karzinom aber bleibt auf die Haut beschränkt, es geht in die Nase, es geht in die Nasennebenhöhlen über. In solchen Fällen gerät man in größere Schwierigkeiten, wenn man solche operativen Eingriffe wagt. Das würde natürlich die Kritik der anderen entfachen. Selbstbeschränkung sollte deshalb Voraussetzung jeder operativen Tätigkeit im Gesichtsbereich sein. Deshalb meine Empfehlung, daß festgelegt werden muß, nicht nur, was getan wird, sondern auch, wer diese Eingriffe durchführen darf.

Jeder, der schneidet, sollte eine chirurgische Zusatzausbildung haben oder fachchirurgisch tätig sein. Wieviel Jahre hierzu erforderlich sind, muß festgelegt werden, wie bei den Fächern, die bereits die Zusatzbezeichnung „Plastische Operation" erlangt haben. Dieses müßte abgesprochen werden, auch, wenn eine Kooperation mit benachbarten Fächern angestrebt wird. Gerade bei Lidoperationen spielen funktionelle Forderungen eine bestimmte Rolle. Die Wiederherstellung des Tränenkanals z.B. verlangt eine rhinolaryngologische Grundkenntnis. Dieser Eingriff sollte anderen Disziplinen überlassen bleiben.

Wesentlich erscheint mir, daß ein Totalitätsanspruch von keiner Seite aus erhoben werden sollte. In den USA hat der Staat erklärt, daß die plastischen Chirurgen ihren Totalitätsanspruch aufgeben sollen, da es genug Organfächer gibt, die in der Lage sind, hervorragende plastisch-chirurgische Arbeit zu leisten.

Herr Welge-Lüßen
Vor hundert Jahren hat sich die Augenklinik von der allgemeinen Chirurgie abgelöst. Die Ophthalmologen haben naturgemäß nicht so viel von den anderen Fächern zu fürchten, weil man eine gewisse Scheu hat, Basaliome z.B. im Augenlidbereich anzugehen und daher uns die Patienten überweist. Man kann zu Beginn der Operation nicht übersehen, ob nicht große Teile des Lides entfernt werden müssen, die dann plastisch zu versorgen wären. Eine Erklärung, die ich hier abgebe, gebe ich nicht ermächtigt durch den Vorstand der Ophthalmologischen Gesellschaft ab, sondern als Privatmann: Wir würden es sehr schätzen, wenn es weiterhin wie bisher eine fruchtbare konsiliarische Zusammenarbeit zwischen Haut- und Augenklinik geben würde. Wir können dem Patienten am besten helfen im Sinne des Primum nil nocere, wenn wir, wie es in Marburg auch in anderen Fächern der Fall ist, kooperativ zusammenarbeiten.

Herr Stüttgen:
Wenn ich kurz zusammenfassen darf, wurden bisher die Positionen der Fachgebiete abgesteckt. Nun wäre es an den Dermatologen, aufzuzeigen, wie sie sich die Ausbildung und Weiterbildung in der Operativen Dermatologie vorstellen. Soll während der dermatologischen Weiterbildung bereits ein bestimmter operativer Aufgabenkatalog von jedem erfüllt werden, der die Facharztbezeichnung anstrebt, oder wollen Sie nach beendeter Facharztweiterbildung nur für besonders geeignete Dermatologen eine Weiterbildungszeit in Operativer Dermatologie einrichten, mit dem Ziel der Erlangung der Zusatzbezeichnung „Plastische Operationen"? Ich möchte zunächst Herrn Tritsch, den Präsidenten der Vereinigung für Operative Dermatologie, bitten, hierzu Stellung zu nehmen.

Herr Tritsch:
Unsere Satzung sieht die Kooperation mit anderen Fächern vor, das möchte ich vorwegschicken. Zunächst zu Herrn Gabka. Sie waren gestern nicht da, sonst hätten Sie sehen können, daß Dermatologen z.B. Basaliome im Nasenbereich und auch im Gesichtsbereich sehr gut operieren können. Die Münchner Dermatologische Klinik hat eine Effektivitätskontrolle durchgeführt, wobei Heilungsquoten von über 95% festgestellt wurden. Das ist eine ganz erstaunliche Zahl, die auch mit den Angaben aus dem Schrifttum übereinstimmt. Die meisten dieser Operationen hat Herr Konz durchgeführt. Es ist nur ein Beispiel dafür, daß an verschiedenen deutschen und österreichischen Universitätskliniken sowie kommunalen Krankenhäusern hervorragende operative Tätigkeit betrieben wird.
    Zur Ausbildung: Ich habe mir die Mühe gemacht, zu befragen, welche Vorbildung die einzelnen dermato-chirurgisch tätigen Kollegen haben – *Zwischenruf Stüttgen:* Wollen Sie die Bezeichnung Dermatochirurgie haben oder Operative Dermatologie? – *Tritsch:* Im deutschen Schrifttum sprechen wir von Operativer Dermatologie, im amerikanischen von Dermatosurgery. Im Durchschnitt haben diese dermatologisch tätigen Kollegen eine Basisausbildung in Chirurgie von etwa 21 Monaten. Die interessierten operativ dermatologisch Tätigen haben im Durchschnitt jetzt eine 9jährige Tätigkeit auf diesem Gebiet. Das

ist eine erstaunliche Zeit, und man kann nicht sagen, daß die Dermatologen nun ohne jegliche Vorbildung sich in einem Gebiet tummeln, von dem sie nicht viel verstehen. Wir stellen uns eine Ausbildung in der Operativen Dermatologie folgendermaßen vor: Jeder Dermatologe bekommt eine allgemeine Ausbildung in Operativer Dermatologie — das möchte ich als die kleine Operative Dermatologie bezeichnen. Interessierte, also Kollegen, die sich für die Operative Dermatologie besonders interessieren, sollen eine zusätzliche Ausbildungszeit durchmachen, die zwischen 18 und 24 Monaten betragen soll. Nach Erfüllung dieser Zeit und Erfüllung des entsprechenden Operationskataloges sollten sie von der Ärztekammer die Zusatzbezeichnung „Plastische Operationen" erhalten. In den einzelnen Hautkliniken, die hierfür Ermächtigung bekommen sollen, muß eine Kontinuität der Weiterbildung bestehen, d.h., daß immer ein operativ Versierter dasein muß, der für die Weiterbildung des Nachwuchses verantwortlich ist. Dieser eine Kollege muß im Besitz der Bezeichnung „Plastische Operation" sein. Bisher hat nur einer unserer Kollegen die Zusatzbezeichnung „Plastische Operation", Herr Petres. Und ich darf das Wort gleich an Herrn Petres übergeben.

Herr Petres:

Ich habe bisher mit Bedauern festgestellt, daß jeweils von Abgrenzungen gesprochen worden ist. Es sollte keine Abgrenzung erfolgen, um das eigene Fach zu retten. Die Operation sollte im Vordergrund stehen. Am Beispiel des dritten Falles von Herrn Gabka ist zu verdeutlichen, daß derjenige, der das am besten kann, das auch durchführen sollte, gleichgültig, ob er jetzt plastischer Chirurg, HNO-Arzt, Arzt für Zahn-, Mund-, Kiefer- und Gesichtschirurgie ist, Ophtalmologe oder ob operativ tätiger Dermatologe. Die operative Tätigkeit des Hautarztes bezieht sich auf das Hautorgan, die Epidermis, das Corium und die Subkutis. Darüber hinaus streben wir keine operativen Maßnahmen an. Es gibt Grauzonen, die wir auch aufgezeigt haben, aber daß wir an einem Organ, für das wir primär zuständig sind, auch operieren möchten, ist wohl nur zu verständlich. Es ist durchaus ein legitimes Anliegen, wenn wir nicht nur die Therapie festlegen oder beratend tätig sein wollen. Jeder von uns hat seine entsprechende Ausbildung und Weiterbildung, hat seine Erfahrungen im Laufe der Jahre gesammelt und ist sicherlich bei denen von ihm durchzuführenden operativen Eingriffen kompetent wie die Kollegen der anderen Fachgebiete. Es wäre sonst ein schlechter Arzt, der solche Maßnahmen ohne entsprechende Vorbildung durchführt.

Herr Stüttgen:

Werden Sie mit den 24 Monaten, die Herr Tritsch angeführt hat, zufrieden sein?

Herr Petres:

Ich wäre damit zufrieden unter folgender Voraussetzung: Da wir in der Weiterbildungsordnung keinen Operationskatalog haben, wäre eine Weiterbildungszeit von 2 Jahren zu kurz. Unter der Voraussetzung, daß die kleine Operative Dermatologie bereits in der regulären Weiterbildungszeit betrieben wird, sind 24 Monate Weiterbildungszeit für die Erlangung der Zusatzbezeichnung „Plastische Operation" ausreichend. Erst sollte also der Operationskatalog für die kleine Operative Dermatologie erstellt werden, um dann unmittelbar die Präliminarien für den Weiterbildungskatalog zur Zusatzbezeichnung „Plastische Operation" festzulegen.

Herr Landes:
Ich stelle fest, daß die Kritik an der Operativen Dermatologie sich jeweils nur an den Grenzen des Faches abspielt, z.B. an der Nase, an der Lippe, am Lid oder an den Ohren. Es müßte möglich sein, diese Zonen zu neutralisieren, um so zu einer gut nachbarschaftlichen Kooperation zu kommen. Wir können andererseits feststellen, daß auch innerhalb der Fächer, die bereits die Zusatzbezeichnung „Plastische Operation" führen, Überschneidungen eintreten. Wenn ich höre, daß der Tränenkanal vom Rhino-Laryngologen wiederhergestellt wird, nehme ich an, daß der Augenarzt das ebenso machen könnte, wie auch der Plastische Chirurg. Es gibt also auch unter diesen gestandenen Fächern Grenzgebiete. Offenbar gibt es aber da nicht so viele Schwierigkeiten. Eine weitere Bemerkung sei mir hier gestattet. Es wird uns immer wieder vorgeworfen, daß wir Basaliome an Stellen operieren, wo wir sie gar nicht operieren sollten. Die Diagnose eines Basalioms ist absolute Domäne der Dermatologie. Wie wir wissen, können Basaliome in der Tiefe wachsen, sich flach unter der Haut ausbreiten etc. Derjenige, der dies am besten beurteilen kann, ist ohne Zweifel der Dermatologe. Ein kritischer Dermatologe würde nie ein zikatrisierendes Basaliom, z. B. am Augenlid, allein operieren. Das manchmal etwas schiefe Bild entsteht vor allen Dingen dadurch, daß man bekanntlich nur die nicht optimal versorgten Fälle zu Gesicht bekommt, die vielen optimal versorgten, wie sie aus der Effektivitätskontrolle hervorgingen, sieht niemand. Es ist also hier viel Gutes getan worden, ohne daß es eine positive Bewertung erfahren hätte. Darüber hinaus operieren wir ja nicht nur Karzinome, sondern auch viele Anomalien, wie die Hyperhidrosis axillaris, Narbenbildung nach Akne, führen Dermabrasionen durch etc., also Maßnahmen, die von anderen Fachgebieten nicht in Angriff genommen werden. Es scheint mir wichtig, daß wir in einem gemeinsamen Gespräch die Grenzen begradigen und bestimmte Grauzonen belassen, die je nach Vermögen beschritten werden können oder anderen überlassen werden sollten. Das Letzte: Jeder Arzt hat eine gewisse Grundausbildung in Chirurgie. Wenn sich ein für die operative Tätigkeit interessierender Dermatologe zu dieser Weiterbildung entschließt, dann kann man nicht fordern, daß er eine chirurgische Grundausbildung durchläuft. Diese Ausbildung kann er an einer entsprechend ausgerüsteten dermatologischen Klinik erhalten.

Herr Stüttgen:
Herr Schwenzer hat eine gute Formulierung gehabt für die regionale Abgrenzung, würden Sie die nochmals geben?

Herr Schwenzer:
Ich bin einig mit meinem Vorredner: Wir sind nicht so monoman, daß wir sagen, wir können alles. Aber es gibt manche Dinge, die können wir einfach besser, weil wir in einem regionalen Gebiet Hunderte oder Tausende von Eingriffen durchführen. Wir haben beispielsweise einen Operationskatalog bis zur Fachausbildung, der in den Weichteilen des Gesichtes 400 Eingriffe vorschreibt, zur Zusatzbezeichnung werden ebensoviele verlangt. Es stellt sich sehr bald heraus, bei wem dem Patienten am besten geholfen werden kann. Wenn ein Dermatologe irgendwo „ins Kraut" schießt, dann hat unser Fachkollege dort nicht genügend gute Arbeit geleistet. Patient und der niedergelassene Kollege, der überweist, sind sehr kritische Leute, und sie können genau unterscheiden, wohin der Patient geht oder wohin der niedergelassene Kollege jemand überweist. In der Regel spielt sich das sehr schnell ein, wenn der überweisende Arzt mit dem Dermatochirurgen nicht zu-

frieden ist, schickt er den nächsten Patienten vielleicht zum Hals-Nasen-Ohrenarzt, und, wenn er wieder nicht zufrieden ist, möglicherweise zu uns. Das spielt sich alles von allein ein. Die Haut und der menschliche Körper ist so groß, und jeder hat genügend zu tun, wir sollten uns also über kleinere Überschneidungen nicht streiten.

Ihr Problem wird es aber sein, was Sie durchführen wollen, denn der der Ärztekammer vorgelegte Katalog, der von der Phimose bis zum Ohrenanlegen ging, ist sicherlich über das Ziel hinausgeschossen. Man sollte diesen Katalog überarbeiten, und bei dem schon entgegengebrachten Wohlwollen (in den letzten Sitzungen) ist sicherlich mit keinen großen Schwierigkeiten zu rechnen.

Herr Walter:
Die Schwierigkeit, die sich hier darstellt, liegt doch in folgendem begründet: In der Medizin haben wir bisher unterschieden zwischen chirurgischen Fächern und Fächern, die eine konservative Medizin betreiben. In der Vergangenheit war die Dermatologie in den Augen der Chirurgen und der chirurgisch tätigen Kollegen ein Fach, das vorwiegend konservative Therapie betrieben hat. Daher kommt es auch, daß bei der Vergabe von Zusatzbezeichnungen „Plastische Operation" bei der Ärztekammer niemals ein Dermatologe zugegen war. Es waren Gynäkologen da, Urologen, Chirurgen, Kieferchirurgen, Hals-Nasen-Ohrenchirurgen, die diese Probleme hinsichtlich der plastischen Operationen behandelt haben. Jetzt tritt in diesen Kreis die Dermatologie mit dem Anspruch, ein chirurgisches oder teilweise chirurgisches Fach zu sein. Ihre Aufgabe sollte es sein, zusammen mit den Chirurgen und den chirurgisch tätigen Kollegen ins Gespräch zu kommen, daß Sie in den Basis-Katalog kommen als teilchirurgisches Fach. Dadurch würden Sie natürlich gleich bei allen Gesprächen, die operative Maßnahmen betreffen, mit hinzugezogen und würden leichter Ihre Ziele erreichen können. Die Deutsche Gesellschaft für Chirurgie ist in erster Linie Ihr Gesprächspartner. Sie wird vielfach unterschätzt. Ich bin Gründungsmitglied der Deutschen Gesellschaft für Plastische Chirurgie und habe erlebt, wie die Vereinigung der Plastischen Chirurgen sich allmählich konsolidiert hat. Wenn von einem Totalitätsanspruch der Chirurgen die Rede ist, dann dürfen Sie ihnen dies noch nicht einmal verübeln. Sie müssen sich einmal in die Lage der Chirurgen hineinversetzen. Gleichgültig, aus welcher Sparte jetzt die Plastischen Chirurgen kommen, aus der Zahnmedizin, der Mund- und Kieferchirurgie oder der Hals-Nasen-Ohrenchirurgie, sie haben alle eine vollchirurgische Ausbildung durchgemacht und fühlen sich dem Mutterfach Chirurgie verbunden. Andererseits gibt es die Regionalchirurgen, die sich aus dem Fachgebiet der Hals-Nasen-Ohren-Heilkunde z.B. entfernen und mehr in die plastische Chirurgie integriert werden. So ist es vorstellbar, daß diejenigen operativ tätigen Dermatologen schließlich nachher auch nichts mehr mit der Dermatologie, wie sie bisher betrieben wird, zu tun haben wollen und sich in den Kreis der Plastischen Chirurgen integrieren. Diese Vorstellung haben die plastischen Chirurgen von den zu erwartenden operativen Dermatologen, und dagegen wehren sie sich. Wenn sie behaupten, sie haben sehr viel Material, so ist dieses vollkommen zu Recht bestehend, denn in der BRD gibt es noch kaum eine etablierte Plastische Chirurgie. Ganz anders in Frankreich oder Amerika, dort stehen genügend operativ versierte Leute für derartige Verfahren zur Verfügung. Dennoch möchte ich den Dermatologen die Tätigkeit nicht einschränken, es wird immer Dermatologen geben, die plastisch-chirurgisch operieren werden und auch gut operieren. Dabei sollte man es auch belassen. Denn geschickte Operateure wird es auch unter den Dermatologen geben, insbesondere, wenn sie die entsprechende

Weiterbildung haben. Wäre es nicht sinnvoller, wenn Sie innerhalb der Dermatologie in Ihren Kliniken zunächst Chirurgen einsetzen, damit diese die entsprechende Weiterbildung betreiben und auch gegenüber der Deutschen Chirurgischen Gesellschaft die entsprechende Position einnehmen? Wenn Sie die dermatochirurgische Weiterbildung innerhalb der Dermatologie wie bisher betreiben wollen, wird die Deutsche Chirurgische Gesellschaft dem niemals zustimmen.

Herr Schwenzer:
Die plastischen Chirurgen und Chirurgen vergessen vielleicht, daß gerade die Dermatologen die plastische Chirurgie vorangetrieben haben. Ich erinnere mich genau, daß ich 1950 oder früher an der Zahn-, Mund- und Kieferklinik plastische Operationen gezeigt habe, die die Mitarbeiter dieser Klinik sich auch gern angesehen haben.

Herr Hundeiker:
Ich möchte in diesem Zusammenhang nur an die Familiengeschichte der Plastischen Chirurgie erinnern. Daran, daß in der Mitte des vorigen Jahrhunderts in den Lupusheilstätten die Entwicklung der plastischen Techniken betrieben wurde. Daß die Dermatologie also im Grunde genommen gar nicht so ein konservatives Fach war und ist, wie es in den Augen der Chirurgen in der letzten Zeit so scheint. Die Dermatologen, die seinerzeit geschnitten haben, haben offensichtlich nicht so viel geschrieben.

Herr Stüttgen:
Es ist richtig, daß auf Universitätsebene die Dermatologie der Seite der konservativen Medizin zugeordnet wurde; diese Zuordnung hat organisatorische Gründe und ist für die Arbeitsprogrammierung ohne Bedeutung.

Herr Petres:
Wir haben an den Universitätskliniken und auch an verschiedenen kommunalen Krankenhäusern gezeigt, daß wir in der Dermatologie ordentliche Arbeit auf dem operativen Gebiet unseres Faches leisten können. Diese Basis ist meiner Meinung nach eine hervorragende Voraussetzung für die weiteren Verhandlungen mit der Ärztekammer. Es geht darum, daß wir entsprechend artikulieren, daß unsere Vertreter diesen Standpunkt, d.h. unser mit chirurgischen Maßnahmen gewachsenes Fach und die jetzt betriebene operative Tätigkeit vertreten. Ich sehe gerade unter der Berücksichtigung des Konsenses zwischen den organbezogenen chirurgisch tätigen Fächern und uns keine größeren Schwierigkeiten, die Zusatzbezeichnung „Plastische Operation" zu bekommen. Wir wollen keineswegs anderen Fächern etwas wegnehmen.

Herr Stüttgen:
Bei unseren Gesprächen hinsichtlich der Zusatzbezeichnung „Plastische Operation" haben die Dermatologen sicherlich zuviel mit dem Begriff „Chirurgie" argumentiert. Das war psychologisch sicherlich nicht taktvoll, wenn die Berufsbezeichnung der Chirurgen dauernd von Dermatologen gebraucht wird. Ich glaube, wir sollten Gespräche führen, und ich meine, die Chirurgen haben sich zumindest schon in etwa damit abgefunden, daß die Dermatologen in einem bestimmten Rahmen operative Maßnahmen durchführen müssen.

Herr Haneke:
Der von Ihnen gezeigte Fall, Herr Gabka, der nach 3 Tagen verstorben ist, ist für alle ein Ärgernis. Für uns ist die Diskussion um den „Eisberg-Tumor" beim Basaliom völlig überflüssig. Jeder Dermatologe weiß darum genauestens Bescheid und wird bei Verdacht, nicht total operieren zu können, die Operation gar nicht erst beginnen.

Herr Stüttgen:
Wir brauchen eine Public-Relation, die darauf ausgeht, zu verdeutlichen, über welches operative Wissen und welche Kenntnisse die dermatochirurgisch tätigen Kollegen verfügen. Wir sind leider in diese Lage gekommen, weil wir lange Zeit zu wenig hierfür getan haben. Nur so ist es zu verstehen, daß Herr Sewering bei einer Sitzung meinte, nicht gewußt zu haben, daß ein Dermatologe jemals ein Messer in die Hand genommen hat. Wir haben also einen Nachholbedarf hinsichtlich der Public-Relation.

Herr Konz:
Ich möchte nicht, daß hier eine Knock-out-Philosophie betrieben wird. Der Dermatologe geht immer von der Diagnose aus. Er beurteilt dann die zu ergreifenden operativen oder konservativen Maßnahmen, wobei er Alter, Erkrankung u.ä. mitbewertet. Ich glaube, daß die operativen Maßnahmen in geeigneten Fällen eine wesentliche Voraussetzung zur Vervollkommnung der dermatologischen Therapie bedeuten.

Herr Drepper:
Ich glaube, obwohl betont worden ist, daß es nicht ums Brot geht, daß wir alle genug zu tun haben, es im wesentlichen doch um einen Konfliktstoff geht. Es ist nicht die Sorge allein um den Patienten, sondern auch die Sorge um die Assistenten, die man zur Verfügung hat. Der Weg über die einfache Approbation mit Weiterbildung zum Facharzt und dem Erwerb der Zusatzbezeichnung „Plastische Operation" ist viel kürzer als der Weg beispielsweise über die Doppelapprobation. Dieser Weg wird sicher vom Nachwuchs viel lieber beschritten, und ich glaube, daß dann bestimmten Fächern der Nachwuchs fehlen wird. Mit Herrn Welge-Lüßen bin ich der Meinung, daß wir nicht abgrenzen sollen, sondern zusammenarbeiten, das gegenseitige Konsilium anstreben. So kommen wir bestimmt weiter.

Herr Böcker:
Die Tatsache, daß wir dieses Problem hier gemeinsam besprechen, basiert auf den Vorgängen in den Facharztausschüssen, bei denen wir als Berufsverband mit unseren Vorstellungen nicht durchgekommen sind. Ich möchte Herrn Gabka Recht geben, unterschätzen wir die Allgemeinchirurgen nicht, insbesondere Herrn Müller-Osten. Wenn Sie glauben, Herr Stüttgen, den wissenschaftlichen Präsidenten für uns gewonnen zu haben, Herrn Müller-Osten mit Sicherheit nicht. Wir müssen klare Konzeptionen haben, wie wir in der Fortbildungsakademie unsere Stellung einnehmen.

Herr Stüttgen:
In der letzten Sitzung war das Klima bedeutend besser, man war uns wesentlich wohlgesinnter, dennoch müssen wir alle Anstrengungen unternehmen, uns weiter zu verdeutlichen. Wir operativ tätigen Dermatologen wollen Dermatologen bleiben, wir wollen in kei-

nem Fall Plastische Chirurgen werden. Wir sind Dermatologen mit operativer Tätigkeit. So möchte ich das definieren.

Herr Friederich:
Ich meine, daß allgemeine Gespräche mit den Chirurgen sehr fruchtbar sein werden. Ich habe seinerzeit den Ausbildungskatalog mit den Chirurgen besprochen und bin auf sehr weites Verständnis gestoßen. Es ist zu verdeutlichen, daß an den meisten Kliniken und Krankenhäusern Operative Dermatologie betrieben wird und daß es lediglich eines Konsenses bedarf. Unter diesen Umständen dürfte es keinerlei Probleme geben!

Herr Stüttgen:
Ich möchte diese Bemerkung von Herrn Friederich als Schlußwort im Raume stehen lassen. Ich darf mich bedanken für die rege Diskussion und beende die Round-Table-Diskussion.

Dermatochirurgie in Klinik und Praxis

Vorträge des 1. Symposions für Dermatochirurgie in München

Herausgeber: B. Konz und G. Burg
Mit einer Einführung von O. Braun-Falco

1977. 144 Abbildungen. XI, 238 Seiten
DM 68,–; approx. US $ 37.40
ISBN 3-540-08048-1

Operative Methoden sind ein wichtiger Be-
standteil der Dermatotherapie in Klinik und
Praxis. Im vorliegenden Band geben operativ
tätige Dermatologen einen Überblick über
wichtige dermatochirurgische Verfahren
unter besonderer Berücksichtigung von
Indikation, methodischer Ausführung und
therapeutischem Ergebnis. Beiträge aus
anderen Fachdisziplinen, wie plastische Chirurgie, HNO-Heilkunde, Augen-Heilkunde,
Handchirurgie, die ebenfalls mit operativer
Therapie am Hautorgan befaßt sind, zeigen
die Notwendigkeit einer interdisziplinären
Zusammenarbeit. Klinische und histologische Diagnose, Operationsindikation und
Auswahl des geeigneten Operationsverfah-
rens sind oft gemeinsam abzustimmen.
Neben allgemeinen dermatochirurgischen
Problemen, wie Biopsie und histologische
Beurteilung, Anästhesie und Möglichkeiten
zum Wundverschluß werden Maßnahmen
bei der Behandlung von Hauttumoren und
sonstige spezielle Indikationen zur chirurgischen Behandlung von Hauterkrankungen
besprochen.

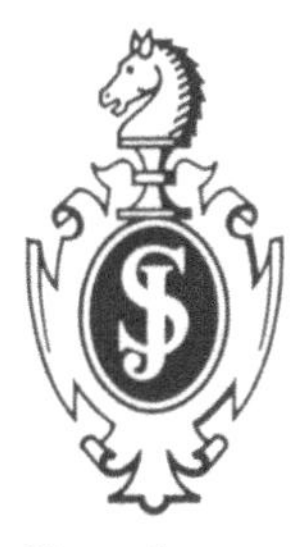

Springer-Verlag
Berlin
Heidelberg
New York

F. E. Müller
Die Infektion der Brandwunde

1979. 18 Abbildungen, 12 Tabellen. IX, 57 Seiten
(Hefte zur Unfallheilkunde, Band 136)
DM 32,–; approx. US $ 17.60
ISBN 3-540-09354-0

W. S. McDougal, C. L. Slade, B. A. Pruitt, jr.
Manual of Burns

Medical Illustrators: M. Williams, C. H. Boyter, D. P. Russell
1978. 214 color figures, 4 tables. X, 165 pages
(Comprehensive Manuals of Surgical Specialities)
Cloth DM 134,–;
approx. US $ 73.70
ISBN 3-540-90319-4

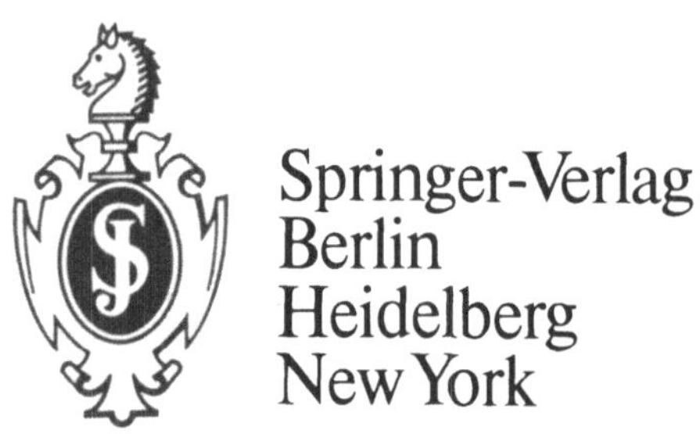

Springer-Verlag
Berlin
Heidelberg
New York

Basic Problems in Burns

Proceedings of the Symposium for Treatment of Burns held in Prague, September 13–15, 1973
Editors: R. Vrabec, Z. Koníčková, J. Moserová

1975. 62 figures, 56 tables. XI, 224 pages
Cloth DM 68,–;
approx. US $ 37.40
ISBN 3-540-07112-1
Distribution rights for the socialist countries:
Avenicum, Verlag für Medizin, Prague

J. Petres, M. Hundeiker
Korrektive Dermatologie

Operationen an der Haut
Mit einem Geleitwort von K. W. Kalkoff

1975. 84 Abbildungen, 21 Tafeln. XI, 135 Seiten
Gebunden DM 58,–;
approx. US $ 31.90
ISBN 3-540-07066-4
Also available in English:
Dermatosurgery
ISBN 3-540-90296-1

I. Pitanguy
Aesthetic Plastic Surgery of the Head and Body

1979. Approx. 280 pages
ISBN 3-540-08706-0
In preparation